Manfred Stapff:
Arzneimittelstudien

für
Susanna,
Theresa
und Isabella

Manfred Stapff

Arzneimittelstudien

Ein Handbuch zur Durchführung von klinischen Prüfungen speziell für Ärzte und medizinisches Assistenzpersonal

mit einem Geleitwort von H. Wartensleben

3. Auflage 2004

W. Zuckschwerdt Verlag
München · Wien · New York

ser wirksame oder verträglichere Medikamente zur Verfügung zu stellen und damit einen Beitrag zum medizinischen Fortschritt zu leisten.

Bei der Neuauflage wurde zwar darauf geachtet, alle Änderungen der für Prüfer relevanten Regularien zu berücksichtigen, doch sollten diese nicht das gesamte Buch dominieren. Vorschriften, die den Organisator (Sponsor) einer klinischen Prüfung betreffen, werden nur teilweise besprochen. Prüfern, die eine eigene Studie („investigator sponsored trial") planen und somit selbst zum verantwortlichen Sponsor werden, wird ein vertieftes Studium der Vorschriften und eine gezielte Fortbildung empfohlen. Wie einfach oder schwer unter der 12. AMG-Novelle solche industrieunabhängige Forschung noch durchzuführen ist, wird sich in den nächsten Jahren zeigen.

Es wurden insbesondere auch Erweiterungen bezüglich Biometrie und Projektplanung vorgenommen.

Unverändert geblieben ist die Schwierigkeit, in einem deutschen Text Herren und Damen gleich zu behandeln: Unglücklicherweise bevorzugt die deutsche Sprache für viele Tätigkeitsbezeichnungen die männliche Form. Wenn im folgenden also von „Prüfärzten", „Patienten", „Monitoren", „Study Nurses" und „Studienteilnehmern" die Rede ist, so soll dadurch sowohl die weibliche als auch die männliche Form angesprochen werden.

Dr. M. Stapff

München im September 2004

Inhalt

Geleitwort

Patienten erwarten von ihren Ärzten eine wirksame Therapie gegen ihre Krankheiten bei geringstmöglicher Belastung durch unerwünschte Wirkungen.

Je größer der Leidensdruck ist, um so eher sind sie bereit, bei der Erprobung neuer Arzneimittel mitzuwirken, wenn sie sich dadurch einen Therapieerfolg erhoffen. Für die klinische Prüfung von Arzneimitteln gegen Aids oder Tumorerkrankungen werden sich Patienten eher bereit finden, an einer klinischen Prüfung mitzuwirken.

Je geringer der Leidensdruck jedoch ist, und je weniger ausgeprägt die Sorge um schwere Folgeerkrankungen ist, um so geringer ist die Neigung, für die Erprobung neuer Arzneimittel irgendein Opfer für die Allgemeinheit zu erbringen.

Während sich im ersten Fall der Prüfarzt davor hüten muss, allzu großer Sorglosigkeit nachzugeben, muss er im zweiten Fall oft erhebliche Überzeugungskraft aufbieten, Prüfpatienten von der Notwendigkeit klinischer Prüfungen und der Einhaltung wissenschaftlich erforderlicher Prozeduren zu überzeugen. Die weitgehende Verfügbarkeit über Arzneimittel, die Patienten ausreichend wirksam erscheinen, und die optimale Versorgung durch das gesetzliche Krankenversicherungssystem sind wenig geeignet, den für die Zustimmung zur Durchführung einer klinischen Prüfung erforderlichen Gemeinsinn aufzubringen.

Die komplizierte deutsche Rechtslage, die dem Bund lediglich die konkurrierende Gesetzgebungskompetenz für den Verkehr mit Arzneimitteln einräumt, während die Heilberufsausübung der Landesgesetzgebungskompetenz unterliegt, die darüber hinaus bestehenden berufsrechtlichen Beratungspflichten durch Ethik-Kommissionen und die zunehmend restriktiver werdende Rechtsprechung zur Verordnungsfähigkeit nicht zugelassener Arzneimittel bzw. von Arzneimitteln, die außerhalb zugelassener Anwendungsgebiete eingesetzt werden sollen, erwecken nicht ganz grundlos das Bild eines kaum zu durchdringenden Regelungsdschungels, den Ärzte nur ungern durchdringen wollen.

Wegen der extrem hohen Entwicklungskosten für neue Arzneimittel genügt es nicht mehr, in klinischen Prüfungen Zulassungsdaten für Deutschland zu generieren; die Datengewinnung muss vielmehr nach international allgemein anerkannten Grundsätzen erfolgen, damit die Prüfergebnisse allen Zulassungserfordernissen der wichtigsten Märkte entsprechen. Rechtliche und tatsächliche Schwierigkeiten bei der Durchführung klinischer Prüfungen in Deutschland gefährden derzeit besonders die Wettbewerbsfähigkeit der deutschen klinischen Forschung.

Das Handbuch von Stapff ist deshalb für Ärzte und medizinisches Assistenzpersonal eine wichtige Grundlage, sich über die Gesamtproblematik zu informieren, um damit gleichzeitig gewappnet zu sein gegen strafrechtliche oder ordnungswidrigkeitsrechtliche Verfolgungsmaßnahmen.

Das Handbuch warnt darüber hinaus vor wissenschaftlichem Fehlverhalten bei der Durchführung klinischer Prüfungen, das zu extrem hohen Schadensersatzforderungen führen kann, wenn die Zulassung nachträglich aufgrund zu spät bekannt gewordener gefälschter Prüfergebnisse widerrufen werden muss.

Die 12. AMG-Novelle vom 5. August 2004 hat in den §§ 40–42 umfangreiche Änderungen durch die Einarbeitung der GCP-Richtlinie gebracht. Außerdem ist in § 4 Abs. 23 AMG die klinische Prüfung und die nicht interventionelle Prüfung (Anwendungsbeobachtung) definiert. Neu eingeführt in das AMG wurde der Sponsor (§ 4 Abs. 24 AMG). Neben dem Prüfer kennt das deutsche Recht seit 06. 08. 2004 noch den Hauptprüfer (§ 4 Abs. 25 Sätze 1 und 2 AMG). Ein Leiter der klinischen Prüfung ist nur noch bei Prüfung in mehreren Prüfstellen vorgesehen; er muss selbst Prüfer sein (§ 4 Abs. 25 Satz 3 AMG).

Neben der bisherigen Zuständigkeit der Ethikkommisson für die Abgabe einer „zustimmenden Bewertung" (§ 40 Abs. 1 Satz 2 i.V.m. § 42 Abs. 1 AMG) ist eine Genehmigung durch die zuständige Bundesoberbehörde erforderlich (§ 40 Abs. 1 Satz 2 i.V.m. § 42 Abs. 2 AMG).

Die Neuregelungen gelten für klinische Prüfungen, die ab 06. 08. 2004 begonnen werden. Als Beginn gilt die Vorlage der Unterlagen bei der zuständigen Ethikkommission (§ 138 Abs. 3 AMG).

Diese grundlegenden Änderungen hat der Verfasser bereits berücksichtigt.

Herbert Wartensleben
Rechtsanwalt

Klinische Studien in der Arzneimittelforschung

A

ZUSAMMENFASSUNG

Trotz numerischer Vielzahl an Arzneimitteln gibt es noch immer Bedarf an neuen Medikamenten:

- zur Therapie chronischer Erkrankungen,
- mit einem günstigeren Verträglichkeitsprofil,
- mit einer verbesserten Patienten-Compliance.

Die Neuentwicklung eines Arzneimittels aus ca. 10 000 potenziellen Kandidaten dauert bis zur Markteinführung ca. 8 bis 10 Jahre und kostet ca. eine halbe Milliarde Euro. Sie findet in mehreren Phasen statt. In jeder Phase wird sorgfältig geprüft, ob das Arzneimittel die Anforderungen und Erwartungen erfüllt.

- Präklinische Tests ermitteln Hinweise auf den Wirkmechanismus sowie erste pharmakologische Informationen im Tierversuch und liefern Ergebnisse zur Akut- und Langzeittoxikologie.
- In der Phase I werden an gesunden freiwilligen Probanden pharmakologische Daten erhoben und erste Erkenntnisse über die Verträglichkeit beim Menschen gewonnen.
- Die Phase II zeigt die Wirkung an relativ homogenen Patientengruppen mit der zu therapierenden Erkrankung und legt den günstigsten Dosisbereich fest.
- In der Phase III wird das Arzneimittel an größeren Patientenpopulationen untersucht, um einen umfassenden Datenbestand über die Wirkung, Sicherheit und Verträglichkeit – ggf. auch im Vergleich mit Standardtherapeutika – zu erhalten.
- Nach der Zulassung werden in Phase-IV-Studien weitere Informationen zur Verträglichkeit, zur therapeutischen Effizienz, zur Produktprofilierung und zur Bearbeitung spezieller Fragestellungen gewonnen.
- Wird ein zugelassenes Medikament in einer neuen Indikation klinisch geprüft, so verwendet man hierfür zunehmend die Bezeichnung Phase V.

A1 Die Arzneimittelforschung in Deutschland

Im Arzneimittelmarkt ist, im Vergleich zu anderen Branchen, die Qualität und der Preis eines Produktes nicht nur durch die Materialeigenschaften alleine definiert („Hardware"), sondern auch durch die Kenntnisse, Informationen und Studienergebnisse („Software"), welche zu dem Produkt vorliegen. Höchste Ansprüche bei der Produktion, z. B. an Reinheit und Verpackung, gewährleisten erst zusammen mit einer umfangreichen und sehr penibel erhobenen Datenlage über Wirksamkeit und Verträglichkeit ein qualitativ hochwertiges Arzneimittel.

„Eine Arzneimitteltherapie kann nur so gut sein wie die vorausgegangene Arzneimittelforschung." (1)

Die Situation in Deutschland scheint gespalten zu sein. Einerseits besteht größtes Interesse an einer rationalen Therapie, deren Wirksamkeit (nicht nur Wirkung) bewiesen ist, denn nur dann kann sie, wie im Sozialgesetzbuch V gefordert, zweckmäßig sein. Andererseits wird die ebenfalls im Sozialgesetzbuch V gebotene Wirtschaftlichkeit oft mit dem Ruf nach dem „billigsten" Arzneimittel verwechselt. Durch Festbetragsregelungen, Re-Importe, Zwangsrabatte sowie Nachahmerprodukte werden jedoch die Forschungsbemühungen innovativer Arzneimittelhersteller gefährdet.

Unverständlich ist es, dass an der wissenschaftlich korrekten und seriösen Sammlung sowie Auswertung von Erkenntnissen über die Wirksamkeit und Verträglichkeit von Arzneimitteln in Deutschland nicht *alle* am Gesundheitswesen Beteiligten (Patienten, Ärzte, Kassen) allergrößtes Interesse zeigen. Nur durch diese Erkenntnisse kann das Notwendige vom Überflüssigen und können wirksame von unwirksamen Arzneimitteln unterschieden werden. Der damit geförderte wirtschaftliche Umgang mit Arzneimitteln trägt dazu bei, dass auch die Therapie mit innovativen Medikamenten bezahlbar bleibt und den Patienten der medizinische Fortschritt zugute kommt.

Gemessen an Bevölkerungszahl, wissenschaftlicher Kompetenz und wirtschaftlicher Bedeutung nimmt Deutschland in der klinischen Arzneimittelforschung im internationalen Vergleich keinen adäquaten Rang ein (2). Vernachlässigung des systematischen Denkens während des Medizinstudiums und fehlende organisatorische Strukturen an Kliniken tragen dazu bei, dass die Forschung zwischen Krankenversorgung und Lehre zerrieben zu werden scheint (3).

Publikations- und Habilitationszwang an Universitäten führt zur Überbetonung eigener, individueller Ideen. Schnelle und einfach durchzuführende Laborexperimente fördern die Karriere mehr als die Teilnahme an internationalen klinischen Multizenterstudien. Betrachtet man z. B. die Beiträge zu den alljährlich stattfindenden Kongressen deutscher medizinischer Fachgesellschaften, so wird man feststellen, dass oft die Mehrzahl der Abstrakts aus präklinischen Experimenten besteht.

Gelegentliche Fälschungen von Daten und Verstöße gegen arzneimittelrechtliche oder berufsrechtliche Vorschriften werden in der Fach- und Laienpresse entsprechend aufbauschend verwertet, sodass klinische Studien in Deutschland bisweilen sogar schon in den Dunstkreis der unseriösen „Menschenversuche“ abzugleiten drohten. Somit entstand ein Teufelskreis aus Unwissenheit, Überregulierung seitens der Gesetzgeber und Ablehnung in einem Wissenschaftszweig, der wirklich uns alle betrifft: Jeder Arzt verschreibt Arzneimittel und jeder von uns hat schon häufiger als einmal ein Medikament eingenommen.

Bevor die pharmazeutische Industrie die Konsequenzen aus dieser hauptsächlich von ihr selbst beklagten Situation zieht und noch mehr Mittel für klinische Studien im Ausland investiert, ist ein Aufeinanderzugehen von Patienten, Ärzten und Arzneimittelherstellern nötig. Falsche Berührungsängste und Mißtrauen auf der einen Seite sind dabei ebensowenig angebracht wie Mißbrauch von Studien zu Marketingzwecken auf der anderen. Erste Ansätze zur Überwindung dieser Berührungsängste sind erkennbar: Das Forschungsministerium fördert universitäre Koordinierungszentren für klinische Studien. Dies soll dem Aufbau effizienter Organisationsstrukturen und der transparenten Finanzierung dienen. Wichtig wird sein, inwieweit hierdurch nur die Industrie zu neuen Förderungswegen für Ideen einzelner Gruppen herangezogen werden soll, oder ob durch diese Zentren echte Professionalität zur Verbesserung der Arzneimittelentwicklung eingeführt wird.

Arzneimittelstudien sind nur ein Teilaspekt der klinischen Forschung, die sich umfassend mit der Erforschung von Ursachen, Verlauf und Therapie von Erkrankungen beschäftigt (4). Sehr oft ist zu hören, die Beteiligung an klinischen Arzneimittelstudien sei keine wirkliche wissenschaftliche Betätigung. Natürlich handelt es sich sehr oft „nur“ um die Umsetzung oder Weiterentwicklung von bereits anderswo entwickelten Prüfplänen. Doch in welchem Bereich kann man sich sonst noch so unmittelbar an der Entwicklung eines neuen Produkts beteiligen wie in Form einer Arzneimittelprüfung? Wo sonst kann man auch außerhalb der Universität so unmittelbar am Entstehen von Forschungsergebnissen teilhaben?

„Durch die Einbindung der Ärzte in den Entwicklungsprozess haben die Patientinnen und Patienten früher Zugang zu innovativen Medikamenten.“

(Dr. med. Marlies Volkmer, MdB – 2.4.2004)

Die folgenden Kapitel sollen einen Beitrag dazu leisten, die komplexen Vorgänge bei klinischen Studien transparent zu machen, Regulierungen nicht als Bürokratisierung missverstehen zu lassen und damit den Lesern die Beteiligung an klinischen Studien bester Qualität zu ermöglichen.

A2 Die Entwicklung neuer Arzneimittel

A.2.1 Besteht überhaupt Bedarf an neuen Arzneimitteln?

In Deutschland werden jährlich mehr als 2000 Arzneimittel zugelassen. Einschließlich Homöopathika und Anthroposophika gibt es in Deutschland ca. 60 000 verkehrsfähige Arzneimittel (Abb. 1). Betrachtet man diese Zahlen, so mag man durchaus eine zumindest quantitative Überflutung des deutschen Marktes mit Medikamenten annehmen. Die hohe Zahl kommt jedoch durch die Arzneimitteldefinition des deutschen Rechts zustande. Hiernach sind Stoffe oder Zubereitungen aus Stoffen, welche zu einem diagnostischen oder therapeutischen Zweck am oder im Körper angewendet werden sollen, als Arzneimittel zu bezeichnen (5). Die Definition ist also sehr weit gefasst, und insbesondere die Zweckbestimmung, d. h., die mitgelieferte Information über die Anwendung macht aus einem Stoff ein Arzneimittel. Dies ist insbesondere in den Grenzgebieten zu Nahrungsergänzungsmitteln und bei Homöopathika zu beachten. Darüber hinaus wird jede Darreichungsform (Tablette, Kapsel, Dragee, Saft, Zäpfchen, Aerosol, Injektionslösung, usw.) und jede Dosisstärke separat gezählt. 90% der Verordnungen entfallen auf nur 2300 Medikamente. Nur ca. 400 Wirkstoffe werden in nennenswerten Mengen (mehr als 50 000-mal pro Jahr) verordnet, gehören also zum tatsächlich genutzten Repertoire eines niedergelassenen Arztes.

„Die Bedeutung der Arzneimittel für die Medizin wird auch anhand der Tatsache deutlich, dass praktisch jede zweite ärztliche Entscheidung eine medikamentöse Therapieentscheidung ist." (35)

Die Frage, ob dieses Angebot ausreicht, lässt sich mit einem Blick auf heutzutage immer noch nicht befriedigend therapierbare Erkrankungen schnell beantworten:

- AIDS,
- Krebs,
- Psoriasis,
- chronische Polyarthritis,
- multiple Sklerose,
- M. Alzheimer,
- Depression,
- metabolisches Syndrom

sind nur einige wenige Diagnosen aus vielen, welche für den Patienten insbesondere deshalb eine sehr dramatische Bedeutung haben, weil die Aussichten auf eine medikamentöse Behandlung auch heute noch gering sind.

Überraschend ist, dass selbst eine so „gewöhnliche" Erkrankung wie die arterielle Hypertonie offensichtlich immer noch nicht suffizient therapierbar ist. Etwa 70 % der

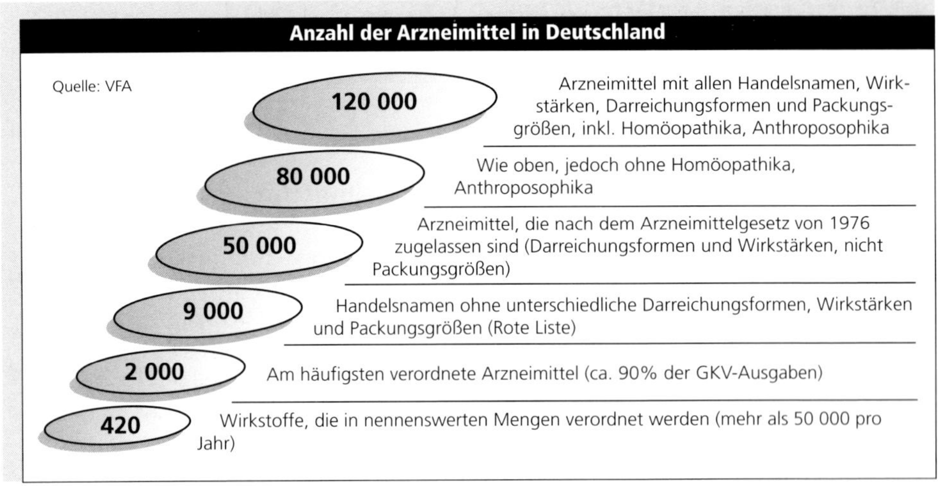

Abb. 1. Die numerische Flut an Arzneimitteln in Deutschland reduziert sich schnell, wenn Homöopathika sowie Anthroposophika ausgeschlossen und nur Wirkstoffe statt aller unterschiedlicher Darreichungsformen und Dosisstärken betrachtet werden.

Hypertoniker sind nicht ausreichend eingestellt (34). Etwa 20 – 60 % der Hypertoniker brechen ihre Therapie spätestens nach einem halben Jahr ab (6, 31, 32). Würden diese Patienten optimal behandelt, so könnte die Anzahl an kardiovaskulären Ereignissen (Myokardinfarkt, Schlaganfall) um ca. 14% reduziert werden. Therapieabbrüche begründen sich in 49% wegen Nebenwirkungen und in 38% wegen ungenügender Wirksamkeit. Die geringste Rate an Therapieabbrüchen war bei den neuesten Antihypertensiva, den Angiotensin-II-Rezeptorblockern zu beobachten (33).
Aus dem oben Dargestellten ergibt sich zwanglos, dass Arzneimittelneuentwicklungen notwendig sind. Allerdings besteht kein wirklicher Bedarf an geringgradigen Molekülvariationen, um innerhalb einer bereits bestehenden Klasse an Medikamenten nicht nur 5 sondern 15 oder 20 Präparate zur Verfügung zu haben (sog. „me-too-Präparate“). Die Aufblähung einer Molekülklasse (z.B. ACE-Hemmer, Angiotensin-II-Antagonisten, Cox-2-Hemmer) über 3 bis 5 Vertreter hinaus durch schnell auf den Markt geworfene Nachahmerprodukte bringt selten einen therapeutischen Fortschritt, bindet aber erhebliche Mittel für Marketingstrategien, um die einzelnen Substanzen mit quasi identischem Wirkmechanismus künstlich voneinander abzugrenzen. Die wahren Herausforderungen für die Neuentwicklung von Medikamenten sind dagegen folgende:

- bessere Patienten-Compliance durch einmal tägliche Anwendung (qd) statt zweimal täglich (bid) oder dreimal täglich (tid),
- niedrigere Nebenwirkungsrate,
- positiver Einfluss auf die Lebensqualität,

- Morbiditäts- und Mortalitätsreduktion statt „Laborkosmetik",
- sozio-ökonomische Beurteilung,
- Vermeidung oder Verminderung von Wechselwirkungen mit anderen Medikamenten,
- schnelleres Eintreten des Therapieerfolgs,
- Erweiterung der Anwendungsgebiete, auch bei gleichzeitig bestehenden anderen Erkrankungen.

Leider hat der gemeinsame Bundesausschuss in seinen von praxisfremden und ausschließlich ökonomischen Überlegungen dominierten Beschlüssen zu Festbetragsregelungen im Juni 2004 den Begriff „therapeutische Verbesserung" derartig eng definiert, dass diese o.g. Fortschritte viel zu wenig gewürdigt werden. Im Gegenteil, „geringere Nebenwirkungen" wurden auf schwerwiegende, z.B. zu Tod oder Invalidität führende beschränkt. Somit werden gerade z.B. die häufig als Begleiterscheinungen beklagten und für die Therapietreue so wichtigen Allgemeinbeschwerden, Müdigkeit, Kopfschmerzen, Schwindel, Magen- Darmstörungen nicht berücksichtigt. Eine Entscheidung, die nicht im Sinne der Patienten und des therapeutischen Fortschritts sein kann und hoffentlich revidiert wird (zum Zeitpunkt der Drucklegung des Buches noch nicht bekannt).

An der Erhöhung der *Lebenserwartung* in den letzten Jahren haben Arzneimittelinnovationen einen erheblichen Anteil. Sie sollen jedoch auch die *Lebensqualität* erhöhen, teure und risikoreiche Operationen vermeiden helfen und Krankenhausaufenthalte verkürzen.

Diesen hohen Anforderungen entsprechend müssen klinische Studien sorgfältig geplant werden, um die richtigen Zielkriterien zu überprüfen, und bedürfen einer professionellen Durchführung, damit die investierten Kosten während der kurzen Laufzeit des Patentschutzes amortisiert werden können.

Mit einem Anteil der Forschungs- und Entwicklungskosten von ca. 15% liegt die Pharmaindustrie unter allen Branchen an der Spitze. Um ein neues Medikament auf den Markt bringen zu können, muss mit einer durchschnittlichen Entwicklungszeit von 8 bis 10 Jahren gerechnet werden. Die Angaben für die Kosten der Neuentwicklung eines Arzneimittels schwanken sehr stark und gehen bis zu 500 Millionen Euro, abhängig vom Indikationsgebiet und vom Risiko für erfolglose Projekte. Von ca. 10 000 als potenzielles Arzneimittel identifizierten Molekülen wird letztendlich nur eines auf den Markt gebracht. Die Anzahl der von der forschenden Arzneimittelindustrie hervorgebrachten wirklich *neuen* Wirkstoffe nimmt sich im Vergleich zu den genannten Forschungsaufwänden bescheiden aus: 17 im Jahr 2003 (C. Yzer, 21.1.2004).

Bis zur Vermarktung hat jedes Medikament eine langjährige Entwicklung durchgemacht, welche in den folgenden Abschnitten kurz dargestellt werden soll.

A.2.2 Präklinische Entwicklung

1928, etwa 60 Jahre nachdem Theodor Bilroth das „Penicilium" erstmals beschrieb, wurde im Laboratorium des St. Mary Hospitals in London von Alexander Fleming der bakterienhemmende Effekt des Penicillins durch Zufall entdeckt. Durch Luftverunreinigungen war eine Petrischale mit dem Pilz Penicillium notatum kontaminiert worden, und in der unmittelbaren Nähe der Pilzkulturen war kein Staphylokokkenwachstum mehr festzustellen (Abb. 2). 1985 wurde im Lozoya-Tal im Norden Madrids ein Pilz entdeckt, der sich durch Produktion eines Hemmstoffes der Zellwandsynthese gegen seine „Konkurrenten" wehrt – ein Ausgangsstoff für Caspofungin, ein stark wirksames Antimykotikum.

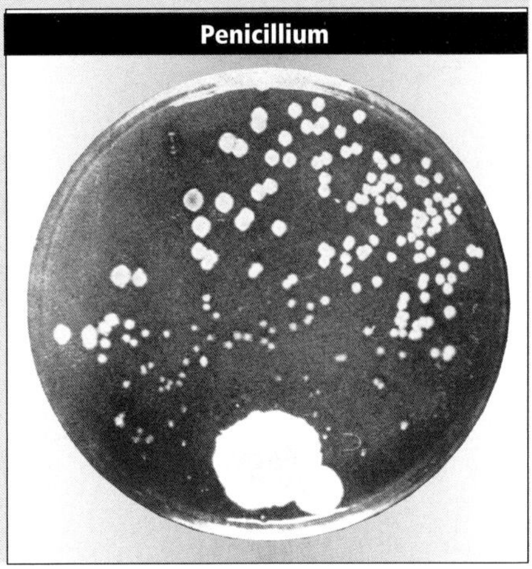

Abb. 2. Reproduktion der Original-Nährbodenplatte von Sir A. Fleming. Rund um den Penicillium-Cluster sind die Staphylokokken-Kolonien verkümmert (A. Fleming, 1946)

In den pharmazeutischen Entwicklungslabors haben heute allerdings mehr PCs und Manager statt chaotischer Genies ihren Platz. Arzneimittel werden am Computer geplant. Hierbei ist die Rezeptorforschung und die Aufklärung von Rezeptorstrukturen extrem hilfreich. Hemmstoffe von Enzymen und Antagonisten von natürlichen Transmittern lassen sich anhand von identifizierbaren für die Bindung und für die Wirkung nötigen Molekülbezirken zunächst am Bildschirm konstruieren (Computer aided drug design). Gelingt die Synthese wie geplant, dann können innerhalb kurzer Zeit durch automatisierte Screening-Tests diejenigen Kandidaten ausgewählt werden, welche die größte Affinität (Bindungsstärke) zum Rezeptor haben und die gewünschte Hemmung oder Stimulierung aufweisen. Entsprechende Tiermodelle zeigen dann, ob eine Wirkung bei der angestrebten Indikation zu erwarten ist. Zugleich werden an verschiedenen Tierspezies erste pharmakologische Daten über Resorption, Metabolisierung und Ausscheidung der Substanz gewonnen. Bevor das Arzneimittel erstmals am Menschen angewendet werden kann, sind auch toxikologische Studien nötig. Hierbei sind die akuten toxischen Effekte bei höchsten Dosierungen ebenso festzustellen wie der Dosisbereich, in dem unter Langzeitanwendung keine toxischen Wirkungen zu beobachten sind (No effect level).

Wie lange ein Arzneimittel zunächst im Tierversuch getestet worden sein muss, bevor es in klinischen Studien am Menschen angewendet werden kann, ist genau vorgeschrieben (7).

Dauer der Anwendung	Phase	Mindestdauer der toxikologischen Studien	
		Nager	Nicht-Nager
Einmaldosis		2 Wochen	2 Wochen
bis zu 2 Wochen	I und II	2 Wochen	2 Wochen
bis zu 2 Wochen	III	1 Monat	1 Monat
bis zu 1 Monat	I und II	1 Monat	1 Monat
bis zu 1 Monat	III	3 Monate	3 Monate
bis zu 3 Monate	I und II	3 Monate	3 Monate
bis zu 3 Monate	III	6 Monate	3 Monate
länger als 3 Monate	III	6 Monate	> 6 Monate

Die Vorschriften unterscheiden sich geringgradig in der EU, in USA und Japan. Als Faustregel kann für Studien mit einer Behandlungsdauer bis zu 3 Monaten folgende Vereinfachung herangezogen werden:

- 2 Tierspezies (davon ein Nicht-Nagetier),
- Dauer der chronischen toxikologischen Versuche mindestens dem Doppelten der geplanten Studiendauer am Menschen entsprechend.

Die Ergebnisse der präklinischen Versuche zur Pharmakologie und Toxikologie gehören zu den wichtigen Unterlagen, welche zur Nutzen-Risiko-Evaluierung vor Beginn einer klinischen Studie heranzuziehen sind. Sie müssen sowohl dem Leiter der klinischen Prüfung als auch der zuständigen Ethik-Kommission und dem Bundesinstitut für Arzneimittel und Medizinprodukte (BfArM) bzw. dem Paul-Ehrlich-Institut (PEI) vor Beginn der Studie vorgelegt werden. Üblicherweise werden die Ergebnisse der pharmakologisch / toxikologischen Untersuchungen zusammen mit bisher vorliegenden klinischen Daten vom Sponsor oder vom Auftraggeber der Studie in der sog. Investigator's Brochure zusammengestellt.

Selbstverständlich muss sich auch der Leiter der klinischen Prüfung (LKP) und jeder einzelne Prüfarzt mit diesen Ergebnissen vertraut machen, denn beiden obliegt nochmals die individuelle Abschätzung, ob die eventuellen Risiken im Rahmen der Studie im Vergleich zum potenziellen Nutzen beim jeweiligen Probanden / Patienten vertretbar sind.

A.2.3 Phase I an gesunden Probanden (Humanpharmakologie)

Nach sorgfältiger präklinischer Beurteilung der Verträglichkeit im Tierversuch kommt das neue Arzneimittel in der Phase I der klinischen Entwicklung erstmals am Menschen zur Anwendung. Ziel dieser *pharmakologischen Studien* ist es, Informationen über die Verträglichkeit bei ein- oder mehrmaliger Gabe zu erhalten sowie die Aufnahme und Verteilung, Metabolisierung und Ausscheidung der Substanz zu untersuchen. Aus diesem Grund sind Phase-I-Studien mit multiplen Blutentnahmen und Urin-Sammelperioden verbunden. Die Proben werden in genau festgelegten Zeitabschnitten entnommen bzw. gesammelt, um darin die Konzentrationen des Arzneimittels oder seiner Metaboliten zu untersuchen. Wichtige pharmakologische Parameter, wie C_{max}, T_{max}, die Plasmahalbwertszeit und die AUC werden daraus bestimmt. Durch den Vergleich einer oralen mit einer intravenösen Verabreichung können die Bioverfügbarkeit und die renale oder hepatische Ausscheidung ermittelt werden. Die Anzahl an Probanden bei Phase-I-Studien beträgt üblicherweise 10 – 30, je nach Fragestellung.

Die *Probanden,* welche sich für Phase-I-Studien zur Verfügung stellen, tragen zwar zum medizinischen Erkenntnisgewinn und somit zum wissenschaftlichen Fortschritt erheblich bei, doch haben sie selbst keinen unmittelbaren Nutzen von der Teilnahme an der Studie. Sie sind ja gesund, und ein evtl. therapeutischer Effekt des zu testenden neuen Arzneimittels kommt für sie nicht in Betracht. Aus diesem Grund ist es ethisch unbedenklich, sie für die Teilnahme an der Studie zu entlohnen. Das Probandenhonorar soll jedoch nur für den zeitlichen Aufwand und die zu ertragenden Unannehmlichkeiten entschädigen. Es darf nicht eine Höhe erreichen, welche die Teilnahme an der Studie oder das Verbleiben in der Studie (z. B. trotz Kontraindikationen oder arzneimittelbedingter Nebenwirkungen) aus rein finanziellen Gründen attraktiv macht. Die internationalen Leitlinien für Good Clinical Practice (ICH-GCP, siehe Anhang H.4) verlangen, dass das geplante Honorar der zuständigen Ethik-Kommission zur Beurteilung mitgeteilt wird.

Das Arzneimittelgesetz bestimmt, dass die Aufklärung und die Einverständniserklärung schriftlich erfolgen. Zudem dürfen an gesunden Minderjährigen und an gesunden einwilligungsunfähigen Personen keine Therapeutika getestet werden. Studien mit Impfstoffen (Prophylaktikum) sind an gesunden Kindern jedoch möglich und zur Beurteilung der Immunogenität auch sehr wichtig.

Pharmakologische Daten bei Kindern oder von sehr nebenwirkungsreichen Pharmaka (z. B. Zytostatika) werden nicht an Probanden, sondern an betroffenen Patienten erhoben. Einschränkungen in der Beurteilbarkeit sind hier gegeben durch die bestehende Grunderkrankung, evtl. Leber- oder Niereninsuffizienz und den notwendigerweise besonders sparsamen Umgang mit Blutentnahmen.

A.2.4 Phase II an erkrankten Patienten (therapeutisch-exploratorisch)

Wirkungsnachweis

Sobald eine ausreichende Sicherheit des neuen Arzneimittels bei gesunden freiwilligen Probanden festgestellt werden konnte, ist die *Wirkung im geplanten Indikationsgebiet* zu untersuchen. Um möglichst klare und von anderen Begleiterkrankungen unbeeinflusste Daten zu erhalten, strebt man in der Phase II den Einschluss von Idealpatienten an und formuliert die Ein- und Ausschlusskriterien des Prüfplans entsprechend streng. Die Herausforderung hierbei ist es, einen geeigneten Weg zu finden, einerseits eine wissenschaftlich eindeutige Aussage über die Wirkung des Arzneimittels treffen zu können, andererseits das untersuchte Patientengut nicht so eng zu definieren, dass es mit der später zu behandelnden Population kaum etwas gemein hat, also nicht sehr repräsentativ ist. Werden die Ausschlusskriterien zu eng gefasst, z. B. um eine sehr homogene Patientengruppe untersuchen zu können, oder auch aus Sicherheitsgründen, besteht auch die Gefahr, dass bei einem späteren Zulassungsverfahren die Daten nicht als verallgemeinerbar anerkannt werden. Die Zulassungsbehörde wird dann Kontraindikationen anordnen, weil Daten zu bestimmten Patientengruppen nicht vorliegen (z. B. ältere Patienten, Niereninsuffiziente, Kinder, Frauen im sog. „gebärfähigen" Alter).

Dosisfindung

Aus den präklinischen Tests können meist grobe Angaben über die günstigste Dosierung beim Menschen gewonnen werden. Aus den optimalen Wirkkonzentrationen in vitro, den erfolgreichen Dosen der Tierversuche, der Bioverfügbarkeit und den in der Phase I gefundenen Plasmaspiegeln kann ein Dosisbereich festgelegt werden, der durch Dosisfindungsstudien in der Phase II zu bestätigen oder weiter einzuengen ist. Hier gilt es, die minimal effektive Dosis, einen evtl. proportionalen Dosis-Wirkungs-Bereich und nach Möglichkeit diejenige maximale Dosis zu finden, über welche hinaus nicht mehr mit einem günstigeren Verhältnis von Wirkung zu Nebenwirkung zu rechnen ist.

A.2.5 Phase III an größeren Patientenzahlen (therapeutisch-konfirmatorisch)

Sind in der Phase II die gewünschte Wirkung, eine vertretbare Sicherheit der Substanz und ein für die spätere Anwendung günstiger Dosisbereich gefunden worden, so kann das Arzneimittel in der Phase III an *größeren Patientenkollektiven* untersucht werden. Hier müssen auch Erfahrungen bei für das Erkrankungsbild typischen Begleitdiagnosen gewonnen und Interaktionen mit dabei häufig eingesetzter Begleittherapie geprüft werden. Je nach Indikationsgebiet werden bis einschließlich der Phase III ca. 2000 bis 5000 Patienten in klinische Studien eingeschlossen. Somit können auch seltenere Nebenwirkungen bis zu einer Inzidenz von ca. 1/1000 festgestellt werden.

Vergleichsstudien mit auf dem Markt verfügbarer Standardtherapie gehören ebenso in das Phase-III-Programm wie Langzeituntersuchungen, falls die Substanz zur chronischen Therapie eingesetzt werden soll. Zur Beurteilung der Langzeitverträglichkeit sollen Daten von mindestens 300 Patienten gesammelt werden, welche über mindestens 1 Jahr behandelt worden sind.

Aus produktionstechnischen Gründen kann es notwendig sein, in den Studien der frühen Entwicklungsphasen eine andere Formulierung (z. B. Kapseln) des Arzneimittels zu verwenden, als später bei der Markteinführung geplant ist (z. B. Dragees). Dann kann es in der Phase III notwendig werden, die pharmakologische Vergleichbarkeit der beiden Formulierungen mittels einer Bioäquivalenzstudie zu beweisen. So kann sichergestellt werden, dass alle Studienergebnisse auf das Produkt anwendbar sind.

Zum Abschluss des Phase-III-Programms werden die bisher vorliegenden Ergebnisse in einem Zulassungsantrag einschließlich eines oder mehrerer Expertengutachten zusammengefasst. Die vorliegenden Unterlagen sollten eine umfassende Beurteilung ermöglichen über

- den Wirkmechanismus,
- die pharmakologischen Daten,
- die Wirksamkeit (auch bei unterschiedlichen Patientenpopulationen),
- die minimale und die maximale Dosierung,
- das Dosierungsintervall,
- die Wirkung im Vergleich zu bisherigen Standardtherapien
- und insbesondere über die Verträglichkeit und die zu erwartenden Nebenwirkungen einschließlich der Angabe ihrer Häufigkeit.

A.2.6 Phase IV nach der Zulassung (therapeutischer Einsatz)

Nachdem die jeweils zuständige Zulassungsbehörde im nationalen, dezentralen oder europäischen Verfahren den Zulassungsbescheid erteilt hat, darf der pharmazeutische Unternehmer das Arzneimittel wie im Zulassungsbescheid beschrieben in den Verkehr bringen. Für eine *umfassendere Einschätzung des Medikaments* einschließlich der Beantwortung spezieller Fragestellungen werden nun weitere klinische Studien durchgeführt. Diese dienen der weiteren Beurteilung der Langzeitverträglichkeit, wobei nunmehr auch seltenere Nebenwirkungen entdeckt werden sollten, und auch der Einordnung in die Reihe für die gleiche Indikation verfügbarer Medikamente. Sehr häufig handelt es sich um Vergleichsstudien mit den wichtigsten am Markt verfügbaren Standardtherapeutika oder um die Evaluierung weiterer Zielkriterien. Zur letzteren Gruppe gehören Studien zur Beurteilung der gesamten therapeutischen Wirksamkeit, einschließlich gesundheitsökonomischer Fragestellungen oder großangelegte klinische Endpunktstudien.

Die Zeiten, in welchen Phase-IV-Studien zu Marketingzwecken missbraucht wurden, gehören zum Glück der Vergangenheit an. Der Gesetzgeber hat dem schon allein dadurch einen Riegel vorgeschoben, dass auch nach der Zulassung für klinische Studien prinzipiell dieselben Vorschriften gelten wie für die Phasen I bis III. Lediglich die Vorlage der Studienunterlagen beim BfArM (bzw. PEI) reduziert sich für zugelassene Substanzen um die präklinischen Daten (die ja bereits im Zulassungsverfahren von der Behörde beurteilt wurden). Eine weitere Vorschrift, um Mißbrauch zu verhindern, ist das Verbot, bei Phase-IV-Studien den zugelassenen Handelsnamen zu verwenden. Dennoch sind bei Phase-IV-Studien Marketingeinflüsse gelegentlich erkennbar, denn die Gewinnung weiterer Vergleichsdaten, z. B. zum Marktführer, dient auch der Produkteinschätzung und der Produktprofilierung. Gegen die Verwendung wissenschaftlich seriös gewonnener Studienergebnisse zu Werbezwecken ist sicher nichts einzuwenden, schließlich dienen korrekt erhobene Daten der Information des Verbrauchers. Allerdings unterscheiden sich die Pharmafirmen in der Art und Weise sehr stark, wie Ergebnisse präsentiert, Symposien und Referenten finanziert und Beilagen zu wissenschaftlichen Zeitschriften erstellt und finanziert werden. Leider ist die Aggressivität und damit auch die Seriosität des Marketings für den Außenstehenden, also den Kunden, oft nur sehr schwer einschätzbar.

A.2.7 Phase V für neue Indikationen

Mit der Zulassung ist der pharmazeutische Unternehmer (nicht jedoch der anwendende Arzt) an die zugelassenen Indikationen gebunden. Das heißt, er darf das Arzneimittel nur hierzu in den Verkehr bringen und nur die zugelassenen Indikationen bewerben. Auf Grund des Wirkungsmechanismus oder pathophysiologischer Überlegungen kann sich jedoch auch eine Anwendung in anderen Indikationen anbieten. Im Rahmen der ärztlichen Therapiefreiheit können Ärzte ein Medikament auch zu anderen als den zugelassenen Anwendungsgebieten verwenden, solange die allgemeine medizinische Wissenschaft diese Verwendung stützt („off-label-use"). Allerdings streuben sich die Kostenträger , für eine Anwendung eines Arzneimittels außerhalb der offiziellen Zulassung die Kosten zu übernehmen. Ein typisches Beispiel sind ACE-Hemmer oder Angiotensin-II-Antagonisten, welche zur Behandlung der Hypertonie zugelassen sind und oft auch bei Herzinsuffizienz verwendet werden. Auch Cox-2-Hemmer werden zunächst nur in einem sehr gut definierbaren Patientengut geprüft und für diese Indikation zugelassen (z.B. Knie- und Hüftgelenksarthrose, rheumatoide Arthritis). Auf Grund ihres Wirkmechanismus eignen sie sich jedoch auch für andere Einsatzbereiche, in welchen ein antiphlogistischer oder schmerzlindernder Effekt erwünscht ist (z.B. M. Bechterew, Arthritis urica, Lumbalgie, Sportverletzungen). Wird ein zugelassenes Medikament in einer bisher nicht zugelassenen Indikation klinisch geprüft, so würde man definitionsgemäß wieder in die Phase II oder III eintreten. Wegen der eindeutigeren Beschreibung des Entwicklungsstandes bürgert sich jedoch für solche Studien immer mehr der Begriff „Phase V" ein. Auch hier gilt die reduzierte Vorlage der Studienunterlagen beim BfArM sowie das Verbot der Verwendung des Handelsnamens.

Wirft man einen Blick über die Phasen der Arzneimittelentwicklung und kennt den (auch in den folgenden Kapiteln beschriebenen) Aufwand, so möchte man annehmen, dass sich eine Neuentwicklung von Arzneimitteln nur gegen Erkrankungen lohnt, welche sehr häufig vorkommen. Nur in diesen Indikationsgebieten gibt es Patienten in ausreichend hoher Anzahl, um die geforderten klinischen Prüfungen vor Zulassung in einem überschaubaren Zeitrahmen durchführen zu können, und nur hier scheint der

Markt groß genug zu sein, um die enormen Entwicklungskosten später zu amortisieren. In der Tat ist es nicht einfach, Arzneimittel gegen sehr seltene Erkrankungen zu entwickeln (z. B. seltene Stoffwechseldefekte wie M. Gaucher, Mukoviszidose, Wachstumsstörungen, seltene Tumoren oder Infektionen). Hierzu gibt es in den USA und in Japan den Status eines „Orphan (= engl. „Waisenkind", jemand, um den sich kaum jemand kümmert) Drug". Arzneistoffe mit diesem Status können dort mit vielfältigen Förderungsmöglichkeiten entwickelt und nach der Zulassung für einen bestimmten Zeitraum exklusiv (also ohne Nachahmerprodukte) vermarktet werden. Entsprechende Regelungen (Reduktion der Zulassungsgebühren, Alleinvermarktung für eine gewisse Zeit, steuerliche Förderung) werden nun auch in der EU verabschiedet, sodass dann auch in Europa Patienten mit seltenen Krankheiten ohne Zeitverzug am therapeutischen Fortschritt teilhaben können.

	Ziel	Methodik	Beispiel
Basisforschung	Arzneistoff	Computer aided drug design	Identifizierung der Schlüsselstelle der Cyclo-Oxigenase-Subtypen
Präklinik	Wirkmechanismus	Tiermodelle	induziertes Pfotenödem bei der Ratte
Toxikologie	akute und chronische Toxikologie	Langzeit-Tierversuche	Ratten, Mäuse, Hunde, bis zu 52 Wochen
Phase I	Pharmakologie, Verträglichkeit	20 bis 50 Probanden, 1 bis 7 Tage	Blut- und Urinspiegelbestimmungen von Rofecoxib
Phase II	Wirkung, Verträglichkeit, Dosisfindung	100 bis 500 Patienten, 8 bis 12 Wochen, Doppelblindstudien	Rofecoxib 12,5 vs. 25 vs. 50 mg vs. Diclofenac
	Interaktionen	pharmakologische Interaktionsstudien	Cimetidin, Warfarin, Barbiturate
Phase III	Wirksamkeit, Verträglichkeit, auch in Subpopulationen	1500 bis 5000 Patienten oder mehr, 6 Wochen bis 1 Jahr oder länger, Doppelblindstudien	gastrointestinale Verträglichkeit (VIGOR-Studie), vs. Ibuprofen vs. Naproxen
Phase IV	weitere Produktprofilierung, Langzeitverträglichkeit, therapeutische Effizienz	2000 bis 10 000 Patienten, Monate bis Jahre, Doppelblindstudien, Endpunktstudien	weitere Vergleichsstudien bei Arthrose, kardiovaskuläre Sicherheit
Phase V	neue Indikationen	wie Phase II und III	Rheumatoide Arthritis, Anwendung bei Kindern

Die wichtigsten Phasen der Arzneimittelentwicklung am Beispiel eines Antirheumatikums.

Einbindung in Rechtsnormen

ZUSAMMENFASSUNG

Solange der individuelle Nutzen des Patienten im Vordergrund steht und der wissenschaftliche Erkenntnisgewinn lediglich ein „Nebenprodukt" ärztlichen Handelns ist, können auch bei Verschreibung von Handelsware Daten gewonnen, ausgewertet und publiziert werden. Erfolgt die Anwendung eines Arzneimittels aber überwiegend zu dem Zweck, wissenschaftliche Erkenntnisse über das Arzneimittel zu gewinnen, handelt es sich um eine klinische Prüfung mit besonderen rechtlichen Anforderungen:

- ❒ Das Grundgesetz garantiert die Menschenrechte, die körperliche Unversehrtheit und das Selbstbestimmungsrecht.
- ❒ Das Strafgesetzbuch stellt Körperverletzung unter Strafe.
- ❒ Das Arzneimittelgesetz regelt den Verkehr mit Arzneimitteln und bestimmt dabei auch, unter welchen Umständen und Voraussetzungen klinische Prüfungen durchgeführt werden dürfen, z. B.:
  - Prüfplan,
  - Behördenmeldungen und -genehmigung,
  - Ethik-Votum,
  - Versicherung,
  - Aufklärung und Einverständnis,
  - speziell etikettierte Prüfmuster.
- ❒ Um die Rechte der Versuchspersonen zu gewährleisten, die Qualität der Daten zu sichern und die internationale Standardisierung voranzutreiben wurden die internationalen Leitlinien zu Good Clinical Practice (GCP, siehe Anhang H4) entwickelt. Als sehr detailliertes Vorschriftenwerk stellen sie den momentanen Stand der Wissenschaft dar, nach welchem klinische Arzneimittelprüfungen durchzuführen sind. Zusätzlich zu den auch im Arzneimittelgesetz verankerten Anforderungen regeln sie z. B.:
  - Monitoring,
  - Quelldatenkontrollen,
  - Auditing und Qualitätssicherung,
  - Dokumentation,
  - Archivierung.
- ❒ Die Berufsordnung für Ärzte verlangt eine Beratung durch die Ethik-Kommission der Ärztekammer oder einer medizinischen Fakultät.
- ❒ Steuer- und dienstrechtliche Vorschriften können ebenfalls von Belang sein.
- ❒ Für den Heil- oder Therapieversuch als Anwendung nicht zugelassener Arzneimittel in Notsituationen fehlt in Deutschland eine ausdrückliche gesetzliche Grundlage. Alleine deshalb ist er jedoch nicht verboten.

B1 Vom Grundgesetz bis zur Musterberufsordnung

Es gibt kein Gesetz, welches mit dem alleinigen Ziel erlassen worden wäre, Arzneimittelstudien zu regeln. Stattdessen sind eine Fülle von Vorschriften zu beachten, welche bei Arzneimittelstudien verletzt werden könnten. Jedes der im Folgenden beschriebenen Gesetze hat einen anderen Regelungszweck, doch berühren sie jeweils mehr oder weniger am Rande auch Belange der klinischen Prüfung.

B.1.1 Grundgesetz

Es ist nicht zu weit ausgeholt, wenn in einer Abhandlung über Arzneimittelstudien das Grundgesetz der Bundesrepublik Deutschland zitiert wird. Schließlich werden in unserer Verfassung die elementarsten Rechte eines jeden Menschen gewährleistet, welche gerade in der medizinischen Forschung des dritten Reiches auf unrühmlichste Weise verletzt wurden. Bei verschiedensten medizinischen Experimenten an KZ-Insassen, Strafgefangenen und entmündigten Personen wurde keinerlei Rücksicht auf das Recht auf körperliche Unversehrtheit und insbesondere auf das Selbstbestimmungsrecht genommen. Verteidigungsargumente bei den Nürnberger Prozessen, wie die Versuchspersonen seien „ohnehin dem Tod geweiht gewesen" und hätten „durch die Versuche wenigstens noch einen Beitrag zur Forschung leisten können", mussten schon ihrer Dreistigkeit wegen scheitern. Zudem wurde ein grundlegendes Prinzip der Forschung am Menschen missachtet: Aufklärung und Einverständnis. Folgerichtig nimmt diese Anforderung im daraufhin formulierten Nürnberger Kodex die erste Stelle ein. Basierend auf den im Grundgesetz (GG) festgelegten Menschenrechten zieht sich diese zentrale Anforderung durch alle Regularien, welche sich mit Arzneimittelstudien befassen.

Ebenfalls im Grundgesetz gesichert ist die Forschungsfreiheit. Hier wird jedoch die Systematik des GG deutlich: Ein in einem später folgenden Artikel erwähntes Grundrecht, hier also die Freiheit der Forschung (Art. 5 (3) GG), kann nur insoweit beansprucht werden, als es das in einem früheren Artikel beschriebene Recht, hier die körperliche Unversehrtheit (Art. 2 GG), nicht verletzt.

B.1.2 Strafgesetzbuch

Basierend auf den o. g. Prinzipien des GG ist in § 223 StGB die körperliche Unversehrtheit und in § 203 StGB das Privatgeheimnis geschützt.

Aus der ärztlichen Praxis ist ja bekannt, dass alleine schon eine Blutentnahme, sogar lediglich die Venenpunktion, den Straftatbestand der Körperverletzung erfüllen kann. Nur das Einverständnis des Patienten schützt den Arzt oder die Schwester vor einem Rechtsbruch. Das Einverständnis des Patienten kann aber nur dann wirksam sein, wenn der Einwilligende eine im Wesentlichen zutreffende Vorstellung davon hat, worin er einwilligt. Er muss also zuvor über die eventuellen Risiken in allgemeinverständlicher Form aufgeklärt werden, sodass er die Entscheidung eigenverantwortlich und unter Abwägung aller Umstände selbst treffen kann. Bei einer Blutentnahme wird dieser Prozess im Allgemeinen mündlich und sehr kurz ablaufen, indem der Arzt z. B. sagt: „Um die Diagnose bestätigen zu können, müssen wir einige Milliliter Blut untersuchen. Der Stich wird kurz etwas weh tun, und damit Sie nachher keinen blauen Fleck bekommen, drücken Sie dann bitte noch für 2 bis 3 Minuten auf den Tupfer.“ Der Patient wird sein Einverständnis dann durch Freimachen eines Armes und Hinstrecken in Richtung Arzt/Schwester signalisieren.

Wesentlich komplizierter läuft das Aufklärungsgeschehen vor operativen Eingriffen ab. Vielen Ärzten und Patienten erscheint das formularmäßige Aufklären und Unterschreiben als aufwändiger Bürokratismus, insbesondere wenn es zum Unterschriftensammeln degeneriert. Verantwortungsvoll durchgeführt und durch ein persönliches Gespräch ergänzt stellt es jedoch ein Ernstnehmen des Patienten als gleichwertigen Partner dar. Nicht anders verhält es sich mit der Aufklärung vor klinischen Studien, insbesondere weil (wie im Abschnitt B.2. beschrieben) hier nicht das individuelle Wohl des Patienten, sondern der wissenschaftliche Erkenntnisgewinn im Vordergrund steht.

B.1.3 Arzneimittelgesetz

Das Arzneimittelgesetz (AMG) ist sicher eine der wichtigsten Normen, welche bei der Durchführung klinischer Prüfungen zwingend beachtet werden müssen. Genaugenommen kann das AMG lediglich den *Verkehr* mit Arzneimitteln regeln, nicht die *Anwendung* von Arzneimitteln, da dies in die Zuständigkeit der Heilberufsgesetze der Länder fällt und letztendlich in die Berufsausübung des Arztes eingreift.

Deutschland hat erst seit 1976 ein Arzneimittelgesetz, welches für den Verkehr mit Arzneimitteln eine nationale Zulassung fordert. Erst nachdem die Zulassungsbehörde (damals das Bundesgesundheitsamt, BGA – heute das Bundesinstitut für Arzneimittel und Medizinprodukte (BfArM) bzw. das Paul-Ehrlich-Institut (PEI)) anhand von klinischen Studien und weiterem wissenschaftlichen Material zu einer positiven Bewertung der Wirksamkeit und Verträglichkeit gekommen ist, darf ein Arzneimittel in den Handel gebracht werden.

Vor dem Inkrafttreten des AMG mussten Arzneimittel lediglich registriert werden. Mehrere Novellen des AMG wurden im Wesentlichen zur Regelung des „Nachzulassungs-Staus" verabschiedet. Der Vollständigkeit halber sei erwähnt, dass das AMG nie vom „BfArM“ als Zulassungsbehörde spricht, sondern von der „zuständigen Bundesoberbehörde“. Dies liegt daran, dass für Sera und Impfstoffe das Paul Ehrlich Institut diese Aufgabe erfüllt. In der überwiegenden Mehrzahl der Arzneimittel ist jedoch das BfArM zuständig, sodass im Folgenden immer vom BfArM/PEI gesprochen wird, wenn eigentlich der Terminus „zuständige Bundesoberbehörde“ gemeint ist.

Neben der Zulassungspflicht regelt das AMG unter anderem noch die Kennzeichnung von Arzneimitteln, die Verantwortlichkeiten beim pharmazeutischen Unternehmer und beim Hersteller, den Vertrieb von Arzneimitteln, die Überwachung der Arzneimittelsicherheit, die Haftung und immerhin in 3 Paragraphen ausschließlich sowie in einigen weiteren Paragraphen indirekt die klinische Prüfung von Arzneimitteln. Wichtige Neuerungen brachte die fünfte Novelle des AMG am 17. 8. 1995, welche zwischenzeitlich durch weitere Novellen ergänzt wurde. Dabei brachte die zwölfte Novelle vom August 2004 für die klinische Prüfung wichtige Änderungen.

Auf die wichtigsten Anforderungen des AMG soll im Folgenden weiter eingegangen werden:

Nutzen-Risiko-Abwägung (§ 40 (1), Nr. 2)

Das AMG verlangt ausdrücklich, dass die klinische Prüfung eines Arzneimittels am Menschen nur durchgeführt werden darf, solange die Risiken, welche mit ihr für die Versuchsperson verbunden sind, ärztlich vertretbar sind. Dabei muss das Risiko für die Einzelperson an der voraussichtlichen Bedeutung des zu prüfenden Arzneimittels für die Heilkunde gemessen werden. Eine Studie, welche (z. B. mangels sorgfältiger Planung) zu diesem Erkenntnisgewinn für die Heilkunde nichts beitragen kann, ist schon alleine deshalb nicht erlaubt.

Sponsor (§ 40 (1), Nr. 1)

Es muss ein Sponsor benannt sein, der seinen Sitz in der Europäischen Union bzw. innerhalb des Europäischen Wirtschaftsraumes hat (Definition siehe B.2.5).

Aufklärung und Einverständniserklärung (§ 40 (2))

Die Person, an der die klinische Prüfung durchgeführt werden soll, *muss von einem Arzt* über Wesen, Bedeutung und Tragweite der Prüfung aufgeklärt worden sein und mit ihrer Einwilligung gleichzeitig erklären, dass sie mit der im Rahmen der Prüfung erfolgenden Aufzeichnung von Krankheitsdaten und ihrer Weitergabe zur Überprüfung einverstanden ist. Diese Anforderung gab oft zur Frage Anlass, ob hier nicht ein Konflikt mit dem Bundesdatenschutzgesetz (BDSG) vorliege. In diesem Fall regelt jedoch das bereichsspezifische AMG den speziellen Fall, sodass es dem BDSG in der Gesetzeshierarchie vorsteht (8). Darüber hinaus ist auch im BDSG die Weitergabe von Daten mit dem Einverständnis des Patienten erlaubt.

Bei Studien der Phase I (gesunde Probanden) ist das Einverständnis schriftlich zu erklären, und die Person muss geschäfts- und einsichtsfähig sein.

Bei Studien der Phase II bis V, darf in Notfällen eine Behandlung, die ohne Aufschub erforderlich ist, um das Leben der betroffenen Person zu retten oder ihre Gesundheit wiederherzustellen oder ihr Leiden zu erleichtern, zunächst ohne Aufklärung erfolgen. Aufklärung und Einwilligung müssen aber eingeholt werden, sobald dies möglich und zumutbar ist.

Minderjährige sind von einem im Umgang mit Kindern erfahrenen Prüfer aufzuklären, und je nach geistiger Reife ist die Einwilligung des Minderjährigen, immer jedoch die des gesetzlichen Vertreters (unter Berücksichtigung des - mutmaßlichen - Willens des Minderjährigen) erforderlich. Entsprechendes gilt auch für Personen, die nicht in der Lage sind, Wesen, Bedeutung und Tragweite der klinischen Prüfung zu erkennen und ihren Willen hiernach auszurichten.

Leiter der klinischen Prüfung oder Hauptprüfer (§ 40 (1), Nr. 5)

Vor dem Gesetz ist neben dem Sponsor der Leiter der klinischen Prüfung (LKP) die verantwortliche Person für die ordnungsgemäße Durchführung der Studie. Bei der Meldung an die Überwachungsbehörde und an das BfArM wird der LKP namentlich benannt. Das Votum der für den LKP zuständigen Ethik-Kommission ist (auch bei multizentrischen Studien) das maßgebliche. Der LKP muss sich über die pharmakologisch-toxikologischen Daten informiert haben und die Nutzen-Risiko-Abwägung der Studie durchführen.

Bisher gibt es keine weiteren Anforderungen an die Qualifikation dieser Person, außer dass sie Arzt sein und eine zweijährige Erfahrung in der Durchführung klinischer Prüfungen nachweisen muss. In welcher Form dieser Nachweis erbracht werden soll, ist jedoch (noch) nicht gesetzlich geregelt. Verschiedene Fachgesellschaften, Behörden, die pharmazeutische Industrie, Ethik-Kommissionen und die Ärzteschaft diskutieren seit langer Zeit, ob hier nicht eine Zusatz- oder Facharztbezeichnung zu fordern wäre. Ein von der Arzneimittelkommission der deutschen Ärzteschaft (AMK) publizierter Konsens listet einige wünschenswerte Kenntnisse und Voraussetzungen auf, welche durch ein Curriculum Vitae mit Bescheinigungen von Arbeitgebern, Pharmakologen, anderen LKPs oder Seminarveranstaltern bestätigt werden sollen (9).

Die Arzneimittelkommission der deutschen Ärzteschaft hält den LKP für eine auch außerhalb Deutschlands nachahmenswerte Einrichtung, da der LKP die vom Sponsor unabhängige ärztliche Gesamtverantwortung für Planung und Ablauf der Studie sinnvoll ausfüllen kann (10).

Genehmigung beim BfArM/PEI (§ 42 (2))

Mit Gültigkeit der zwölften AMG Novelle ist eine Genehmigung jeder klinischen Prüfung bei der zuständigen Bundesoberbehörde notwendig geworden. Einzureichen ist ein umfangreiches Paket an Unterlagen, unter anderem über analytische und pharmakologisch-toxikologische Prüfungen, der Prüfplan, klinische Angaben zum Arzneimittel und die Prüferinformation (Investigator Brochure). Bei „normalen“, also nicht z.B. biotechnologisch hergestellten, Arzneimitteln kann nach 30 Tagen mit der Prüfung begonnen werden, wenn nicht seitens der Bundesoberbehörde begründete Einwände erhoben werden (näheres zu den Fristen siehe D.2.3).

Ethik-Votum (§ 42 (1))

Die Studie darf erst begonnen werden, wenn eine nach Landesrecht gebildete Ethik-Kommission (also bei einer medizinischen Fakultät oder bei der Ärztekammer des LKP) die Studie zustimmend bewertet hat. Die bis zur elften AMG - Novelle noch mögliche Einholung eines „Obervotums“ bei der Bundesoberbehörde (also, z.B. Einreichen eines negativen Ethik-Votums beim BfArM und Warten auf einen eventuellen Widerspruch innerhalb von 60 Tagen) entfällt nunmehr. Bei monozentrischen Studien muß die Ethik-Kommission ihr Votum innerhalb von 30 Tagen abgeben. Bei multizentrischen Prüfungen ist die Einbeziehung der lokalen Ethik-Kommissionen erforderlich; die Aufgabe, deren Kommentare in eine einzige Stellungnahme (Votum) einzuarbeiten, fällt der Leit-EK des LKP zu, und zwar innerhalb von 60 Tagen (näheres zu den Fristen siehe D.2.2).

Probanden / Patientenversicherung (§ 40 (3))

Für den Fall eines Gesundheitsschadens bei einer klinischen Prüfung muss eine Versicherung mit einer Mindestversicherungssumme in Höhe von 500 000 Euro für den Todesfall oder die dauernde Erwerbsunfähigkeit abgeschlossen sein. Die Versicherung deckt sowohl Schäden durch die Anwendung eines Arzneimittels ab als auch durch eine im Rahmen der Studie durchgeführte Maßnahme. Nicht gedeckt sind allerdings Unfälle auf dem Weg zu einem Studientermin, da sie nach Meinung der Versicherer „dem allgemeinen Lebensrisiko“ zuzuordnen sind (es sei denn, das Studienmedikament hätte den Unfall verursacht). Wie bei allen Versicherungen sind die Versicherungsbedingungen, also die Obliegenheiten des Versicherten, sorgfältig zu beachten. Dies bedeutet insbesondere, dass sich der Patient einer anderen Behandlung nur in Absprache mit dem Prüfarzt unterziehen darf (außer in Notfällen). Viele Ethik-Kommissionen verlangen, dass die Versicherungsbedingungen bei der Aufklärung dem Patienten vollständig ausgehängt werden.

Die Versicherungssumme von 500 000 Euro bezieht sich auf den Schaden bei einem individuellen Patienten. Werden mehrere Patienten geschädigt, kann sie dementsprechend höher ausfallen. Versicherungen setzen deshalb bestimmte Höchstgrenzen fest. Als akzeptables Beispiel sei hier ein Auszug aus einem Versicherungsschein zitiert:
„...Für den Versicherungsnehmer besteht Versicherungsschutz für Gesundheitsschädigungen, die bei einer vom Versicherungsnehmer durchgeführten oder veranlassten klinischen Prüfung eines Arzneimittels die Folge von den bei der klinischen Prüfung angewandten Arzneimitteln und/oder Stoffen sind, sowie durch Maßnahmen, die an dem Körper des Versicherten im Zusammenhang mit der klinischen Prüfung des Arzneimittels durchgeführt werden.

Je versicherte Person bilden 500 000,– Euro die Höchstgrenze für die Leistung des Versicherers.

Die Höchstersatzleistung für alle Versicherungsfälle aus der klinischen Prüfung eines Arzneimittels beträgt
5 Mio Euro, wenn bis zu 1000 Personen;
10 Mio Euro, wenn mehr als 1000 bis zu 3000 Personen;
15 Mio Euro, wenn mehr als 3000 Personen

an der klinischen Prüfung teilnehmen. Die Leistungen des Versicherers für die einzelnen versicherten Personen ermäßigen sich im entsprechenden Verhältnis, wenn die Summe der einzelnen Versicherungsleistungen diesen Höchstbetrag überschreiten würde.

Die Höchstersatzleistung für alle Versicherungsfälle aus den im Versicherungsjahr begonnenen klinischen Prüfungen von Arzneimitteln beträgt 25 Mio Euro."

Die Höchstgrenzen können durch einen Prämienzuschlag verdoppelt werden.

Nicht gesetzlich vorgeschrieben aber wiederholt von einigen Ethik-Kommissionen gefordert (und gestützt durch eine Empfehlung des Arbeitskreises Medizinischer Ethik-Kommissionen vom Dezember 2003) ist der Abschluss einer Unfallversicherung bei Vorhaben mit studienbedingten Wegen. Wenngleich das Ansinnen nach größtmöglicher Absicherung verständlich ist, so muss – wie bei jeder Versicherung – das tatsächliche Risiko und die eventuelle Leistung einer Versicherung abgewogen werden. Kommt es auf dem Weg zu einer studienbedingten Untersuchung zu einem Unfall, so würde, wenn das in der Studie eingesetzte Arzneimittel ursächlich beteiligt ist, die Probandenversicherung nach AMG § 40 eintreten. Sollte es sich um ein Fremdverschulden handeln, z.B. bei einem Verkehrsunfall, muss die Haftpflichtversicherung des Schuldigen eintreten. Lediglich bei einem unverschuldeten Unfall, den die Versicherer gerne „dem allgemeinen Lebensrisiko" zuordnen, käme eine Unfallversicherung zum tragen und würde im wesentlichen bei Tod oder Invalidität eintreten. Forderungen des Studienteilnehmers könnten sich aber eher auf Verdienstausfall, Schadenersatz oder Arztkosten beziehen, die von einer klassischen Unfallversicherung ohnehin nicht getragen werden. Somit kann eine Wegeunfallversicherung eventuell bei Hochrisikopatienten (ältere, wenig mobile, Osteoporose) und sehr häufigen Terminen das gefühlte Risiko abmildern, kann jedoch keine allgemein zu fordernde Lösung sein.

Weitere Bestimmungen des AMG

- Die Versuchsperson darf nicht auf gerichtliche oder behördliche Anordnung in einer Anstalt untergebracht sein (§ 40 (1), Nr. 4). Damit sind Studien an Häftlingen oder in geschlossene Anstalten zwangseingewiesenen Patienten verboten.
- Alle „Verdachtsfälle" einer schwerwiegenden unerwünschten Arzneimittelwirkung oder Wechselwirkung sind innerhalb von 15 Tagen dem BfArM/PEI anzuzeigen. „Verdachtsfall" heißt hierbei, dass entweder vom Arzt oder vom pharmazeutischen Unternehmer die Möglichkeit eines kausalen Zusammenhanges zu vermuten ist (§ 63b). Die 15-tägige Frist beginnt allerdings erst mit der Entblindung. Somit wird an das BfArM/PEI nur gemeldet, wenn akut im Einzelfall entblindet worden ist, oder nach der Entblindung der Gesamtstudie bei ihrer Aus-

wertung. Diese Verpflichtung gilt für denjenigen, der eine klinische Prüfung veranlasst oder durchführt. Bei Studien, welche in Zusammenarbeit mit einem pharmazeutischen Unternehmen durchgeführt werden, wird dieses üblicherweise diese Verpflichtung übernehmen.

Wichtige Elemente des Arzneimittelgesetzes

- Sponsor mit Sitz in der EU
- Nutzen-Risiko-Abwägung
- Aufklärung und Einverständniserklärung, auch zur Einsicht die Krankheitsdaten
- Zwangsunterbringung als Hinderungsgrund
- Leiter der klinischen Prüfung
- Prüfplan
- Befürwortende Bewertung durch Ethik-Kommission
- BfArM/PEI-Genehmigung
- Meldung unerwünschter Ereignisse an die Ethik-Kommission
- Versicherung
- Meldung bei der Überwachungsbehörde
- Speziell etikettierte Prüfmuster

- Wer Arzneimittel klinisch prüft, muss dies zuvor der zuständigen Überwachungsbehörde anzeigen (§ 67 (1)). In den meisten Bundesländern sind dies die regionalen Bezirksregierungen. Auch nachträgliche Änderungen sind anzuzeigen.
- Auf Studienmedikation („Prüfpräparate", auch Vergleichssubstanz, auch evtl. verwendetes Plazebo) ist u.a. der Vermerk „Zur klinischen Prüfung bestimmt" sowie Name und Anschrift des Sponsors bzw. CRO des auf der Verpackung anzubringen. Außerdem darf bei klinischen Studien der Phase IV, also mit zugelassenen Substanzen, nicht der zugelassene Handelsname verwendet werden. Damit wollte der Gesetzgeber die übermäßige Musterabgabe unter dem Deckmäntelchen der klinischen Studie verhindern.
- Für Prüfungsteilnehmer bzw. dessen gesetzliche Vertreter sollen Kontaktstellen bei der Bundesoberbehörde zur Information über klinische Prüfungen eingerichtet werden (§ 40 (5)).

Verstöße gegen das Arzneimittelgesetz

Die Durchführung einer klinischen Prüfung eines Arzneimittels entgegen einer Vorschrift der Paragraphen 40 und 41 kann bei vorsätzlicher Tatbegehung mit einer Freiheitsstrafe bis zu einem Jahr geahndet werden (§ 96 Nr. 10 und 11). Bei Fahrlässigkeit ist die Verhängung eines Bußgeldes bis 25 000 Euro möglich (§ 97 (1) und (2) Nr. 9).

B.1.4 Verordnung über die Anwendung der Guten Klinischen Praxis bei der Durchführung von klinischen Prüfungen mit Humanarzneimitteln

Die Rechtsverordnung enthält in Ergänzung zum Arzneimittelgesetz insbesondere weitere Definitionen und beschreibt im einzelnen die einzureichenden Unterlagen und die Genehmigungsverfahren bei der Ethik-Kommission und der Bundesoberbehörde.

B.1.5 Ärztliche Berufsordnung

Die Berufsordnung (BO) für Ärzte wird als Musterberufsordnung vom Deutschen Ärztetag verabschiedet und dann als Berufsordnung der einzelnen Landesärztekammern umgesetzt.

Laut § 15 der Musterberufsordnung (zuletzt geändert durch die Beschlüsse des 107. Deutschen Ärztetages in Bremen 2004, siehe Anhang H.5) muss sich der Arzt vor der Durchführung klinischer Versuche am Menschen von einer Ethik-Kommission bei der Ärztekammer oder einer medizinischen Fakultät beraten lassen. Dies beinhaltet lediglich eine Beratungspflicht. Die Notwendigkeit eines *positiven* „regionalen" Votums lässt sich daraus allerdings nicht herleiten, insbesondere, seit nach der 12. AMG-Novelle die Leit-Ethik-Kommossion die Koordinierung übernimmt.

Ein weiterer wichtiger Aspekt, welcher in der BO erwähnt ist, wird bei klinischen Studien allzu oft vergessen: Die Information der Ärzte untereinander. Einerseits gebietet es die Kollegialität, insbesondere den zuweisenden Arzt, z. B. den Hausarzt, über die Teilnahme eines Patienten an einer Studie zu unterrichten. Wegen der Einhaltung von Untersuchungskriterien, dem eventuellen Ausschluss laut Prüfplan unerlaubter Begleittherapie, aber auch zur Sammlung ggf. auftretender Nebenwirkungen erscheint eine ausführliche Information des Hausarztes erforderlich. Andererseits sagt § 9 (4) der BO, dass die Ärzte untereinander nur insoweit von der Schweigepflicht befreit sind, als das Einverständnis des Patienten vorliegt oder anzunehmen ist. Jedoch gehört die zeitgerechte Information des mit- oder weiterbehandelnden Kollegen zu den ärztlichen Behandlungsgrundsätzen, die ebenfalls in der BO verankert sind. Um weder die Interessen der Patienten noch die anderer behandelnder Kollegen zu verletzen, ist individuell eine besonders sensible Lösung zu finden; diese mag auch abhängig von Art und Dauer der Studie sein.

B 2 Rechtliche Abgrenzung: Anwendungsbeobachtung vs. Klinische Prüfung, Definitionen

B.2.1 Anwendung („Verschreibung") zugelassener Medikamente

Die Verordnung von Arzneimitteln erfolgt zu dem Zweck, beim individuellen Patienten einen bestimmten Therapieerfolg zu erreichen. Welches Arzneimittel in welcher Dosis und wie lange angewendet werden soll, ergibt sich also aus dem zu therapierenden Krankheitsbild des einzelnen Patienten. Zwar ist der Arzt hierbei verschiedenen Einflüssen unterworfen, welche vom aktuellen Stand der medizinisch wissenschaftlichen Erkenntnisse über diverse Therapierichtlinien bis hin zum Wirtschaftlichkeitsgebot gehen. Die *Therapieentscheidung* wird jedoch immer *anhand des individuellen Falls* getroffen.

Bei der Beobachtung und Kontrolle des Therapieerfolges fallen Informationen und Daten an. Medizin ist eine Erfahrungswissenschaft, d. h. mit jeder Anwendung werden (unsystematisch) auch neue wissenschaftliche Erkenntnisse gewonnen. Diese Erkenntnisse dürfen retrospektiv gesammelt und ausgewertet, sogar publiziert werden, ohne dass hierdurch eine klinische Studie entsteht. Man könnte eine solche Datensammlung als „Sammelkasuistik" oder „Therapiebeobachtung" bezeichnen.

Die *Anwendungsbeobachtung* dagegen ist eine etwas systematischere, üblicherweise vom pharmazeutischen Unternehmer organisierte Form einer solchen Erfahrungssammlung. Auch hier ist für die Auswahl des angewandten Arzneimittels alleine die therapeutische Notwendigkeit des Einzelfalles relevant, nicht ein Prüfplan (Prinzip der „Nicht-Intervention"). Eine Anwendungsbeobachtung bringt dem Hersteller Erkenntnisse über den Einsatz seines Arzneimittels unter Alltagsbedingungen. Sie darf nur im Rahmen der zugelassenen Indikation des Arzneimittels durchgeführt werden und ist dem BfArM, den Spitzenverbänden der Krankenkassen und der kassenärztlichen Bundesvereinigung unter Angabe der beteiligten Ärzte anzuzeigen. Das BfArM kann die Durchführung von Anwendungsbeobachtungen anordnen.

Den beiden oben genannten Erhebungen ist also gemeinsam, dass lediglich Daten gesammelt werden dürfen, welche im Rahmen einer sorgfältigen Versorgung und Beobachtung des Patienten ohnehin anfallen würden. Es darf dem Arzt quasi nur „über die Schulter geschaut" werden, und es darf nur das Arzneimittel (und zwar als normale Handelsware) verordnet werden, welches sich anhand des individuellen Einzelfalles empfiehlt. Der Arzt ist also bezüglich der Auswahl der Therapie in keiner Weise fremdbestimmt (Prinzip der „Nicht-Intervention"). Die wissenschaftlichen Erkenntnisse sind dann quasi nur ein „Nebenprodukt" ärztlicher Patientenfürsorge. Werden diese Bedingungen beachtet, dann handelt es sich nicht um eine klinische

Prüfung. Die Vorschriften des Arzneimittelgesetzes und der GCP über klinische Prüfungen treffen hierauf nicht zu.
Natürlich ist wegen der Inhomogenität des Patientenguts und wegen der fehlenden vergleichbaren Kontrollgruppe die wissenschaftliche Aussagekraft einer solchen Erhebung gering. Dennoch eignet sie sich sehr gut, um insbesondere die Anwendung und die Verträglichkeit in der „realen Welt" zu untersuchen, wo gerade keine Selektion des Patientengutes durch strikte Ein- und Ausschlusskriterien oder verbotene Begleittherapie erfolgt. Damit Planung und Durchführung dennoch wissenschaftlich nachvollziehbaren Kriterien entsprechen, hat das BfArM Empfehlungen hierzu erstellt (s. Anhang H.6).

B.2.2 Klinische Prüfung

Maßgeblich zur Unterscheidung der „normalen" Anwendung von der klinischen Prüfung ist die *überwiegende Zweckbestimmung* der Handlung. Erfolgt die Gabe eines Arzneimittels überwiegend, um *wissenschaftliche Fragestellungen* zu beantworten, so handelt es sich um eine klinische Prüfung. Gegenüber dem Ziel, gewisse wissenschaftliche Erkenntnisse zu gewinnen, steht das individuelle Wohl des Patienten relativ zurück. Die Therapie wird nicht anhand des individuellen Bedürfnisses und des Krankheitsprofils des Patienten entschieden, sondern durch einen Prüfplan (Studienprotokoll) vorgegeben. In den meisten Studien schreibt sogar ein Randomisierungscomputer vor, ob der Patient Medikament A oder Medikament B erhält, ebenso sind Dauer und Dosierung der Therapie im Prüfplan festgelegt. Verschiedene Untersuchungen erfolgen überwiegend aus wissenschaftlichen Gründen.

Eine klinische Prüfung im Sinne der Definition des Arzneimittelgesetzes ist also eine *interventionelle* Untersuchung mit dem Ziel, Wirkungen, Verträglichkeit oder Pharmakokinetik von Arzneimitteln zu erforschen.

Folgen dagegen Diagnose, Behandlung und Überwachung nicht einem vorab festgelegten Prüfplan, sondern ausschließlich der ärztlichen Praxis, so wie es im individuellen Behandlungsfall erforderlich ist, dann handelt es sich nicht um eine klinische Prüfung (selbst wenn dabei Erkenntnisse anhand epidemiologischer Untersuchungen analysiert werden sollten).

B.2.3 Register

Im Gegensatz zur klinischen Prüfung, wo ein bestimmtes Arzneimittel im Zentrum des Interesses steht, untersucht das Register das diagnostische und therapeutische Vorgehen bei einer bestimmten Patientenpoulation. Diese ist meist definiert durch eine Krankheit, Diagnose oder durch eine bestimmte Behandlungsmaßnahme und soll die Zielpopulation weitmöglichst repräsentativ abbilden (30). Gewonnen können mit einem Register z.B. Erkenntnisse über Prävalenzen oder Inzidenzen von Krankheiten, diagnostische oder therapeutische Vorgehensweisen (Versorgungssituation),

Risikofaktoren oder regionaler Unterschiede. Da es sich um eine nicht-interventionelle Untersuchung handelt, treffen die Vorschriften der klinischen Prüfung für ein Register nicht zu. Es empfiehlt sich aber, sich entsprechend der ärztlichen Berufsordnung vor dieser biomedizinischen Forschung bei der Ethik Kommission beraten zu lassen, da z.B. Belange des Datenschutzes betroffen sein könnten oder im Rahmen des Registers Untersuchungen enthalten sein könnten, die über das im normalen klinischen Alltag notwendige hinaus gehen.

B.2.4 Therapieversuch

Der Therapieversuch zum in Verkehr bringen und Anwenden einer noch nicht zugelassenen Substanz ist in Deutschland nicht gesetzlich geregelt, anders das „Compassionate Use“ in den USA oder im UK. Hilfsweise kann man sich des sog. „gesetzlichen Notstandes“ im § 34 Strafgesetzbuch bedienen. Danach kann eine Straftat (z. B. das in Verkehr bringen eines nicht zugelassenen Arzneimittels) straffrei bleiben, wenn es nach Abwägung der Umstände keine andere Möglichkeit gab, das Leben oder die Gesundheit eines Menschen zu retten. Dies erfordert aber eine sehr strenge Indikationsstellung, die sorgfältige Prüfung evtl. alternativer therapeutischer Möglichkeiten, Rechtsgüterabwägung und auch eine ausführliche prospektive Dokumentation zur Sicherung evtl. später nötiger Beweise für eine solche Abwägung. Obwohl nicht erforderlich (da nach der Berufsordnung nicht vorgeschrieben), kann eine Beratung durch eine Ethik-Kommission zweckmäßig erscheinen. Letztendlich handelt es sich jedoch immer um eine eigenverantwortliche ärztliche Arzneimitteltherapie im *Einzelfall.* Sofern für das Arzneimittel bereits eine Zulassung für eine andere Indikation erteilt wurde, handelt es sich um eine probatorische Behandlung im Rahmen der ärztlichen Therapiefreiheit.

Allerdings hängt der Zulassungsstatus oft von strategischen Entscheidungen der Industrie ab, spiegelt auch langwierige behördliche Vorgänge wider und kann deshalb hinter dem tatsächlichen Stand der allgemeinen medizinischen Erkenntnisse zurück bleiben. Für viele Ärzte - betroffen sind vor allem Kinderärzte und Onkologen, die häufig Arzneimittel einsetzen, die entweder für die Zielgruppe oder für die Indikation nicht zugelassen sind - bleibt es daher bei dem Spagat, einerseits zivil- und strafrechtlich jedem Patienten eine Therapie nach dem Stand der wissenschaftlichen Erkenntnis anbieten zu müssen, andererseits nach dem Sozialrecht in Regress genommen zu werden, wenn der Einsatz von Medikamenten jenseits der arzneirechtlichen Zulassung liegt.

Grenzbereiche zur klinischen Prüfung werden dann erreicht, wenn Therapiekonzepte in der Anwendung mehrerer Arzneimittel über Einzelfälle hinaus untersucht werden (Therapieoptimierungsstudien in der Onkologie). Diese werden nach neuerer Interpretation als klinische Prüfungen angesehen.

B.2.5 Sponsor

Dieser Begriff zog erstmals mit der 12. Novelle des AMG in das deutsche Arzneimittelrecht ein, er fand sich früher nur in den GCP-Leitlinien. Sponsor ist eine natürliche oder juristische Person (also auch eine Organisation oder ein Institut kann Sponsor sein), die die Verantwortung für die Veranlassung, Organisation und Finanzierung einer klinischen Prüfung beim Menschen übernimmt (§ 4 (24), AMG).

Im Gegensatz zu anderen Bereichen, in denen man sich gerne finanzielle Unterstützung holt und dann von „Sponsoring" spricht, z.B. in der Kultur oder im Sport, ist der Begriff „Sponsor" bei Arzneimittelstudien für denjenigen reserviert, der die Gesamtverantwortung übernimmt, also am ehesten für die Stelle, wo alle Fäden zusammenlaufen, die Durchführung überwacht wird, also das Studienmanagement sitzt.

Die Übernahme der Finanzierung einer Studie (z. B. durch eine Fachgesellschaft, durch die Deutsche Forschungsgemeinschaft oder durch die Industrie) ist nicht gleichzusetzen mit der Übernahme der Verantwortung und beinhaltet deshalb nicht automatisch die Funktion eines Sponsors im Sinne von GCP, auch wenn die landläufige Interpretation dieses Ausdruck dies zunächst glauben machen möchte (25).

B.2.6 Prüfer

Der Prüfer ist in der Regel ein für die Durchführung der klinischen Prüfung in einer Prüfstelle verantwortlicher Arzt (oder in begründeten Ausnahmefällen eine andere Person, deren Beruf für die Durchführung von Forschungen am Menschen qualifiziert). Wird eine Prüfung in einer Prüfstelle von mehreren Prüfern vorgenommen, so ist der verantwortliche Leiter der Gruppe der Hauptprüfer. Wird eine Prüfung in mehreren Prüfstellen durchgeführt, wird vom Sponsor ein Prüfer als Leiter der klinischen Prüfung benannt. Nach dieser Definition kann also vom Arztvorbehalt nur in Ausnahmefällen abgewichen werden, ansonsten bestehen aber keine weiteren Anforderungen (z.B. eine spezielle Weiterbildung) um als Prüfer tätig zu werden.

Der Leiter der klinischen Prüfung (LKP) muss zwei Jahre Erfahrung in der Durchführung klinischer Prüfungen nachweisen können.

B3 Good Clinical Practice (GCP) und ICH-GCP

Die internationalen Leitlinien für Good Clinical Practice (GCP) und ICH-GCP sind in den letzten Jahren zur „Bibel“ aller an klinischen Studien Beteiligten geworden. Insbesondere durch die Harmonisierung zwischen Europa, den USA und Japan im Rahmen der International Conference on Harmonisation (ICH) haben sie nochmals eine Erweiterung und Detaillierung erfahren. Sie stellen in der Tat den aktuellsten Standard dar, nach dem gegenwärtig Arzneimittelstudien durchzuführen sind, und gehen in einigen Teilen über die Anforderungen des deutschen Arzneimittelgesetzes hinaus. Die Abfassung ist derart detailliert, dass ein Befolgen ohne große Interpretationsschwierigkeiten möglich ist, mit dem angenehmen Nebeneffekt, dass dadurch (bis auf wenige Ausnahmen) die oben genannten nationalen Vorschriften ebenfalls abgedeckt sind.
Um zu verstehen, wie internationale Leitlinien in das deutsche Recht Eingang finden, soll kurz auf die europäische Gesetzgebung eingegangen werden:

In der EU gibt es drei „Arten von Normen“:

1. *Regulation (Verordnung):* Sie ist unmittelbar bindendes Recht in allen EU-Mitgliedsstaaten. Europakritiker bemängeln, dass hier die nationale Legislative, also das gewählte Parlament, umgangen werden kann.

2. *Directive (Richtlinie):* Normadressaten sind die Mitgliedsstaaten, die die Richtlinien in nationales Recht umzusetzen haben. Formal ist eine Richtlinie für jeden Mitgliedsstaat der EU hinsichtlich des zu erreichenden Zieles verbindlich, überlässt jedoch den innerstaatlichen Stellen die Wahl der Mittel. Die Bundesrepublik Deutschland hat z. B. die Richtlinie EU 91/507/EEC in Form der Arzneimittelprüfrichtlinien, einer Rechtsverordnung nach § 26 AMG, in nationales Recht umgesetzt.
   Das Europäische Parlament und der Rat der Europäischen Gemeinschaft haben am 4. April 2001 die Richtlinie über „die Anwendung der guten klinischen Praxis bei der Durchführung von klinischen Prüfungen mit Humanarzneimitteln“ (2001/20/EG) erlassen. Die damit erforderliche Umsetzung des europäischen Rechts machte eine Änderung des Arzneimittelgesetzes notwendig, die im Juli 2004 in Kraft trat und insbesondere die Regelungen zur klinischen Prüfung an Minderjährigen, zur Beteiligung der Ethik-Kommission und zur behördlichen Genehmigung betrifft.

3. *Note for Guidance (Leitlinie):* Sie stellt den Stand des Wissens, also eine Empfehlung, dar. Die EU hat die „ICH (International Conference on Harmonisation) Guideline for Good Clinical Practice“ als europäische Leitlinie „Note for Guidance on Good Clinical Practice (CPMP/135/95)“ angenommen. Es handelt sich somit nicht um ein bindendes Gesetz, sondern um eine Zusammenstellung des aktuellsten

Stand des Wissens. Verstöße gegen die Leitlinie können nicht geahndet werden, allerdings gelten die ICH-GCP als sog. „antizipiertes Gutachten", welches detailliert beschreibt, wie bei klinischen Studien vorzugehen ist. Durch die Umsetzung der EU-Direktive haben viele Elemente in das deutsche Recht Eingang gefunden und sind somit verbindlich. Darüber hinaus wäre es töricht, sich nicht an einen international akzeptierten wissenschaftlichen Standard zu halten. Dies würde die Akzeptanz der Studienergebnisse bei Zulassungsbehörden und auch bei Publikationsorganen erheblich gefährden.

B.3.1 Die Entwicklung von Good Clinical Practice (GCP) und ICH-GCP

Ausgelöst von der Entdeckung der massiven Menschenrechtsverletzungen im Nazi-Deutschland durch die Nürnberger Prozesse und gefördert durch Diskussionen über umstrittene Studien in den USA entwickelte sich in den frühen sechziger Jahren ein Umdenkungsprozess, der zunächst in Form der Deklaration von Helsinki des Weltärztebundes ihren Niederschlag fand. Dieses Papier, welches nunmehr in seiner fünften überarbeiteten Fassung (Edinburgh 2000) vorliegt, beschreibt die ethischen Grundsätze bei der biomedizinischen Forschung am Menschen und bildete die Basis für die weitere detailliertere Ausformulierung in Form der Regelungen der amerikanischen Zulassungsbehörde (FDA) und später von GCP.

Entwicklung und Implementierung von GCP

Nürnberger Prozesse	1949
Versuche an Gefangenen /Schwarzen	1950
Syphilis-Studie	1932–1973
Deklaration von Helsinki	1964
Betrugsfälle in klinischen Studien	1970
EEC Directive 75/318	1975
FDA-Regelungen	1977
EU-GCP „Note for Guidance"	1989
EU-GCP „Directive 91/507/EEC"	1991
5. AMG-Novelle	1994
Arzneimittelprüfrichtlinien	1994
ICH Guideline for GCP (135/95)	1996
EU-GCP „Directive 2001/20 EG"	2001
12. AMG-Novelle	2004

Erste typische Elemente von GCP (Ethik-Kommission, Originaldatenüberprüfung) fanden sich bereits 1995 in der 5. AMG-Novelle wieder.

Ab Januar 1997 wurden in Europa die EU-GCP durch die ICH-GCP ersetzt. Letztere stellen die Konsolidierung der Regelungen von Europa, Japan und USA dar, welche in einem fünfstufigen Prozess in der International Conference on Harmonisation (ICH) entwickelt wurden. Seit 1991 haben mehrere ICH-Konferenzen in Brüssel, Orlando und Yokohama zur Verabschiedung dieses internationalen Dokumentes geführt. Durch die Umsetzung der EU-GCP-Direktive in Form der zwölften AMG-Novelle fanden dann letztendlich weitere GCP-Elemente Eingang in das deutsche Gesetzt. Ziel war hierbei eine Harmonisierung der Anforderungen an Arzneimittelstudien und Zulassungsunterlagen sowie die Vermeidung von Doppelarbeit in den drei beteiligten Kontinenten (was letztendlich nicht nur finanzielle Ressourcen spart, sondern auch Patienten vor unnötiger Studienteilnahme bewahrt).

Elemente von GCP

- Definitionen und Pflichten: Sponsor, Monitor, Prüfarzt
- Ethik-Kommission
- Aufklärung und Einverständniserklärung
- Monitoring mit Quelldatenkontrollen
- Dokumentation, „Audit Trail“
- Meldung unerwünschter Ereignisse
- Audit
- Standard Operating Procedures
- Archivierung

B.3.2 Die wichtigsten Elemente von ICH-GCP

Die ICH-GCP sind in der englischsprachigen Originalfassung ein ca. 60 Seiten starkes Dokument und sind im Wesentlichen übersichtlich gegliedert. Sie beschreiben ausführlich die Definition sowie die Pflichten von Ethik-Kommission, Prüfarzt und Sponsor, gehen auf die Rolle des Monitors ein, geben eine Anleitung für den Aufbau von Prüfplan und Investigator's Brochure, die korrekte Dokumentation sowie die Archivierung.
Im Rahmen dieses Handbuchs sollen nur die wichtigsten Elemente von ICH-GCP sowie insbesondere die Pflichten des Prüfers dargestellt werden.

Definitionen

Prüfer (Investigator)

Dies ist die bei einem Prüfzentrum, also z. B. einer Klinik oder einer Praxis, ärztlich für die Studie verantwortliche Person.

Monitor

Als Bindeglied zwischen der Firma, welche die Studie in Auftrag gibt, und dem Prüfzentrum stellt der Monitor die ordnungsgemäße Durchführung der Studie vor Ort sicher. Es handelt sich üblicherweise um Personen mit naturwissenschaftlicher Ausbildung, die von der Firma benannt sind. Durch regelmäßige Kontakte und Besuche beim Prüfzentrum und durch Überprüfung der Daten stellt der Monitor ein wichtiges Element der kontinuierlichen Qualitätskontrolle dar.

Sponsor

Die Pharmafirma, welche eine klinische Arzneimittelprüfung in Auftrag gibt oder veranlasst, ist üblicherweise der Sponsor im engeren Sinne der GCP-Definition. Generell kann aber jede Institution, Organisation oder Einzelperson, welche die Verantwortung für die Initiierung, die Durchführung und die Finanzierung der Studie übernimmt, als Sponsor bezeichnet werden. Wichtig ist die Klarstellung, dass der „Sponsor“ im Sinne von GCP nicht nur der Geldgeber ist, wie in anderen Bereichen (z. B. Kultur, Sport) üblich, sondern dass der Sponsor bei klinischen Prüfungen auch Verantwortung für den korrekten Verlauf und das Einhalten von Vorschriften hat.

Ethik-Kommission

Die Ethik-Kommission muss nicht nur über den Prüfplan und die Patientenaufklärung entscheiden, sondern über alle weiteren Prüfplanänderungen sowie auch über spezielle Rekrutierungsmethoden (z. B. Zeitungsannoncen, Flugblätter o. ä.)

und über alle schriftlichen Informationen, welche Patienten ausgehändigt werden. Auch sind alle schwerwiegenden und unerwarteten Arzneimittelnebenwirkungen der Ethik-Kommission zu melden.

Aufklärung und Einverständniserklärung

Aufklärung und Einverständnis der Versuchsperson gehören zu den ethischen Grundprinzipien der biomedizinischen Forschung am Menschen.

Erstmals wurde in ICH-GCP darüber hinaus auch der Begriff der „vulnerable subjects" geprägt. Damit ist ein Personenkreis gemeint, der in irgendeinem Abhängigkeitsverhältnis zum Prüfer stehen könnte, z. B. Angestellte, Verwandte, Heiminsassen oder Patienten, bei welchen eine positive Erwartungshaltung für den Fall der Studienteilnahme ersichtlich ist. Hier sind an die tatsächliche Freiwilligkeit der Studienteilnahme besonders hohe Ansprüche zu stellen, ggf. das Fehlen jeglicher negativen Konsequenzen im Falle der Ablehnung bei der Aufklärung deutlich hervorzuheben.

Monitoring mit Quelldatenkontrollen / „Audit Trail"

Die regelmäßige Verifizierung der erhobenen Daten anhand der Originaldokumente gehört zu den Standardtätigkeiten eines Monitors und wird in Kapitel E.3 näher beschrieben.

Meldung unerwünschter Ereignisse

Die Vorschriften von ICH-GCP hinsichtlich der Meldung von unerwünschten Ereignissen oder Nebenwirkungen unterscheiden sich von den Vorschriften des AMG. Deshalb wird das korrekte Vorgehen für den Prüfer ebenfalls in Kapitel E.5 weiter erläutert.

Audit

Während das Monitoring als Instrument der Qualitätskontrolle u.a. direkt die Daten überprüft, gilt ein Audit als Teil der unabhängigen Qualitätssicherung und sorgt zusätzlich für einen GCP-konformen Ablauf aller Prozesse beim Sponsor und beim Prüfer (s. a. Kapitel F).

Standard Operating Procedures

Um sicherzustellen, dass alle zutreffenden Regelungen, also GCP und evtl. gesetzliche aber auch firmeninterne Vorschriften, eingehalten werden, erarbeiten die pharmazeutischen Firmen, also die Sponsoren, spezifische Standard Operating Procedures, d. h. für das Unternehmen oder auch für die individuelle Studie geltende Arbeitsablaufanweisungen.

Archivierung

Die Archivierungsvorschriften haben sich durch die Umstellung von GCP auf ICH-GCP verschärft und bedürfen unbedingt der Interpretation und der Mithilfe des Sponsors, da die Fristen nun von den weltweiten Zulassungsaktivitäten abhängen (s. a. Kapitel E.6).

B.3.3 Die Pflichten des Prüfers nach ICH-GCP

Knapp zehn der etwa 60 Seiten der ICH-GCP-Leitlinien wenden sich an die Prüfer und listen thematisch gegliedert deren Verpflichtungen auf. Sehr ausführlich wird auf die Aufklärung der Patienten eingegangen und die Interaktion des Prüfers mit seiner Ethik-Kommission sowie die ordentliche Dokumentation beschrieben.

Interessant und für den Sponsor in seiner Argumentation hilfreich ist die klar formulierte Anforderung, dass ein Prüfarzt wirklich über die Zeit, ausreichend Personal und auch apparative Ausstattung verfügen muss, um an einer klinischen Prüfung teilnehmen zu können. Darüber hinaus muss er auch nachweisen können, dass er über das in der Studie definierte Patientengut auch wirklich verfügt (D.2 ICH-GCP). Dies kann mittels PC-gestützter retrospektiver Diagnosestatistiken erfolgen, oder auch in Form eines sog. „dummy run“. Hierbei wird während der meist einige Wochen dauernden Verhandlungs- und Vorbereitungsphase das aufkommende Patientengut mittels einer Liste der Ein und Ausschlusskriterien gescreent und festgestellt, wie viele Patienten in die Studie aufgenommen werden könnten, wenn diese schon laufen würde. Zu beachten ist, dass selbstverständlich keine studienspezifischen Maßnahmen am Patienten durchgeführt werden dürfen, denn dies würde die Aufklärung der Patienten erfordern, und es liegt zu diesem Zeitpunkt ja üblicherweise auch noch kein Ethik-Votum vor. Dies mag die Genauigkeit der Beurteilung etwas einschränken, insbesondere, wenn

Pflichten des Prüfers nach ICH-GCP

Qualifikation
Indikationsgebiet, Prüfsubstanz,
Arbeiten nach GCP
Erlaubnis zum Monitoring, Auditing

Ressourcen
Patienten
Zeit
Personal, Infrastruktur, „Responsibility“-Liste

Versorgung der Patienten
Behandlung durch qualifizierten Arzt
Information des Hausarztes

Kommunikation mit der Ethik-Kommission
zustimmendes Votum für Prüfplan, Patienteninformation, Einverständniserklärung, spezielle Rekrutierungsmethoden einschließlich aller Änderungen während der Studie
jährlicher Statusbericht, Abschlussbericht

Befolgen des Prüfplans
Bestätigung durch Unterschrift
keine Prüfplanverletzungen, außer in Notfällen
Einhaltung der Randomisierung / Stratifizierung

Umgang mit der Studienmedikation
Bilanzierung („drug accountability“)
sichere und kontrollierte Lagerung
Einnahme-Instruktionen an Patienten
Entblindung nur im Notfall

Aufklärung der Patienten / Einverständniserklärung
vom Aufklärenden und vom Patienten persönlich datiert und unterzeichnet

Arzneimittelsicherheit
unverzügliches Melden aller schwerwiegenden unerwünschten Ereignisse (sUE) an den Sponsor
Meldung von prüfplangemäß definierten UEs

Dokumentation
zeitnah, komplett, korrekt
Änderungen dokumentiert und nachvollziehbar
Archivierung der Studienunterlagen bis 2 Jahre nach letztem Zulassungsverfahren

ein wichtiges Einschlusskriterium nur im Rahmen der Studie, nicht jedoch im Rahmen der üblichen Patientenversorgung erhoben wird. In den meisten Fällen lässt sich jedoch mittels einer retrospektiven Diagnosestatistik oder eines „dummy run" einschließlich einer entsprechenden zeitlichen Hochrechnung eine verlässliche Abschätzung der Patientenverfügbarkeit durchführen (Vorsicht ist allerdings bei klar saisonalen Erkrankungen geboten, z. B. Asthma bronchiale, Rhinitis allergica). Erfahrungsgemäß werden später ca. 10 – 20% der auf diese Weise festgestellten Patientenzahlen wirklich in die Studie aufgenommen.

Durch ICH-GCP ist jedenfalls eine sorgfältige Abklärung, ob ein Prüfzentrum überhaupt zur Teilnahme an der Studie geeignet ist, nicht nur eine für Prüfarzt, Sponsor und Monitor wünschenswerte Aktivität, um spätere unliebsame Überraschungen zu vermeiden. Diese sehr aufwendigen Pre-Study Aktivitäten sind nunmehr sinnvollerweise auch vorgeschrieben und somit nicht mehr nur „freiwillige" Zusatzaktion fleißiger Monitors.

Die weiteren Pflichten des Prüfers sollen an dieser Stelle lediglich tabellarisch aufgelistet werden, weil in Kapitel E im Rahmen der praktischen Umsetzung darauf eingegangen werden wird.

B4 Weitere ggf. zu beachtende Normen

Arzneimittelprüfrichtlinien

Diese allgemeine Verwaltungsvorschrift wurde nach § 26 (1) AMG insbesondere zur Beurteilung von klinischen Prüfungen erlassen, welche zur Zulassung eingereicht werden, und richtet sich deshalb primär an das BfArM/PEI. Diese Vorschriften sollen jedoch dem jeweiligen aktuellen Stand der Wissenschaften entsprechen und legen somit die Anforderungen an für die Zulassung relevante Prüfergebnisse aus der Sicht des Gesetzgebers fest.

Röntgenverordnung

Falls über die Indikation im Rahmen der reinen Diagnostik und Patientenversorgung hinaus in der medizinischen Forschung Röntgenstrahlen am Menschen angewendet werden sollen, ist nach § 24 (2) der Röntgenverordnung eine besondere Genehmigung erforderlich. Hierzu erstellt das Bundesamt für Strahlenschutz auf Antrag ein strahlenhygienisches Gutachten, welches wiederum bei der für den Vollzug der Röntgenverordnung zuständigen genehmigenden Landesbehörde eingereicht werden muss.

Landeskrankenhausgesetze, Hochschulgesetze

In diesen regionalen Gesetzen kann die Notwendigkeit verankert sein, die „hauseigene" Ethik-Kommission einzuschalten, sodass es quasi eine arzneimittelrechtliche, eine berufsrechtliche und eine dienstrechtliche Verpflichtung zur Anhörung einer bestimmten Ethik-Kommission geben kann.

Steuerrecht

Durch die Honorierung klinischer Prüfungen entstehen Einkünfte, welche selbstverständlich der Einkommenssteuer unterliegen. Üblicherweise sind ärztliche Tätigkeiten von der Umsatzsteuer frei. Bei regelmäßiger Prüfertätigkeit und Überschreiten gewisser Einkommensgrenzen könnte jedoch eine gewerbsmäßige Tätigkeit (Auftragsforschung) angenommen werden, sodass Umsatzsteuer fällig werden kann.

Strafgesetzbuch

Im Zuge der Neufassung des Korruptionsstrafrechts (§ 331, 333 StGB) im August 1997 wurden auch die Umstände verschärft, welche evtl. als unzulässige Vorteilsannahme und spiegelbildlich für den Sponsor als Vorteilsgewährung aufgefasst werden könnten. Hierunter fallen Zuwendungen, also auch Honorarzahlungen, in Zusammenhang mit der Dienstausübung von Amtsträgern. Auch ein rechtlich vollkommen korrekter Forschungsvertrag alleine kann bereits als „Vorteil" aufgefasst werden, da der Empfänger darauf keinen Rechtsanspruch hat. Amtsträger sind nicht nur Beamte, sondern auch Personen, welche im Auftrag einer Behörde oder der öffentlichen Verwaltung tätig sind. Hierunter können also durchaus auch Ober- und Chefärzte in öffentlichen Krankenhäusern gezählt werden.

Durch den „Herzklappenskandal“ aufgerüttelt, hat die Medizinprodukte- und Pharmaindustrie schnell reagiert und sich selbst einen strengen Verhaltenskodex auferlegt (s. Anhang H.7).

Eine umfassende Diskussion dieses für das Sponsoring und die Drittmittelforschung sehr sensiblen Themenbereiches würde hier den Rahmen sprengen und soll den Juristen überlassen werden. Für den praktischen Umgang mit der neuen Rechtslage wichtig zu wissen ist lediglich, dass keine Strafbarkeit vorliegt, wenn eine zuständige Stelle die Vorteilsannahme genehmigt. Bei einer vorherigen Genehmigung durch den Dienstherrn (z. B. Krankenhausverwaltung) oder für selbstständige niedergelassene Ärzte sollten also keine Probleme entstehen. Dennoch besteht nunmehr im Umgang mit Drittmitteln eine Unsicherheit, die für deutliche Verzögerungen beim Start und bei der Durchführung von Arzneimittelstudien sorgen kann. Dies betrifft nicht nur die Honorierung, sondern auch andere Teilaspekte, in welchen Zuwendungen fließen (z.B. Erstattung von Reisekosten zu internationalen Prüfertreffen). Dass das Einwerben von Drittmitteln Dienstaufgabe sein kann und nicht als strafwürdiges Unrecht angesehen werden soll, haben die Kultus- und Justizministerkonferenzen bereits 1999 klargestellt (s. Anhang H.8 und Literatur (12)).

Dienstrecht

Die Annahme von Zuwendungen muss auch dienstrechtlich betrachtet werden. Üblicherweise sind Nebentätigkeiten im Rahmen von klinischen Studien dem Arbeitgeber gegenüber anzeige- oder sogar genehmigungspflichtig. Für Beamte wurden die Möglichkeiten der Nebentätigkeit durch das Zweite Nebentätigkeitsbegrenzungsgesetz ebenfalls weiter verschärft.

Krankenhausfinanzierungsrecht / Sozialgesetzbuch / Kassenarztrecht

Leistungen, welche in einer klinischen Studie oder aus rein wissenschaftlichen Gründen erbracht wurden und im Rahmen der normalen Patientenversorgung nicht fällig gewesen wären, dürfen nicht der Krankenkasse in Rechnung gestellt werden. Zwar sollten die Kassen ein großes Interesse an der Erforschung der Wirksamkeit und Verträglichkeit von Arzneimitteln (welche sie ja letztendlich einmal bezahlen müssen) haben, doch wollen sie sich bisher nicht an den Kosten hierfür beteiligen.

Ein doppeltes Kassieren, einmal von der Kasse / KV und ein zweites Mal vom Sponsor, ist also nicht möglich. Insbesondere im stationären Bereich kann es zuweilen schwierig sein, den Anteil am Pflegesatz bzw. an der Fallpauschale herauszurechnen, der lediglich studienbedingt veranlasst war. Erste Fälle von Ermittlungen in diesem Zusammenhang zeigen aber, dass es sich auch hier sehr empfiehlt, korrekt vorzugehen.

Statistische Planung / Biometrische Grundlagen

ZUSAMMENFASSUNG

Nur wenn der zu erwartende Erkenntnisgewinn das Risiko der einzelnen Versuchsperson rechtfertigt, darf eine klinische Prüfung durchgeführt werden. Wenn man sich bei der Studienplanung über die Belastung der einzelnen Probanden/Patienten Gedanken macht (Plazebogruppe? Wash-out-Phase? Invasive Tests?) ist die Nutzen-Risiko-Abwägung noch nicht vollständig. Wenn eine Studie aufgrund mangelhafter Planung keine interpretierbaren Daten liefert (zu geringe Fallzahl, zu große Varianz, ungeeignetes Zielkriterium), dann kann sie schon alleine deshalb unethisch oder sogar nach AMG nicht erlaubt sein. Es ist deshalb eine sorgfältige biometrische Planung erforderlich:

- konfirmatorische vs. exploratorische Studie,
- adäquates Studiendesign,
- aussagekräftige Zielkriterien,
- Quantifizierung der Fehlermöglichkeiten,
- begründete Fallzahlberechnung.

C1 „Fallgrube" Statistik

Mediziner haben allzu oft und allzu unbegründet Berührungsängste der Biometrie oder der Statistik gegenüber. Dies mag an der trockenen Materie liegen, die sie hinter dem Begriff Biometrie bisher vermutet haben. Spätestens durch die Planung eines eigenen Studienprojektes, aber auch bei der Beteiligung an einer Multizenterstudie wird eine Mindestbeschäftigung mit biometrischen Grundlagen erforderlich. Diese Grundlagen können darüber hinaus auch außerordentlich hilfreich sein, wenn es darum geht, Publikationen, Vorträge oder vorgelegte Studienergebnisse selbst einzuschätzen.

Mit statistischen Fachbegriffen und pseudokorrekten Zahlen ist es nämlich möglich, ein entsprechend unvoreingenommenes und biometrisch naives Publikum derart zu beeindrucken, dass nahezu alle Weisheiten als statistisch untermauert und damit als unbedingt wahr und glaubwürdig verkauft werden können. Bewusst oder unbewusst wird hierbei immer wieder mit den gleichen Fehlern oder Falschinterpretationen manipuliert (13).

Angebliche Präzision

Dass es laut Statistischem Bundesamt in Deutschland im Jahre 2003 genau 38 957 100 Wohnungen gab, imponiert nicht nur wegen der Größe der Zahl, sondern insbesondere wegen ihrer Genauigkeit. Sie wirkt deshalb sehr seriös und glaubhaft, wenngleich schon beim kurzen Nachdenken Zweifel aufkommen müssen, ob eine Zählung auf eine Wohnung genau überhaupt möglich ist. Die Angabe „knapp 39 Millionen Wohnungen" hätte den selben Informationsgehalt, wäre sicher nicht weniger wahr, doch wirkte sie nicht so glaubhaft und sorgfältig recherchiert. Noch problematischer sind kommagenaue Prozentangaben, insbesondere, wenn die Grundgesamtheit kleiner als 100 ist. Wenn von 13 Hypertonikern 8 gut therapiert sind, klingt dies nicht so wissenschaftlich genau, als wenn von einer 61,53%igen Responder-Rate gesprochen wird. Genaue Prozentangaben sollten also nur akzeptiert werden, wenn es sich tatsächlich um ein Herunterrechnen von einer sehr hohen Zahl auf die Basis 100 handelt und nicht, wenn von kleinen Zahlen hochgerechnet wird.

Mittelwerte, Median, Standardabweichung

Ohne Angabe der Streuung kann der Mittelwert ein sehr falsches Bild abgeben. Haben von 10 Prüfzentren 9 jeweils nur einen Patienten in eine Studie eingebracht, in einem Zentrum dagegen wurden 30 Patienten aufgenommen, dann ist die durchschnittliche Rekrutierung pro Zentrum 3,9 Patienten. Das arithmetische Mittel ist also sehr anfällig gegen Ausreißer. Der Median (mittlerer Wert, wenn alle Zahlen sortiert aufgereiht werden), nämlich in diesem Beispiel 1 Patient pro Zentrum, zeigt die desolate Lage der Studie wesentlich besser. Liegen also Median und Mittelwert weit auseinander, sollte man die Zahlen hinterfragen!

Die Standardabweichung sollte zur Angabe der Streuung nie fehlen. Leider geben viele Autoren ersatzweise den Standardfehler des Mittelwertes an. Dieser klingt so ähnlich wie die Standardabweichung, ist jedoch zahlenmäßig wegen der Division durch die Wurzel der Fallzahl wesentlich niedriger. Dadurch sehen die Ergebnisse wesentlich homogener aus!

Vorselektierte Stichprobe

Klinische Studien sollen einen Rückschluss auf die Grundgesamtheit erlauben. Man erwartet vom Ergebnis einer Studie Handlungsanweisungen, z. B. Therapieempfehlungen, die für alle Patienten mit dem in der Studie untersuchten Krankheitsbild gültig sind. Allerdings muss die Studienpopulation aus verschiedensten Gründen vorselektiert werden. Aus Sicherheits- oder anderen Gründen gibt es eine Reihe von Ausschlusskriterien. Letztendlich werden nur Patienten aufgenommen, welche sich nach ausführlicher Aufklärung zur Studienteilnahme bereit erklären – wiederum eine Selektion! Was einerseits aus wissenschaftlichen und auch aus ethischen Gründen notwendig ist, schmälert andererseits die Aussagekraft der Studienergebnisse. Im statistischen Sinne streng genommen müßten aus der Grundgesamtheit alle Patienten die gleiche Chance haben, in die Stichprobe zu kommen oder nicht. Bei klinischen Studien ist dies sicher nicht der Fall (verzerrte Stichprobe).

Statistische Signifikanz und klinische Relevanz

Die erste Frage an ein Studienergebnis ist meist die Frage nach der statistischen Signifikanz. Wird sie mit dem typischen „$p < 0,05$" bejaht, so scheint der Erfolg und die Publikationschance bereits garantiert. Die Signifikanz gibt jedoch lediglich an, wie groß die Wahrscheinlichkeit ist, ein zufälliges Ergebnis gefunden zu haben. Über die Qualität des Ergebnisses gibt sie keinerlei Auskunft, also ob dieses Ergebnis für die Klinik irgendwie relevant ist. Bei ausreichend hohen Fallzahlen kann jeder noch so kleine Unterschied statistisch signifikant gerechnet werden, die Wertung unterliegt jedoch alleine dem Kliniker (s. a. C.7). Werden z. B. zwei Antihypertensiva an 10 000 Patienten miteinander verglichen, so könnten kleine Unterschiede im Serum-Kalium-Spiegel statistische Signifikanz erreichen (Gruppe A 4,021 mmol/l vs. Gruppe B 4,029 mmol/l, $p < 0,05$). Ein Aufschrei und Spekulationen über mögliche unerwünschte Einflüsse auf den Kaliumspiegel eines der beiden Medikamente wären unangebracht. Der gemessene Unterschied ist klinisch sicher völlig irrelevant.

Unvalidierte Messinstrumente

Kann mit einem Backofenthermometer, das für Temperaturen bis 300 Grad ausgelegt ist, die Körpertemperatur gemessen werden? Im Prinzip ja, doch wären die Schwankungen durch Messungenauigkeit wahrscheinlich größer als die zu messenden Unterschiede in der Körpertemperatur. Was hier wie ein an den Haaren herbeigezogenes absurdes Beispiel klingen mag, wird in anderen Bereichen der Wissenschaft munter praktiziert. Z.B. werden sonografisch gemessene Unterschiede der Gefäßwanddicke postuliert, die aufgrund der Wellenlänge des Ultraschalls im Einzelfall überhaupt nicht messbar sind. Besonders im Bereich der „Lebensqualität“ werden alle möglichen Arten von Fragebögen entworfen und oft nicht darauf geachtet, ob die Fragen überhaupt sensitiv oder spezifisch genug sind, also bei diesem Patientengut überhaupt unterscheiden können, was sie vorgeben zu messen.

Korrelation, Signifikanz, Kausalität

Bei der Korrelation gibt es zwei sehr wichtige aber sehr einfach zu erklärende Fallstricke:

1. *Verwechslung von Korrelation und Kausalität:* Eine Korrelation von zwei Variablen zeigt nur einen numerischen, ggf. zeitlichen, nicht jedoch einen kausalen Zusammenhang auf. Über einen gewissen Zeitraum während der letzten Jahrzehnte korrelierte die Anzahl der in Deutschland lebenden Störche sehr eng mit der Geburtenrate. Wer glaubt hier an einen kausalen Zusammenhang? Allerdings hat sowohl das Sinken der Geburtenrate als auch das Verschwinden der Störche möglicherweise eine gemeinsame Ursache, nämlich die Entwicklung zu einem modernen Industriestaat, was sowohl die Störche vertreibt als auch die Geburtenkontrolle verbessert bzw. die Bereitschaft zum Kinderkriegen vermindert. Bei jeder Korrelation ist also nach einer solchen gemeinsamen Hintergrundvariablen zu suchen.
   Wie könnte also eine solche Hintergrundvariable bei einer möglichen Korrelation zwischen Ausländeranteil und Kriminalitätsrate aussehen? Vorschlag A, Gemeindegröße: In größeren Städten sind sowohl mehr Ausländer als auch mehr Kriminelle zu finden. Vorschlag B, Alter: Jüngere Jahrgänge finden sich sowohl vermehrt unter den Ausländern als auch in den Kriminalstatistiken.
2. *Vermischung von Korrelationskoeffizient mit statistischer Signifikanz:* Der einzige Wert, welcher über einen möglichen Zusammenhang zweier Zahlenreihen etwas aussagt, ist der Korrelationskoeffizient. Erst ab ca. $r = 0{,}5$ und höher (bis zu 1,0) kann man beginnen, von einer Korrelation zu sprechen, und die dazugehörige Punktwolke sieht dabei schon aus, als hängten die beiden Zahlenreihen tatsächlich irgendwie voneinander ab, die Punkte drängen sich also mehr oder weniger um eine Gerade herum. Unabhängig vom Korrelationskoeffizienten kann das Ergebnis aber auch statistisch signifikant sein oder nicht. Dies gibt wiederum nur eine Aussage darüber, wie wahrscheinlich der gefundene Korrelationskoeffizient ein Zufallsprodukt ist, oder nicht.

   Sieht man also z. B. in der Grafik einer Publikation eine Punktwolke, welche wirklich fast kreisrund und wie ein Schrotschuss verteilt unsystematisch aussieht, so sollte man lieber seinen Augen trauen, als evtl. verfälschenden Interpretationen fehlgeleiteter Statistiklaien zu glauben, die mit den folgenden Worten nur ihre fehlgeschlagenen Arbeitsergebnisse aufwerten wollen: „Bei $r = 0{,}25$ und $p < 0{,}001$ ergab sich eine hoch signifikante Korrelation, die beweist, dass A von B abhängt.“ In diesem Fall ist der Korrelationskoeffizient so niedrig, dass sicher nicht von einem Zusammenhang der beiden Variablen ausgegangen werden kann. Der niedrige p-Wert von < 0,001 beweist geradezu, dass die fehlende Korrelation nicht auf Zufall beruht, und ein kausaler Zusammenhang ist damit sowieso nicht zu beweisen.

Manipulationen durch Grafiken

Aus Werbematerialien aller Branchen sicher bestens bekannt ist die Verfälschung von Daten durch „angepasste" grafische Darstellung. Optische Reize werden viel schneller erfasst und meist besser behalten als nacktes Zahlenmaterial. Bekannt sind das Abschneiden der senkrechten Achse (Abszisse), um Anstiege der Kurve dramatischer aussehen zu lassen oder die Stauchung bzw. Streckung der Einheiten auf den Achsen, damit die Kurve grafisch so aussieht, wie man sie gerne hätte. Gerne werden Grafiken auch flächig oder dreidimensional dargestellt (Balken, Kugeln), was zahlenmäßig kleine Unterschiede durch den räumlichen Eindruck optisch vergrößert. Man verlässt sich einfach darauf, dass kaum jemand beginnt, die Fläche oder das Volumen von Piktogrammen nachzumessen.

C2 Biometrie in klinischen Studien

Dass klinische Studien nur bei korrekter statistischer Planung seriös und glaubhaft sind und somit die Chancen einer Publikation in einer angesehenen Zeitschrift erhöhen, versteht sich von selbst. Man kann jedoch auch das Arzneimittelgesetz (AMG) zitieren, um die Notwendigkeit einer korrekten biometrischen Vorgehensweise zu unterstreichen. § 40 AMG erlaubt eine klinische Prüfung nur, wenn die Risiken für den Patienten, gemessen an der Bedeutung des Arzneimittels für die Heilkunde, vertretbar sind. Sollte eine Studie so schlecht geplant sein, dass keine interpretierbaren Aussagen möglich wären, dann würde sie zum Erkenntnisgewinn über das Arzneimittel und damit zu seiner möglichen Bedeutung für die Heilkunde nichts beitragen – dann wäre die Studie schon alleine deshalb unzulässig! Darüber hinaus wird auch im AMG ein Prüfplan verlangt, welcher nach dem aktuellen Stand der wissenschaftlichen Erkenntnisse erstellt ist – dies schließt den aktuellen Stand der Biometrie ein! Auch europäische Leitlinien unterstreichen die Notwendigkeit der biometrischen Planung und legen dabei gleichzeitig den „State of the Art" fest (14).

C3 Konfirmatorische vs. exploratorische Studien

Um welchen der beiden genannten Studientypen (aus biometrischer Sicht) es sich bei einer klinischen Prüfung handelt, sollte im Prüfplan und auch später bei der Publikation einer Studie deutlich erkennbar und begründet sein.
Konfirmatorische Studien haben zum Ziel, eine Hypothese zu belegen oder abzulehnen. Sie haben also quasi beweisenden Charakter, denn bei positivem Ausgang kann der Statistiker ein Ergebnis bestätigen, welches zu weniger als 5% Wahrscheinlichkeit auf Zufall beruht. Dementsprechend hoch sind die Anforderungen an eine korrekte Planung. Es dürfen nur vordefinierte Hypothesen und Zielkriterien untersucht werden, eine korrekte Fallzahlschätzung und eine A-priori-Definition des Signifikanzniveaus sind nötig.

Exploratorische Studien erlauben einen flexibleren Ansatz. Hier kann die Fallzahl pragmatisch gewählt werden, die Statistik wird als „beschreibend" bezeichnet. Allerdings eignen sich diese Studien allenfalls zur Generierung einer Hypothese, möglicherweise auch als zusätzliche Hinweise zum Verständnis des Wirkmechanismus eines Arzneimittels, nie jedoch als Beweis der Wirksamkeit, denn die Gefahr der Zufallsergebnisse ist viel zu hoch. Es können also nie verlässliche Schlussfolgerungen gezogen werden, oft werfen exploratorische Studien (oder schlecht geplante konfirmatorische Studien) am Ende mehr Fragen auf als sie beantworten. Exploratorische Studien können auch als Pilotstudien vor einer konfirmatorische Studie dienen, indem hierdurch wichtige Planungszahlen (Verfügbarkeit von Patienten, Standardabweichung des Zielkriteriums) erhalten werden.

C4 Studiendesign

Randomisierung / Stratifizierung

Die Wirkung und die Sicherheit eines Arzneimittels können nur dann objektiv beurteilt werden, wenn ein Vergleich mit einem Standardpräparat oder mit Plazebo erfolgt. Zur Vermeidung von systematischen Fehlern und zur gleichmäßigen Verteilung der Patienten einschließlich eventueller Störfaktoren in die zu vergleichenden Gruppen erfolgt eine Randomisierung, d. h. eine zufallsweise Zuordnung. Sind die Störfaktoren bekannt (z.B. Alter, Nikotinanamnese, Lipidstatus bei koronarer Herzkrankheit), so kann nach ihnen „stratifiziert" werden. Hierbei werden bewusst Gruppen („Strata") mit bzw. ohne Störfaktoren geschaffen, innerhalb derer dann wieder gleichmäßig randomisiert wird (vgl. auch E.2.4).

Bei der sog. „Minimisierung" erfolgt die Zuteilung zu den Therapiegruppen nicht zufallsbedingt, sondern durch einen Algorhythmus (computergestützt), der bereits während der Zuteilung eine Gleichheit der Gruppen hinsichtlich prä-spezifizierter Kriterien anstrebt (15).

Paralleldesign / aktive Kontrolle / Plazebovergleich

Die meisten Arzneimittelstudien werden in diesem Design durchgeführt, wobei der Effekt einer Substanz in einer Patientengruppe mit einer oder mehreren Kontrollgruppen verglichen wird. Die Zuteilung eines Patienten zu dieser oder jener Gruppe erfolgt per Zufall, also randomisiert. Als Kontrolle wird gelegentlich Plazebo, also ein wirkstofffreies Mittel, oder ein bereits eingeführtes Standardmedikament verwendet. Der Plazebovergleich ist sicher der wissenschaftlich exakteste, um wirklich nur die objektivierbaren medikamentenbedingten Effekte zu untersuchen. Andererseits kann aus ethischen Gründen einer Studienpopulation eine bewährte Standardtherapie nicht vollkommen vorenthalten werden. Somit muss bei jeder neuen Studie in Abhängigkeit vom Indikationsgebiet und vom allgemeinen therapeutischen Fortschritt eine Abwägung zwischen wissenschaftlichem Anspruch und Ethik gefunden werden (16). So waren z. B. noch in den späten 80er-Jahren Digitalis und Diuretika die Standardtherapie bei Herzinsuffizienz. Damit waren Studien möglich, welche den zusätzlichen Effekt eines ACE-Hemmers versus Plazebo verglichen. Nunmehr gehören jedoch ACE-Hemmer oder Angiotensin-II-Rezeptorblocker zur Standardtherapie, und ein Plazebovergleich wird zukünftig nicht mehr möglich sein. Im Allgemeinen wird man Plazebovergleichsstudien in unterdiagnostizierten oder untertherapierten Indikationsgebieten eher für ethisch vertretbar halten. Nicht zu unterschätzen ist auch der große Wert der Plazebogruppe zur internen Validierung der Studie selbst. Nur durch eine Plazebogruppe oder durch mehrere Gruppen mit klarer Dosis-Wirkungs-Beziehung kann nachgewiesen werden, ob die Studie letztendlich überhaupt geeignet war, Unterschiede zwischen Behandlungsgruppen zu erkennen. Das erhöht die Aussagekraft und ist bei der Nutzen/Risiko-Beurteilung durchaus auch „pro-Plazebo-Gruppe“ in die Waagschale zu werfen.

Auch im Sinne der gerade heutzutage immer wieder aufgeworfenen Diskussionen um Kosten für umstrittene Arzneimittel ohne nachgewiesenen Nutzen bekommt der Plazebovergleich wieder mehr Gewicht. So können im Prüfplan geeignete Sicherheitsuntersuchungen, regelmäßige Kontrollen und Rescue-Medikation vorgesehen werden, moderne Kommunikationsmedien (Handy) erlauben regelmäßigen Kontakt zwischen Patient und Prüfarzt (z.B. auch per automatischer SMS), sodass z.B. auch im Bereich der Depression Plazebogruppen vertretbar erscheinen. Als Konsequenz der ethischen Vorbehalte gegen plazebokontrollierte Antidepressivastudien werden möglicherweise Millionen von Menschen mit Antidepressiva behandelt, deren Wirksamkeit wohl eher auf Plazeboniveau liegt als auf dem nachgewiesen wirksamer trizyklischer Antidepressiva (29).

Cross-over-Design

Seltener wird dieses Design verwendet, in welchem jeder Patient jeweils für einen gewissen Zeitraum nacheinander jede zu untersuchende Therapie erhält und damit quasi seine eigene Kontrolle darstellt. Lediglich die Reihenfolge der Medikation erfolgt per Zufall, also randomisiert. Hierdurch werden weniger Patienten oder Probanden benötigt. Mögliche Fehlinterpretationen können entstehen, wenn während der Gabe der nächsten Medikation noch Effekte der zuvor gegebenen nachwirken (Carry over effect). Es muss deshalb zwischen den einzelnen Phasen eine ausreichende Pause (washout) vorgesehen werden. Sollten lange anhaltende oder irreversible Effekte einer Medikation (hinsichtlich Wirksamkeit oder Verträglichkeit) möglich sein, darf dieses Design nicht gewählt werden (z. B. bei der Prüfung von Antibiotika: gewünschter Heileffekt). Bei Erkrankungen mit sehr stark schwankendem, zeitabhängigem oder progredientem Verlauf ist ein Cross-over-Design ebenfalls nicht geeignet. Am häufigsten findet man ein Cross-over-Design bei Phase-I-Studien, also bei pharmakologischen Fragestellungen.

Verblindung

Bei offenen Studien ist allen Beteiligten bekannt, welche Therapie eingesetzt wird. Um jedoch eine unvoreingenommene und objektive Beurteilung von Arzneimitteln zu gewährleisten, sollen klinische Prüfungen immer, soweit möglich, verblindet durchgeführt werden. Bei einfachblinden Studien kennt hier lediglich der Patient die Therapie nicht, bei doppelblinden Studien auch der behandelnde Arzt nicht. *Standard ist heutzutage jedoch die Verblindung aller beteiligten Personen, also auch derjenigen, welche mit der Datenerhebung, -sammlung und -auswertung beschäftigt sind* (= dreifachblinde Studie oder „in house blind“). Wenn im Notfall die Kenntnis der aktuellen Therapie zwingend erforderlich ist, lässt sich die Zuordnung im Einzelfall durch

Öffnen von versiegelten Decodierungsumschlägen (Notfallkuverts) natürlich feststellen. Ein solcher Code muss beim Prüfarzt und beim pharmazeutischen Unternehmer, also dem Sponsor, vorliegen.

Eine strenge Interpretation der Verblindung führt nicht nur dazu, dass keine direkten Informationen über die verabreichte Substanz vorliegen, was z. B. durch neutrale Verpackung und durch ein „double dummy design“ ereicht werden kann. Auch durch indirekte Informationen, z. B. über Therapieeffekte, sollte kein Rückschluss auf die aktuell gegebene Medikation möglich sein. So kann z. B. anhand der Cholesterinwerte eines Patienten sehr schnell festgestellt werden, ob der Patient einen wirksamen Lipidsenker oder Plazebo erhält. Ähnliche Konstellationen sind denkbar bei Osteoporose-Studien (Knochendichtemessungen, biochemische Marker des Knochenstoffwechsels), im Bereich der Gerinnungshemmung oder Fibrinolyse (Thrombinzeit, partielle Thromboplastin-Zeit). Auch wenn die Therapieeffekte vom Patienten selbst anhand eines Fragebogens bewertet werden, wird man sehr schnell ein Gefühl oder zumindest Verdachtsmomente entwickeln, welcher Therapiegruppe er wohl zugeordnet ist. Eine vollkommene Verblindung wird also nur in den wenigsten Fällen erreichbar sein, sollte jedoch immer soweit möglich angestrebt werden, z. B. durch Involvierung eines zentralen Labors, welche evtl. therapietypische Werte erst zum Schluss der Studie direkt an die auswertende Stelle weitergibt. Die Verblindung hinsichtlich des Zielkriteriums ist das zentrale Element des sog. PROBE Designs (prospective, randomized, open, blinded end-point), wenn eine Verblindung der Therapie nicht möglich ist, aber zumindest hinsichtlich der Wirksamkeit eine objektive Auswertung erfolgen soll (17).

Zielkriterien

Die Wirkung eines Arzneimittels wird in einer klinischen Studie immer durch irgendein oder mehrere zahlenmäßige Zielkriterien repräsentiert. Es ist deshalb zu prüfen, ob dieses Zielkriterium zur Beurteilung des therapeutischen Effekts geeignet und allgemein anerkannt ist. Zum Beispiel ist die Eiweißausscheidung als Kriterium für eine evtl. Nierenschädigung im Rahmen der hypertensiven Nephropathie nicht unumstritten, da auch die Blutdrucksenkung selbst durch Verminderung des Glomerulumfiltrates die Albuminurie senken könnte. Es ist auch zu beachten, dass die Wirkung eines Arzneimittels zwar durch sog. Surrogat-Parameter geprüft werden kann, Aussagen über die Wirksamkeit und die therapeutische Effizienz aber nur durch klinische Endpunkte getroffen werden können. Ein Arzt verordnet ja nicht deshalb einen Lipidsenker, damit der LDL-Wert des Patienten um einige mg/dl abfällt („Laborkosmetik"), sondern damit das kardiovaskuläre Risiko des Patienten gemindert wird, er also keinen Herzinfarkt oder Schlaganfall erleidet („Evidence-based medicine"). Die alleinige Orientierung einer Osteoporose-Therapie anhand der Knochendichtewerte ist sogar gefährlich, da zu dichter Knochen je nach Therapie spröde und „glasig", damit sogar brüchiger werden kann.

Beispiele für Surrogat-Parameter anstatt klinischer Endpunkte

Hypertonie
arterieller Blutdruck anstatt Morbidität (Schlaganfälle, Nierenversagen) / Mortalität

Ophthalmologie
intraokulärer Druck anstatt Gesichtsfeldeinschränkung

Hypercholesterinämie
LDL anstatt Morbidität (Herzinfarkte) / Mortalität

Osteoporose
Knochendichte anstatt Frakturrate

AIDS
CD4-Zellen anstatt klinischer Verlauf (Infektionen, Mortalität)

Die Verwendung von Surrogat-Parametern muss deshalb in manchen Fällen sehr kritisch gesehen werden und sollte nur zu Beginn der Arzneimittelentwicklung akzeptiert werden.

Die meisten Surrogat-Parameter sind Zahlenwerte, welche auf einer kontinuierlichen Skala liegen und dort alle Werte annehmen können. Kontinuierliche Parameter können somit sehr gut differenzieren. Bei klinischen Endpunkten handelt es sich jedoch meistens um „Ja/Nein"-Entscheidungen, zum Beispiel „Infarkt ja oder nein", also um sogenannte dichotome Variable. Da diese Variablen nur zwei Zustände annehmen können, enthalten sie sehr wenig Information (nur ein Byte), um den Effekt von zwei Substanzen zu differenzieren. Es sind bei solchen Variablen deshalb oft sehr hohe Fallzahlen nötig.

Zielkriterien müssen nach primären und sekundären (ggf. auch tertiären) Zielkriterien unterschieden werden. Die biometrischen Überlegungen, z. B. die notwendige Fallzahl, sind zunächst anhand des primären Zielkriteriums auszurichten. Da aber bei einer klinischen Prüfung eine Vielzahl von Daten erhoben wird, wäre es „schade" nicht auch sekundäre Fragestellungen anzugehen, allerdings hat dies dann meist nur beschreibenden oder hypothesengenerierenden Charakter.

Immer, und zwar mindestens als sekundäre Fragestellung, formuliert sein müssen die Verträglichkeit des Arzneimittels und (seit der zwölften AMG-Novelle) das Erkennen eventueller geschlechtsspezifischer Unterschiede in der Wirkungsweise.

C 6 Fehlermöglichkeiten

Wer auch immer die wahre Bedeutung des Alpha- und des Beta-Fehlers verstanden hat und auch in Gegenwart eines Statistikers sachlich korrekt wiedergeben kann, ist zu beglückwünschen! Für den Kliniker reicht es aber völlig aus, das dahinter liegende Prinzip zu verstehen:

Eigentlich gibt die Statistik lediglich eine Wahrscheinlichkeit an, mit welcher eine Aussage, die wir über die Wirklichkeit treffen, wahr ist oder auf Zufall beruht. Das Hilfsmittel, mit dem wir die Verhältnisse in der Wirklichkeit zu beobachten versuchen, ist in unserem Fall eine klinische Studie. Zum besseren Verständnis stellen wir uns nun aber einmal vor, wir würden an der Küste mit einem Fernglas auf das Meer hinaus schauen. Das Fernglas entspricht in diesem Beispiel dem Hilfsmittel, mit welchem wir eine Aussage über die Wirklichkeit treffen möchten. Die Wirklichkeit soll sich für dieses Beispiel auf die einfache Frage reduzieren, ob sich auf dem Meer ein Schiff befindet oder nicht. Für den Fall, dass wir ein Schiff sehen, wollen wir hinschwimmen.

Der schlimmste Fehler, der uns dabei passieren kann, ist, dass wir im Fernglas glauben ein Schiff zu sehen, obwohl in Wirklichkeit kein Schiff vorhanden ist. Wir würden voller Zuversicht aber auch voll irrend darauf losschwimmen. Sicher wollen wir diesen Fehler soweit es irgendwie möglich ist vermeiden, denn wir würden unweigerlich ins Leere schwimmen. Es ist also absolut zu vermeiden, dass uns unser Hilfsmittel (das Fernglas oder die klinische Studie) etwas zeigt, was in Wirklichkeit nicht vorhanden ist. Dieses falsch positive Ergebnis wird *Alpha-Fehler* genannt. Einer allgemeinen Konvention in der medizinischen Wissenschaft entsprechend soll dieser Fehler kleiner als 5 Prozent sein, oder umgekehrt ausgedrückt: Die Wahrscheinlichkeit nicht auf einen Zufall herein gefallen zu sein, soll größer als 95 Prozent sein.

Die zweite Möglichkeit, einen Fehler zu begehen, wäre, wenn wir mit dem Fernglas kein Schiff entdecken könnten und folglich beschließen, lieber an Land zu bleiben. Obwohl sich auf dem Meer doch ein Schiff befindet, wäre dies sicher eine gewisse Enttäuschung aber doch keine Katastrophe! Wenn uns unser Hilfsmittel (das Fernglas oder die klinische Studie) etwas, was in der Wirklichkeit tatsächlich vorhanden ist, nicht zeigen kann, dann handelt es sich um den sogenannten *Beta-Fehler*. Einen solchen Fehler zu begehen, wäre schade (denn man verbaut sich die Möglichkeit, etwas Neues zu entdecken), aber – zumindest in unserem Beispiel – nicht lebensgefährlich. Aus diesem Grund kann man mit dem Beta-Fehler etwas toleranter sein. Üblicherweise akzeptiert man für den Beta-Fehler 10 – 20%. Den Kehrwert des Beta-Fehlers bezeichnet man als „Power“ der Studie, also die Wahrscheinlichkeit, mit welcher ein tatsächlich vorhandenes Ergebnis auch wirklich gefunden werden kann. Bei

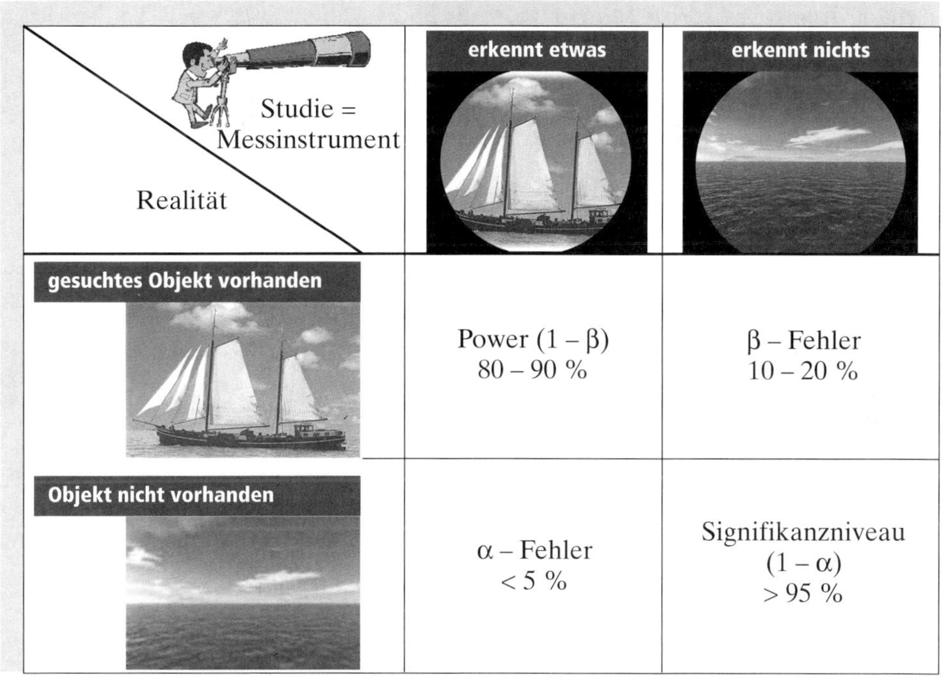

Beispiel für Irrtumswahrscheinlichkeiten, wenn mittels einer Studie die Realität abgebildet werden soll. Nur mit 80- bis 95%iger Sicherheit bewegt man sich im „sauberen" Bereich!

den oben genannten Beta-Fehlern liegt die Power einer Studie üblicherweise bei 80 oder 90%. Wird die Fallzahl zu niedrig gewählt oder liegt die Standardabweichung zu hoch oder werden zu viele Protokollverletzungen akzeptiert, dann nimmt die Power der Studie dramatisch ab. Dies ist eine der häufigsten Ursachen, warum bei „fehlgeschlagenen" oder „schlampig" durchgeführten Studien fälschlicherweise der Rückschluss gezogen wird, die Gruppen seien gleich. In Wahrheit allerdings war die Power der Studie so niedrig, dass der bestehende Unterschied nicht entdeckt werden konnte.

Merke:
Das Fehlen des Beweises für einen Effekt ist nicht gleich der Beweis für das Fehlen des Effekts!

Aus dem oben Geschilderten ergibt sich ganz klar, dass aus der Tatsache, dass ein Effekt nicht gesehen wurde, nicht der Beweis gefolgert werden kann, der Effekt sei nicht vorhanden. Wenn also mit dem Fernglas kein Schiff entdeckt werden kann, dann ist damit noch lange nicht bewiesen, dass kein Schiff existiert. Es könnte ja mit dem Hilfsmittel etwas nicht in Ordnung sein, oder es wurde nicht sorgfältig genug nachgesehen. Leider wird jedoch bei der Interpretation von Studienergebnissen nur allzu oft genau dieser unerlaubte Rückschluss gezogen: Falls ein erwartetes Ergebnis nicht gefunden wird, so glaubt man damit beweisen zu können, der Effekt sei nicht vorhanden. Vergleicht man zum Beispiel zwei Arzneimittel und findet keinen statistisch signifikanten Unterschied, so glaubt man bewiesen zu haben, die beiden Medikamente seien gleich. Tatsächlich jedoch kann das Fehlen eines Unterschieds die verschiedensten Ursachen haben: zu niedrige Fallzahlen, ungenaue Messmethoden, zu hohe Standardabweichungen, zu viele Prüfplanverletzungen usw. Keinesfalls darf jedoch auf Gleichheit geschlossen werden.

Falls für bestimmte Fragestellungen tatsächlich die Gleichheit von zwei Gruppen bewiesen werden soll, so darf folglich nicht einfach die fehlende statistische Signifikanz nach einem Test auf Unterschied verwendet werden.

Für solche Fälle kann der Statistiker bestimmte Äquivalenztests anbieten. Denkbar sind solche Fragestellungen zum Beispiel, wenn eine neue Substanz genau so gut wirksam sein soll wie ein bisheriges Standardpräparat, eine Überlegenheit allerdings nicht zu erreichen ist. Auch bei sogenannten Bioäquivalenzstudien werden Äquivalenztests verwendet, also die Gleichheit verschiedener pharmakologischer Parameter geprüft. Äquivalenztests (oder auch die „einseitige“ Variante davon: sog. „Non-inferiority“-Tests) stellen allerdings sehr hohe Ansprüche an eine korrekte Durchführung, Fallzahlberechnung und Berücksichtigung der Standardabweichung.

C 7 Fallzahlberechnung

Ohne eine statistisch korrekte Fallzahlberechnung ist es höchst fraglich, ob eine Studie überhaupt interpretierbare Ergebnisse liefern wird. Die Darstellung der Fallzahlberechnung gehört deshalb zu den essentiellen Bestandteilen eines Prüfplans oder auch nur eines ersten Studienkonzepts. In vielen Fällen muss hier der Rat eines Statistikers eingeholt werden. Für sehr einfache Vergleichsstudien gibt es jedoch eine einfache Faustformel. Sie gilt für einen Alpha-Fehler von 5% und einen Beta-Fehler in Höhe von 20 Prozent.

Einfache Faustformel zur Berechnung erforderlicher Fallzahlen

Voraussetzungen
(T-Test, Normalverteilung):

alpha = 0,05, beta = 0,20
Test auf Unterschied
kontinuierlicher Variabler

nötige Fallzahl pro Gruppe =

$$n = \frac{15 \times (\text{Standardabweichung})^2}{(\text{Unterschied})^2}$$

Alpha-Adjustierung nach Bonferoni

$$\text{neues Signifikanzniveau} = \frac{0{,}05}{\text{Anzahl konfirmatorischer Tests}}$$

Aus der Formel wird ersichtlich, dass Informationen über die übliche Standardabweichung des Zielkriteriums vorliegen müssen. Diese können aus der Literatur, zum Beispiel aus ähnlich geplanten Studien oder aus eigenen Voruntersuchungen, gewonnen werden. Darüber hinaus verlangt die Fallzahlberechnung, dass man sich über den Unterschied zwischen den Gruppen Gedanken macht, der aus klinischen Gesichtspunkten gesehen relevant ist. Nur allzu oft werden leider die statistische Signifikanz und die klinische Relevanz verwechselt. Bei ausreichend hohen Fallzahlen kann der Statistiker auch sehr kleine Unterschiede als statistisch signifikant berechnen. Der Kliniker wird allerdings sehr richtig extrem kleine Unterschiede als klinisch irrelevant bezeichnen.

Eine weitere „Todsünde“ bei laienhafter Planung oder Auswertung einer Studie ist das ungezielte mehrfache Rechnen statistischer Tests am selben Datenmaterial. Es müssen nur ausreichend viele Tests gerechnet werden, damit rein zufällig einer der vielen Tests signifikant ausgeht. Werden also Zielkriterien zu mehreren Zeitpunkten ausgewertet oder Subgruppenanalysen durchgeführt, so ist das Alpha-Niveau zu korrigieren. Die einfachste, aber auch die konservativste Methode ist diejenige nach Bonferoni.

Hier wird einfach das Alpha-Niveau durch die Anzahl der geplanten konfirmatorischen Tests geteilt. Jeder einzelne geplante konfirmatorische Test muss dann ein Signifikanz-Niveau aufweisen, welches unter dem neu berechneten liegt.

Merke:
Statistische Signifikanz ist nicht gleich klinische Relevanz!

C 8 p-Wert versus Konfidenzintervall

p-Wert		Konfidenzintervall (CI)
95%ige Ja/nein-Entscheidung	Erkenntnisgewinn	95%ige Lageinformation
Blutdrucksenkung = 1,2 mmHg (p < 0,05)	fiktives Beispiel	Blutdrucksenkung = –1,2 mmHg – 95% CI (+0,15, –2,35)
Das gefundene Ergebnis beruht zu < 5% auf Zufall	statistische Bedeutung	Die wahre Blutdruckänderung liegt mit 95%iger Wahrscheinlichkeit zwischen +0,15 mmHg und –2,35 mmHg
zwar statistisch signifikant, aber klinisch nicht relevant	klinische Bedeutung (falls z. B. klinische Relevanz erst ab 2 mmHg Blutdrucksenkung)	Sehr weites CI, überwiegend unterhalb der klinischen Relevanz, cave: es sind auch Blutdrucksteigerungen möglich (+0,15)

Ertappen wir uns nicht immer wieder, wenn wir beim Lesen einer wissenschaftlichen Publikation nur nach den *-Symbolen, also nach den Signifikanzen suchen und dann entsprechend glücklich sind, wenn wir eines gefunden haben?

Was gibt uns dieses *-Symbol eigentlich für eine Information? Das *-Symbol bedeutet „p kleiner 0, 05", das heißt, die Wahrscheinlichkeit, dass das angegebene Ergebnis nur auf Zufall beruht, ist niedriger als 5 Prozent. Damit erhalten wir nicht mehr als eine „ja/nein-Entscheidung"; wie oben erwähnt, erliegen wir allerdings sehr leicht der Versuchung, das Ergebnis überzubewerten und die klinische Relevanz nicht zu beurteilen. Der p-Wert alleine gibt uns nämlich keine Information über die Lage des Ergebnisses.

Eine für den Leser wesentlich komfortablere Möglichkeit, ein Ergebnis darzustellen, ist das Konfidenzintervall. Wie der Name „Intervall" schon sagt, handelt es sich hierbei um einen Zahlenbereich, der durch zwei mit einem Komma getrennte Zahlen in einer Klammer dargestellt wird. Die zusätzliche Prozentangabe zeigt, mit welcher Wahrscheinlichkeit der wahre Wert (also in der Wirklichkeit) innerhalb dieses Bereiches liegt.

C9 Absolute und relative Risikoreduktion, „Number Needed to Treat"

So begrüßenswert die Verwendung von Zielkriterien ist, die das tatsächliche klinisch relevante Outcome von Patienten repräsentieren (z.B. Heilungsrate, Überlebenswahrscheinlichkeit) so problematisch kann der falsche Umgang mit diesen Parametern werden. Es gibt im Prinzip drei Kenngrößen, anhand derer sich der wirkliche Nutzen für die Patienten abschätzen lässt:

absolute Risikoreduktion (ARR)
relative Risikoreduktion (RRR)
Number Needed to Treat (NNT)

Die ARR ist die absolute Differenz der Häufigkeiten eines Studienendpunktes in Prozentpunkten. Sterben also innerhalb eines gewissen Zeitraumes unter Therapie A p_a=36% und unter Therapie B p_b=24%, so ist die

ARR = $p_a - p_b$ = 36%– 24%, also 12 Prozentpunkte.

Wichtig ist es nun, diese absolute Reduktion mit der Häufigkeit des Ereignisses per se in Bezug zu setzen. Die Reduktion um 12 Prozentpunkte bedeutet relativ zur Mortalitätsrate von 36% in Gruppe A, dass durch Arzneimittel B die Mortalität um 12/36, also um 33% gesenkt wurde.

RRR = ARR / p_a = ($p_a - p_b$) / p_a = (36 – 24) / 36 = 12 / 36 = 33%

Allerdings profitierte ja nicht jeder Patient, der Therapie B erhielt, sondern nur ein gewisser Anteil; denn auch in der B-Gruppe wurde ja gestorben! Der tatsächliche Vorteil einer Therapie für eine Population wird daher erst durch die „Number Needed to Treat" angegben, das heißt durch die Anzahl an Patienten, die durch die vorteilhafte Therapie behandelt werden müssen, um ein ungünstiges Ereignis zu verhindern. Die NNT berechnet sich einfach als Kehrwert der ARR (27).

NNT = 1 / ARR = 1 / ($p_a - p_b$) = 1 / 12. Im oben beschriebenen Fall müssen also 8 Patienten mit B behandelt werden, um ein Ereignis zu verhindern.

Auch eine Senkung der Ereignisrate von 1,5% auf 1% würde eine relative Risikoreduktion von 33% ergeben. Die ARR ist jedoch lediglich 0,5 Prozentpunkte, und die NNT deshalb 1 / 0,5 = 200.
Es ist also wichtig, sich nicht durch Angaben einer relativen Risikoreduktion blenden zu lassen (28). Ebenso wichtig ist es, die NNT zu Rate zu ziehen, wenn durch einen möglichen therapeutischen Vorteil (z.B. Verhinderung von Magen- Darm- Ulzerationen durch Cox - II- Hemmer) in seltenen Fällen gewisse Risiken (z.B. kardiovaskuläre Komplikationen) befürchtet werden. Hiermit lässt sich einfach bestimmen, wie viele schädliche Ereignisse verhindert werden können und wie hoch eventuell „der Preis" dafür ist.

C 10 Die „Weichmacher" in klinischen Studien

Die „Weichmacher" in klinischen Studien

- **Zu niedrige Fallzahlen**
  - geringe Power = hohe Wahrscheinlichkeit für falsch negatives Ergebnis
- **Plazebo-Effekt der Studie**
  - Zuwendung, Bevorzugung, Erwartungshaltung
  - Rekrutierungsbemühungen
  - Compliance-Maßnahmen
- **Schlechtes Design**
  - fehlende Plazebogruppe oder falsche Standard-Vergleichsgruppe
- **Drop-out-Rate**
  - Selektion von Respondern verwischt Unterschiede
- **Rekrutierungsdruck**
  - schlecht definiertes Patientengut
  - Protokollverletzungen erhöhen „Grundrauschen"
  - Aggravierung des Eingangsbefundes, geringer Therapieeffekt
- **Geringe Validität des Messinstruments**
- **Varianz, Standardabweichung**

Außer den biometrisch beschreibbaren Fehlerwahrscheinlichkeiten gibt es eine Vielzahl weiterer Faktoren, welche ein Studienergebnis verwässern können. Diese reichen von schlechtem Design, zu niedriger Fallzahl bis zu verschiedensten Schwächen in der Durchführung.

Auch der Plazebo-Effekt einer Studie selbst darf nicht unterschätzt werden. Intensive Betreuung und Zuwendung sowie regelmäßige Kontrolltermine während einer Studie können sich per se positiv auf das Krankheitsbild auswirken – insbesondere bei subjektiven Zielkriterien (z.B. Depression: ca. 50% aller Studien bei Depression scheitern aus methodischen Gründen).

Vorbereitung einer klinischen Studie

ZUSAMMENFASSUNG

❐ Vor Annahme einer Studie müssen die Voraussetzungen am Prüfzentrum geklärt und ggf. geschaffen werden:

- ausreichende Patientenzahlen,
- geschultes Personal,
- technische Ausstattung,
- ausreichend Zeit.

❐ Rechtliche Voraussetzungen vor Beginn einer klinischen Prüfung sind:

- Benennung eines Leiters der klinischen Prüfung,
- positive Bewertung durch die Ethik-Kommission,
- Genehmigung BfArM/PEI,
- Meldung bei der zuständigen Überwachungsbehörde,
- Abschluss einer Patienten-/Probandenversicherung,
- evtl. weitere Genehmigungen nach Strahlenschutzverordnung und/oder Dienstrecht.

D1 Voraussetzungen am Prüfzentrum

Hat man sich ausführlich mit dem Arzneimittel sowie mit dem wissenschaftlichen Wert der geplanten Studie auseinandergesetzt und kommt zu dem Schluss, dass die Zielkriterien zur klinischen Fragestellung passen, das Design adäquat sowie die Fallzahlen korrekt geplant sind, so geht es nun darum, die organisatorischen und administrativen Voraussetzungen am Prüfzentrum abzuklären. Jeder verantwortungsbewusste Monitor wird eine klinische Studie erst dann platzieren und jeder verantwortungsbewusste Prüfarzt wird eine angebotene klinische Studie erst dann akzeptieren, wenn diese Voraussetzungen gegeben sind. Insofern arbeiten bereits jetzt Monitor und Prüfarzt mit dem gleichen Ziel Hand in Hand, um spätere unliebsame Überraschungen zu vermeiden.

Checkliste: Voraussetzungen am Prüfzentrum vor Annahme einer Studie

- ❐ **Patientenverfügbarkeit:** Diagnosestatistik, „dummy run"
- ❐ **Personelle Voraussetzungen:** Primary und Secondary Investigator, Assistenzpersonal
- ❐ **Technische Voraussetzungen:** Geräte, Eichung
- ❐ **Labor lokal oder zentral:** Validierung bzw. Lagerung, Probenversand
- ❐ **Honorar und Vertrag:** Gebührenordnung, Krankenhausverwaltung
- ❐ **Monitoring:** Akteneinsicht, Raum, Zeit
- ❐ **Zeitplanung:** Studienstart, Rekrutierung, Urlaubsplanung

D.1.1 Patientenverfügbarkeit

Eine dramatische Überschätzung der möglichen Patientenzahlen am Zentrum gehört zu den häufigsten und für den weiteren Verlauf der Studie auch weitreichendsten Fehlern, die man am Anfang begehen kann. Immer wieder erliegt man der Versuchung, die Anzahl an zur Fragestellung ungefähr passenden Diagnosen, welche sich im Patientengut befinden, als Schätzwert zu nennen. Diese Zahl ist jedoch allenfalls dann zu verwenden, wenn sie mindestens durch zehn geteilt wird. So hoch liegt die übliche Selektionsrate, bedingt durch Ein- und Ausschlusskriterien, und ein weiterer Anteil der potenziell geeigneten Patienten entschließt sich nach Studium der Aufklärungsunterlagen, doch nicht teilzunehmen. Ein grobe, aus dem Ärmel geschüttelte Schätzung ist also für die Platzierung und die Planung eines so aufwendigen Projektes, wie es eine klinische Studie ist, vollkommen ungeeignet. Für den Prüfarzt ist der große administrative und organisatorische Aufwand erst ab einer höheren Anzahl an Patienten (z. B. ab 8 bis 12) sinnvoll, und die Planung des Sponsors (zeitliche

Abläufe, Produktion und Verpackung der Prüfmuster, Anzahl der Zentren) gerät vollkommen aus dem Ruder, wenn man sich auf die ursprünglich zugesagten Fallzahlen nicht verlassen kann.

Nicht zuletzt auch um den Prüfer vor unüberlegten Zusagen zu schützen, verlangen die ICH-GCP-Empfehlungen unter 4.2.1 (siehe Anhang H.4) einen geeigneten Nachweis der für die Studie verfügbaren Patientenzahl. Üblicherweise besteht dieser Nachweis aus einer Diagnosestatistik, z. B. des letzten Jahres. Etwa maximal 1/10 der Patienten mit der passenden Diagnose kann erfahrungsgemäß dann als möglicherweise für die Studie geeignet angesehen werden. Sind die Ein- und Ausschlusskriterien zu komplex, um mit dem Computer erfasst zu werden, oder steht keine Diagnosestatistik zur Verfügung, empfiehlt sich ein sog. „dummy run" oder eine „Screening-Liste". Dies kann in der Planungsphase oder während 2 bis 4 Wochen vor der endgültigen Studienzusage durchgeführt werden. Hierbei werden die Krankenakten (retrospektiv) oder die erscheinenden Patienten (prospektiv) über einen definierten Zeitraum auf Eignung für die Studie überprüft. Dabei können die Patienten bereits gefragt werden, ob sie sich generell vorstellen könnten, an einer Studie teilzunehmen, ohne dass dies für sie schon eine Zusage bedeuten würde. Studienspezifische Maßnahmen zur Prüfung einzelner Einschlusskriterien (z. B. spezielle Labortests, Röntgenuntersuchungen) dürfen jedoch erst nach entsprechendem Einverständnis nach Aufklärung und auch erst nach positiver Bewertung der Studie durch eine Ethik-Kommission geprüft werden. Oft geben aber bereits im Rahmen der normalen Patientenversorgung erhobene Befunde ausreichende Informationen, damit die am Zentrum verfügbare Anzahl an Patienten abgeschätzt werden kann.

D.1.2 Personelle Voraussetzungen

Im selben Maße, wie man üblicherweise die verfügbaren Patientenzahlen überschätzt, wird der personelle Aufwand vor Ort unterschätzt. Wegen des großen Aufwandes und der verantwortungsvollen Aufgabe kann eine klinische Studie keine „Ein-Mann-Show" sein. Üblicherweise ist die Mithilfe des medizinischen Personals auf mehreren Ebenen gefragt. Die folgenden englischen Bezeichnungen der einzelnen Rollen haben sich mittlerweile auch in Deutschland etabliert. Sie zeigen aber, dass man in angloamerikanischen Ländern, inbesondere in den USA, klinischen Studien gegenüber wesentlich aufgeschlossener ist, sodass sich die dort bessere organisatorische Anpassung auch in den englischen Tätigkeitsbezeichnungen widerspiegelt:

„Primary Investigator"

Diese Gattung Prüfärzte, oft Professoren, Chefärzte oder Abteilungsleiter, trat in früheren Zeiten meist allein dazu auf, um die Studie anzunehmen, möglichst im Verschwiegenen finanzielle Dinge mit dem Sponsor zu regeln und dann alle Tätigkeiten an Assistenten zu delegieren. Heutzutage hat sich der Aufgabenbereich dieses Personenkreises deutlich erweitert. Nach wie vor können sie Verhandlungs- und Vertragspartner des Sponsors sein. Zusätzlich wird ihre Autorität aber auch bei der GCP-konformen Umsetzung aller organisatorischen Anforderungen benötigt, sei es bei der Zusammenarbeit mit niedergelassenen Kollegen, mit anderen Abteilungen in der Klinik, mit den Vertretern des Pflegedienstes oder der Verwaltung. Hierdurch kann der Primary Investigator auch eine Schlüsselrolle spielen, wenn es um die Patientenrekrutierung geht. Letztendlich trägt er die ärztliche Gesamtverantwortung für die Durchführung der Studie vor Ort, meist ist er auch der Ansprechpartner für die lokale Ethik-Kommission.

„Secondary Investigator" (Sub-Investigator)

In kleineren Abteilungen oder im niedergelassenen Bereich sind Primary und Secondary Investigator oft dieselbe Person in Personalunion. Der Secondary Investigator ist oft der eigentliche Prüfarzt im engeren Sinn. Er führt die Studie vor Ort tatsächlich durch, kennt den Prüfplan im Detail, selektiert Patienten, klärt sie auf, leitet die notwendigen Untersuchungen ein, entscheidet über Einschluss und Auschluss von Patienten, unterzieht die Laborwerte einer medizinischen Bewertung und beurteilt die Verträglichkeit der Prüfpräparate. In dieser Funktion ist er sowohl eine der durch die Studie am meisten zeitlich beanspruchten Personen als auch primärer ärztlicher Ansprechpartner für die Patienten und auch für den Monitor. Auch ist der Secondary Investigator üblicherweise der einzige, der Eintragungen in den Datenerhebungsbogen vornimmt (es sei denn, es ist in der „Responsibility List", s. u., anders festgelegt). Ist der Secondary Investigator die einzige aufklärende Person, muss er eine Vollapprobation oder eine ärztliche Berufserlaubnis nach § 10 BO besitzen, da das AMG die Aufklärung durch einen Arzt fordert. Bei Arzneimittelprüfungen im zahnmedizinischen Bereich muss eine zahnärztliche Approbation vorliegen. Bei komplexen Studienprotokollen können auch unterschiedliche Teilaspekte der Studie von unterschiedlichen „Sub-Investigators" durchgeführt werden.

„Study Coordinator" oder „Study Nurse"

Wiederum kommt der Begriff aus dem angloamerikanischen Sprachgebrauch, wo das Berufsbild näher definiert ist. Ohne diese Person aus dem Bereich des ärztlichen Assistenzpersonals wird eine Studie kaum korrekt ablaufen können. Ihr obliegen die vielfältigen organisatorischen und administrativen Aufgabenbereiche: Einbestellung der Patienten, Koordinierung der Termine, Aufbewahrung der Prüfmedikation mit korrekter Buchführung über Ausgabe und Rücknahme, Organisation des Versands von Blutproben und vieles mehr. Sehr oft ist die Study Nurse die eigentliche Schaltzentrale im Prüfzentrum, sie hat bisweilen mehr Organisationstalent und mehr Ordnungssinn als der Prüfarzt und muss diesen unterstützen, gelegentlich sogar an seine Aufgaben „erinnern".

Je nach Studie können weitere Personen in die Abläufe involviert sein. Es kann sich dabei um Personal anderer Abteilungen handeln, z. B. Röntgenabteilung, EKG-Abteilung, Sonografieabteilung, Labor oder auch die Klinikapotheke.

Bei manchen Studien ist eine vollkommene Verblindung im Rahmen von Studien nicht möglich, z. B. bei Antikoagulantien, wenn eine Kontrolle der Gerinnungswerte und eine evtl. Anpassung der Dosierung nötig ist. Hier kann es nötig sein, eine weitere Person mit der Therapiekontrolle zu beauftragen, die entblindet ist, dafür aber an allen anderen Prozessen der Studie nicht beteiligt werden darf („unblinded co-investigator").

Wichtig bei der Vorbereitung einer klinischen Studie ist es, frühzeitig den beteiligten Personenkreis festzulegen und auch bei den Besprechungen mit dem Monitor zu beteiligen. Namen und Funktion jeder an der Studie beteiligten Person müssen in einer Liste festgehalten werden – dies gilt auch für evtl. Änderungen, wenn im Lauf der Studie Personen neu hinzukommen oder ausscheiden. Diese Liste wird meist vom Sponsor zur Verfügung gestellt. Sinn dieser sog. „Responsibility List" ist es, jederzeit nachvollziehen zu können, wer wann für welche Tätigkeiten zuständig war und insbesondere auch, wer Eintragungen oder Änderungen im Datenerhebungsbogen vornimmt (s. Beispiel).

D.1.3 Technische Voraussetzungen, Ausstattung, Labor

Um bei multizentrischen Studien eine Vergleichbarkeit der Ergebnisse zu erreichen, müssen die Zielkriterien in allen Zentren einheitlich und standardisiert erhoben werden. Dies setzt natürlich voraus, dass alle Zentren über die gleiche nötige technische Ausstattung verfügen. In einem sorgfältig geschriebenen Prüfplan sollten alle Messmethoden und die hierzu nötigen Geräte detailliert beschrieben sein, andernfalls sind sie frühzeitig mit dem Sponsor abzustimmen. Die Standardisierung kann von auf den ersten Blick banalen Instrumenten wie Fieberthermometer oder Blutdruckmessgerät bis hin zu komplexen Anlagen wie Sonografiegerät oder Knochendichte-Messplatz reichen. Wichtig ist es auch zu beachten, ob das jeweilige Gerät noch gültig geeicht ist. Oft sind regelmäßige Eichungen oder Kalibrierungen im Prüfplan vorgeschrieben.

Eichung von Messgeräten

Medizinprodukte mit Messfunktion unterliegen während ihrer Verwendung einem Verschleiß und müssen daher regelmäßig kontrolliert werden. Anforderungen hierzu sind in der Medizinprodukte-Betreiberverordnung enthalten.
Patientenwaagen (Personen-, Stuhl-, Säuglings-, Bettenwaagen) unterliegen nach wie vor dem Eichrecht. Die Nacheichung erfolgt ausschließlich durch die Eichbehörden. Bei der Anschaffung und Verwendung von Waagen in Arztpraxen bzw. ähnlichen medizinischen Einrichtungen ist darauf zu achten, dass sie nur eingesetzt werden dürfen, wenn sie eine Zulassung und ein Zulassungszeichen bzw. eine CE-Kennzeichnung besitzen und damit „eichfähig" sind. Bei Waagen mit CE Kennzeichnung wird eine Herstellereichung durchgeführt. Aus der CE-Kennzeichnung kann das Jahr der Ersteichung entnommen werden.

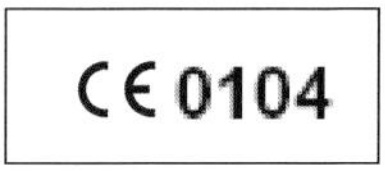

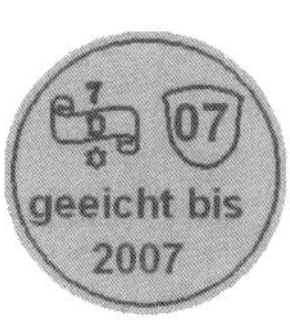

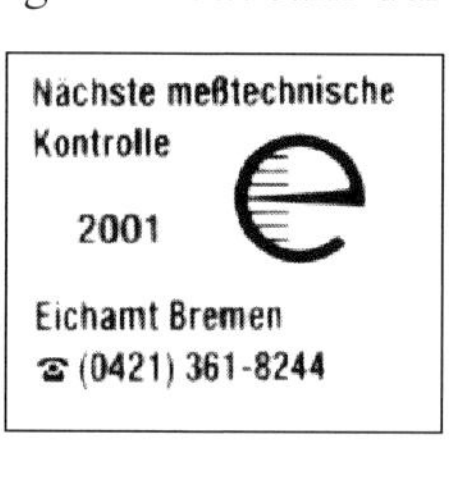

Beispiel einer Checkliste zur Prüfung und Dokumentation der

Verantwortlichkeiten von Studienpersonal

MK-Nr.: Protokoll-Nr.: Studientitel:

Prüfzentrum:

Primary Investigator:

Name, Titel: ....

☐ Prim. Investigator ☐ Sec. Investigator ☐ Study Nurse ☐ Sonstige:...............................

ZEITRAUM DER TÄTIGKEIT IM RAHMEN DER STUDIE:

Von: .... Bis: ....

- ☐ Gesamtverantwortung für Organisation und Durchführung der Studie
- ☐ Direkt involviert in Beurteilung und Behandlung von Studienpatienten
- ☐ Garantiert Durchführung gemäß den Vorgaben von Protokoll, ICH-GCP und anderen Regularien
- ☐ Akzeptiert und ermöglicht die Durchführung regelmäßiger Monitoringbesuche und/oder Besuche im Rahmen von Quality Control Checks, Audits und Inspektionen
- ☐ Überwachung des beteiligten Studienpersonals
- ☐ Verantwortlich für Kontakte mit der Ethikkommission (z.B. Einholung Votum, Informationsfluss)
- ☐ Sicherstellung einer korrekten Dokumentation im Rahmen der Studie
- ☐ Rekrutierung von Patienten
- ☐ Durchsicht der Einschluss/-Ausschlusskriterien
- ☐ Durchführung von Aufklärungs-/Einwilligungsgesprächen mit Studienpatienten
- ☐ Zeitnahe Durchsicht aller klinischer Daten/Labordaten um eine korrekte Meldung von unerwünschten Ereignissen zu gewährleisten
- ☐ Beurteilung der Kausalität von unerwünschten Ereignissen
- ☐ Durchführung der körperlichen Untersuchung
- ☐ Durchführung, Durchsicht und Interpretation der EKGs
- ☐ Erhalt/Rücknahme der Studienmedikation von MSD/Klinikapotheker
- ☐ Ausgabe von Studienmedikation
- ☐ Bilanzierung der Studienmedikation („drug accountability")
- ☐ Erhalt von Laborproben
- ☐ Messung der Vitalparameter
- ☐ Komplettierung und Korrektur der Worksheets
- ☐ Zertifizierung von Worksheets
- ☐ Verifizierung und Unterschrift von Rückfragen (DQF/DNFs)
- ☐ Validierung von Quelldokumenten (inkl. Laborbefunde)
- ☐ Entblindung (darf nur von Prüfärzten durchgeführt werden)
- ☐ Sicherstellung einer korrekten Archivierung der Studienunterlagen
- ☐ Sonstiges (zu spezifizieren*): ....
- ☐ Sonstiges (zu spezifizieren*): ....

* Nur im Falle von zusätzlichen Verantwortlichkeiten, welche nicht Bestandteil dieser Liste sind.

Datum/Unterschrift/Kürzel des Studienpersonal (#)

(#) Der unterzeichnende Mitarbeiter des Studienzentrums ist damit einverstanden, dass auch Daten zu seiner Person im notwendigen Umfang gespeichert und weitergegeben werden

Datum/Unterschrift/Kürzel des Primary Investigators

Die (Erst-) Eichung von Personenwaagen in der Praxis von Ärzten oder Heilpraktikern ist unbegrenzt gültig, die von Säuglingswaagen nur 4 Jahre. Geeichte Messgeräte besitzen eine Eichmarke (Ausnahme: Herstellerersteichung, s o.), die die Eichgültigkeit beinhaltet.

Für die nachstehend aufgeführten *Medizinprodukte mit Messfunktion* wird die bisherige Nacheichung nach der Eichordnung abgelöst durch eine messtechnische Kontrolle nach der Medizinprodukte-Betreiberverordnung:

	Nachprüffrist in Jahren
Ton- und Sprachaudiometer	1
Medizinische Elektrothermometer	2
Infrarot-Strahlungsthermometer	1
Nichtinvasive Blutdruckmeßgeräte	2
Augentonometer	2
Therapiedosimeter	2 bzw. 6
Diagnostikdosimeter	5
Tretkurbelergometer	2

Zu messtechnischen Kontrollen sind befugt: Hersteller, Wartungsdienste, Instandsetzer, Servicestellen von Krankenhäusern (sofern gewisse personelle und sachliche Anforderungen erfüllt sind) und Eichbehörden.

Labor

Wird kein studienspezifisches Zentrallabor verwendet, sondern Untersuchungen im eigenen Labor durchgeführt, so muss ein Nachweis der Validierung vorliegen, z. B. ein Zertifikat über die Teilnahme an den Ringversuchen, welche nach dem Richtlinien der Bundesärztekammer mindestens zweimal im Jahr durchzuführen sind. Diese sind der Nachweis einer externen Qualitätskontrolle. Zusätzlich werden die Präzision (Aufzeichnung der Streuung) und die Richtigkeit (Mituntersuchung eines Kontrollserums bei jeder vierten Messung) als interne Qualitätskontrolle dokumentiert. Ein Besuch im Labor mit Einsicht in diese Unterlagen sowie eine Einbeziehung des Laborleiters sind also dringend zu empfehlen. Ringversuchszertifikate müssen lediglich für die Studienunterlagen kopiert und ggf. aktualisiert werden. Gleichzeitig muss eine Liste der Normalwertebereiche dieses lokalen Labors verfügbar sein. Eine Verwendung von selbst durchgeführten „Schnelltests" in klinischen Studien dürfte wegen der beiden o.g. Anforderungen also ausgeschlossen sein.

Falls ein Zentrallabor verwendet wird, muss oft vor dem Versand zentrifugiert und dann gekühlt werden. Sind also eine Zentrifuge mit der geforderten Drehzahl und ein Kühlschrank mit der erforderlichen Kühltemperatur (–18 oder –70 °C) vorhanden? Gibt es ausreichende Möglichkeiten zur Zwischenlagerung der Proben sowie zur Verpackung (Styroporboxen)?

Kommunikationsmittel

Nicht zwingend zur studienbezogenen Ausstattung, doch für die laufende Kommunikation sehr hilfreich sind Kommunikationsmittel wie ein Faxgerät, welches am besten extra für die Studie (kein Thermopapier wegen der baldigen Verblassung!) bereit gestellt wird, oder ein E-mail-Anschluss. Die Übermittlung sensibler Daten, also zum Beispiel Patientendaten oder vertrauliche Informationen über ein neues Arzneimittel, über das Internet erfordert aus Sicherheitsgründen evtl. eine Verschlüsselungssoftware, denn E-mail eignet sich hervorragend zur schnellen und knappen Kommunikation einfacher Sachverhalte. In Studien mit zentralem Randomisierungscomputer, der über ein Telefon angewählt wird, ist es wichtig zu klären, ob die Telefonanlage mit Ton- oder Impulswahl ausgestattet ist, und ob es sich um eine durchgängig digitale oder analoge Anlage handelt.

D.1.4 Honorar und Vertrag

Zwei Unterschriften sind üblicherweise die Startsignale, mit welchen die Beteiligung eines Zentrums an einer Studie festgelegt wird. Die erste Unterschrift erfolgt unter den Prüfplan. Hiermit bestätigen Primary und Secondary Investigator, dass sie den Prüfplan anerkennen und danach arbeiten werden. Dies ist sozusagen die Übereinkunft auf der wissenschaftlichen Ebene.

Zusätzlich gibt es jedoch noch weitere, insbesondere rechtliche und finanzielle Dinge zu regeln. Deshalb werden in einem Vertrag zwischen Sponsor und Prüfer die voraussichtlichen Fallzahlen im Zentrum geregelt, die Verantwortlichkeiten definiert, eventuelle Publikationsrechte beschrieben, nötigenfalls auch dienstrechtliche Belange und natürlich auch die Honorarfrage geklärt sowie ein Zahlungsplan festgelegt, der sich am besten am Studienfortschritt orientiert. Die fairste Methode der Honorarberechnung ist zweifelsohne die Orientierung an der Gebührenordnung für Ärzte. Für die meisten durch das Protokoll erforderlichen Untersuchungen kann in der Gebührenordnung eine passende Ziffer gefunden werden (siehe Tabelle). Auch studienspezifische Tätigkeiten wie das Aufklärungsgespräch mit dem Patienten oder die Diskussionen des Datenerhebungsbogens mit dem Monitor lassen sich sicher durch entsprechende Ziffern repräsentieren, zum Beispiel ein ausführliches Gespräch mit dem Patienten oder die Diskussion über einen Patienten mit einem Kollegen (Konsil). Beachtet werden muss, dass studienspezifische Leistungen nicht der Kasse berechnet werden dürfen. Diese müssen also unbedingt durch das Studienhonorar abgedeckt sein. Ob Untersuchungen, welche primär im Rahmen der normalen Patientenversorgung ohnehin durchgeführt werden, abgerechnet werden können, wenn die Ergebnisse in der Studie Verwendung finden, wird seit einer Grundsatzentscheidung des Bundessozialgerichts angezweifelt (Az: B3 KR21/03R). Die Verhandlung des Honorars muss mit einem fairen Ergebnis enden, damit sich keine der beiden Seiten später übervorteilt fühlt. Ein zu niedriges Honorar demotiviert den Prüfer und kann dadurch die ordnungsgemäße Durchführung der Studie gefährden.

Studienbedingte Maßnahme	Hierzu passende Beschreibung in der GOÄ	GOÄ-Nr.	EURO einfacher Satz
Patientenscreening, Aktendurchsicht	Befundbericht, ausführlich	75	7,58
Prüfung der Ein- und Ausschlusskriterien	Befundbericht, ausführlich	75	7,58
Ausführliche Patientenaufklärung	Erörtern einer Lebensveränderung	34	17,49
Anamneseerhebung	Beratung, auch telefonisch	1	4,66
Ausführliche Erhebung der Vorgeschichte, je nach Umfang	Fremdanamnese/Unterweisung	4	12,82
	Erörtern einer Lebensveränderung	34	17,49
	Biografische Anamneseerhebung	860	53,62
Erhebung des Krankheitsstatus allgemein	Beratung, auch telefonisch	1	4,66
Erhebung des Krankheitsstatus ausführlich	Eingehende Beratung	3	8,74
Blutdruck, Puls, Gewicht	Untersuchung Organsystem	6	5,83
Fiebermessung	kurze Information, Wiederholungsrezept	2	1,75
EKG	EKG, mindestens 9 Ableitungen	651	14,75
Körperliche Untersuchung ausführlich	Ganzkörperstatus	8	15,15
Gelenkuntersuchung	Untersuchung Organsystem	7	9,33
Abgabe Studienmedikation an Patient mit Einnahmehinweisen – einfach	kurze Information, Wiederholungsrezept	2	1,75
Abgabe Studienmedikation an Patient mit Einnahmehinweisen – kompliziert	Unterweisung	4	12,82
Rücknahme Studienmedikation vom Patienten mit Tablettenzählung	kurze Information, Wiederholungsrezept	2	1,75

Telefonkontakt	Beratung, auch telefonisch	1	4,66
Zwischenvisite mit Befragung auf unerwünschte Ereignisse – einfach	Eingehende Beratung	3	8,74
Zwischenvisite mit Befragung auf unerwünschte Ereignisse – komplex	Erörtern einer Lebensveränderung	34	17,49
Blutentnahme für Zentrallabor	Blutentnahme, Vene	250	2,33
Blutbild	Blutbild	3550	3,50
Differenzierung	Leukozytendifferenzierung	3551	1,17
Elektrolyte: Ca	Calcium	3555	2,33
Elektrolyte: Na	Natrium	3558	1,75
Elektrolyte: K	Kalium	3557	1,75
Elektrolyte: Ph	Phosphat	3580	2,33
Schwangerschaftstest	Schwangerschaftstest	3529	8,74
Hämokkult Test	Blut im Stuhl	3650	3,50
Urinstatus	Urinsediment	3531	4,08
Prüfen eines Patientenfragebogens einfach	Beratung, auch telefonisch	1	4,66
Abgabe bzw. Prüfen eines Patienten-fragebogens – umfangreich	Patientenschulung	33	17,49
Dokumentation im Erhebungsbogen – einfach	Gutachten	80	17,49
Dokumentation im Erhebungsbogen – umfangreich	Gutachten, ausführlich	85	29,14
Monitoring – Besuch	Konsilium	60	6,99
Monitoring – Besuch ausführlich pauschal			40,90

Wird ein zu hohes Honorar verlangt, legt dies eine mögliche rein finanzielle (statt wissenschaftliche) Interessenslage des Prüfers nahe und „verdirbt" die Preise, das heißt, auch durch unbegründet hohe Honorare, welche für klinische Studien gezahlt werden, können (neben anderen Faktoren) die Forschungs- und Entwicklungskosten im Standort Deutschland in die Höhe getrieben werden.

Leistungen anderer Abteilungen sind bei der Berechnung und Verteilung des Honorars ebenso zu berücksichtigen wie ärztliches Assistenzpersonal. So kann die Study Nurse durch eine Zahlung aus dem Hauptvertrag berücksichtigt werden oder durch einen separaten Vertrag.

Da es sich bei Honorarzahlungen laut gesetzlicher Definition um Zuwendungen handelt, ist es im öffentlich-rechtlichen, also z. B. im stationären Bereich erforderlich, den Vertrag mit der Institution anstatt mit einer Einzelperson abzuschließen und durch einen Vertreter der Verwaltung unterzeichnen zu lassen. Das Einverständnis der Verwaltung oder des Dienstherrn kann von vornherein einen eventuellen Konflikt mit dem Korruptionsstrafrecht vermeiden.

D.1.5 Zeitaufwand für das Monitoring

Dass die Durchführung der Studie, also alle Gespräche mit und Untersuchungen am Patienten extrem zeitaufwendig sind, wird jedem Prüfarzt bei der Durchsicht des Prüfplans, spätestens aber beim Einschluss der ersten Patienten klar. Doch auch das Monitoring fordert dem Prüfer Zeit und Geduld ab. Kern der Tätigkeit des Monitors ist der Vergleich der Eintragungen in den Datenerhebungsbögen mit den Originaldaten in der Krankenakte. Die Erlaubnis zur Einsicht in die Krankenakte erhält der Monitor im Rahmen der Einverständniserklärung vom Patienten. Aber auch der Arzt muss selbstverständlich dem Monitor erlauben, in seine Akten einzusehen. Zusätzlich braucht der Monitor einen Arbeitsplatz vor Ort, an dem er die Unterlagen ausbreiten kann. Die dabei auftretenden Rückfragen werden am besten unmittelbar danach direkt mit dem Prüfer geklärt, wozu ihm der Prüfarzt einiges von seiner wertvollen Zeit widmen muss.

Je früher sich Prüfer und Monitor im gemeinsamen Gespräch über die zeitlichen und räumlichen Anforderungen im Klaren sind, umso eher wird später Frust auf beiden Seiten vermieden. Hilfreich zur Vermeidung von Überraschungen und zur Schaffung von Verständnis für die Anforderungen bei der Durchführung von Studien ist eine Schulung des beteiligten Personals. Dies kann in Form von speziellen Kursen geschehen oder durch Studium dieses Buches.

D.1.6 Zeitplanung

Dass Zeit Geld bedeuten kann, ist keine neue Binsenweisheit der Arzneimittelforscher und -entwickler. Es wird hier aber besonders deutlich. Die enormen Entwicklungskosten eines neuen, innovativen Arzneimittels müssen während der relativ kurzen Patentlaufzeit wieder hereingeholt werden. Verzögerungen in den Zulassungsstudien können zu einer späteren Markteinführung und damit zu einer Verkürzung dieser Phase der Amortisation führen sowie mittelbar auch das Preisniveau beeinflussen.

Weitaus wichtiger jedoch als die ökonomische Notwendigkeit einer straffen Zeitplanung ist das reibungslose Ineinandergreifen der unterschiedlichsten Gruppen und Abteilungen beim Ablauf einer klinischen Studie. Vor der Studie sind Prüfmuster zu produzieren, mit länderspezifischen Etiketten zu verpacken und Export- oder Importgenehmigungen einzuholen. Während der Studie sind Datenleitungen und elektronische Speicherkapazität bereitzuhalten, die Haltbarkeit der Medikation zu überprüfen, evtl. Sicherheitskommittees zu informieren, Zwischenanalysen oder Verträglichkeitsberichte zu erstellen. Nach der Studie erfolgt die Analyse der Daten, der statistische und medizinische Bericht, außerdem müssen zur Zulassung Gutachten erstellt werden. Dies erfordert eine hochkomplizierte Zeitplanung, da viele Prozesse auf vorangehenden aufbauen oder voneinander abhängig sind, vergleichbar mit einem Fahr- oder Flugplan. Verzögerungen in einem Teilabschnitt können deshalb wesentlich weitreichendere Konsequenzen haben als der ursprüngliche Zeitverlust.
Vor diesem Hintergrund mag es vielleicht etwas verständlicher werden, wenn Sponsoren bisweilen eine relativ strikte Zeitplanung mit dem Prüfer vereinbaren, was den Startzeitpunkt der Studie, die Zeit bis zur Rekrutierung der geplanten Fallzahl und die Lieferung der entgültigen Daten angeht („dead lines“, „target dates“).

Auch die Urlaubsplanung sollte, sofern möglich, rechtzeitig mit dem Monitor besprochen werden.

D2 Rechtliche Anforderungen / Behördenmeldungen

Sind alle organisatorischen, administrativen, personellen und finanziellen Aspekte besprochen und gelöst, so müssen noch einige rechtliche Voraussetzungen geschaffen werden, bevor mit der Studie begonnen werden kann. Der Beginn einer Studie ist durch jegliche irgendwie geartete studienspezifische Maßnahme definiert. Dies kann bereits das Absetzen einer Vortherapie sein, oder auch spezifische Screening-Untersuchungen außerhalb dessen, was im Rahmen der normalen Patientenversorgung üblich ist.

Checkliste: Rechtliche Anforderungen vor Beginn einer klinischen Prüfung

- ❒ Benennung eines Leiters der klinischen Prüfung (LKP) (mit zwei Jahren Erfahrung in der Durchführung von Arzneimittelprüfungen)
- ❒ zustimmende Bewertung der Ethik-Kommission des LKP
- ❒ Patienten/Probandenversicherung (mind. 500 000 Euro)
- ❒ Meldung bei der zuständigen regionalen Überwachungsbehörde
- ❒ Genehmigung durch BfArM/PEI

falls zutreffend:

- ❒ Genehmigung nach Röntgenverordnung (falls Strahlenanwendung aus Studiengründen)
- ❒ lokales Ethik-Votum nach Dienst- oder Berufsrecht

Wer alle gesetzlich vorgeschriebenen Voraussetzungen zur Durchführung an einer klinischen Studie einhält, handelt nicht nur rechtmäßig, sondern er dient auch der Gesundheit des gesamten Volkes, wie es die Bundesärzteordnung formuliert (17).

D.2.1 Benennung eines Leiters der klinischen Prüfung

Der Leiter der klinischen Prüfung (LKP) muss ein Arzt sein, der mindestens zwei Jahre Erfahrung in der klinischen Prüfung von Arzneimitteln vorweisen kann. An die Form dieses Nachweises wird zur Zeit keine spezielle Anforderung gestellt, aber in verschiedenen Gremien darüber diskutiert (s. Abschnitt B.1.3). Bei multizentrischen Projekten war bisher der LKP oft ein erfahrener Arzt in der Forschungsabteilung des Sponsors und deshalb gut befähigt, die wichtige allgemeine Nutzen-Risiko-Abwägung zur Studie durchzuführen und der für ihn zuständigen Ethik-Kommission darzulegen. Auch ein in der Pharmaindustrie beschäftigter Arzt sollte sein ärztliches Verantwortungsbewusstsein nicht an der Eingangstüre seines Arbeitgebers ablegen, er sollte also dazu fähig sein, die Funktion des LKP kompetent und neutral auszufüllen. Nach Inkrafttreten der zwölften AMG-Novelle ist jedoch ein firmeninterner LKP nicht mehr möglich. Ist der LKP extern, also einer der Prüfer, so muss er sich hierzu sehr intensiv mit den bisher vorliegenden präklinischen und klinischen Daten der Prüfsubstanz beschäftigen und auch regelmäßig vom Sponsor über den Verlauf, evtl. aufgetretene Probleme oder Risiken und über neue Erkenntnisse hinsichtlich der in der Studie verwendeten Arzneimittel informiert werden.

D.2.2 Ethik-Votum

Im Gegensatz zu vielen anderen Voraussetzungen, welche eher administrativer Art oder auch Routinevorgänge sind, war das Einholen eines Ethik-Votums ein studienspezifischer, zeitkritischer und bisher immer wieder mit Überraschungen und Diskussionen aufgelockerter Prozess.

Durch die zwölfte AMG-Novelle ist das Vorgehen nun standardisierter aber deshalb nicht unbedingt einfacher geworden. Nicht gerade erleichternd wirkt sich aus, dass es der deutsche Föderalismus gebietet, bei multizentrischen Studien immer noch lokale Ethik-Kommissionen zu involvieren sowie dienstrechtliche Vorschriften und Heilberufsgesetze bzw. Berufsordnungen der Ärztekammern hinsichtlich der Einbeziehung von Ethik-Kommissionen zu beachten.

Zunächst wird per Internet die Studie bei der europäischen Datenbank für klinische Studien (EudraCT) eingegeben und die studienspezifische Eudra-CT-Nummer erhalten (https://eudract.emea.eu.int/).

Der Sponsor hat umfangreiche Unterlagen, schriftlich und elektronisch, wie in der Rechtsverordnung (siehe B.1.4) gefordert, bei der für den LKP zuständigen nach Landesrecht gebildeten Ethik-Kommission (EK) einzureichen (bei multizentrischen Studien zusätzlich auch bei den jeweiligen für die einzelnen Prüfer zuständigen „lokalen" Ethik-Kommissionen).
Hierzu können die selben Formblätter verwendet werden wie bei der Einreichung an das BfArM/PEI (www.bfarm.de/Arzneimittel/klin_pr/bekanntm/index.php).

Gemeinsame Inhalte der jeweiligen Anträge an die Ethik Kommission und an die Bundesoberbehörde

1. EudraCT-Nummer des Prüfplans
2. Begleitschreiben
3. unterzeichneter Prüfplan
4. Sponsor, Name oder Firma und Anschrift
5. Namen und Anschriften der Prüfstelle(n) sowie der Hauptprüfer
6. Angabe der Berufe von Prüfern, die nicht Arzt sind
7. Prüfinformation
8. Bezeichnung und Charakterisierung der Prüfpräparate und ihrer Wirkstoffe
9. Gegenstand der klinischen Prüfung und ihre Ziele
10. Anzahl, Alter und Geschlecht der betroffenen Personen
11. Erläuterung Auswahlkriterien sowie der zugrundegelegten statistischen Überlegungen
12. Begründung dafür, dass die gewählte Geschlechterverteilung in der Gruppe der betroffenen Personen zur Feststellung möglicher geschlechtsspezifischer Unterschiede bei der Wirksamkeit oder Unbedenklichkeit des geprüften Arzneimittels angemessen ist,
13. Plan für eine Weiterbehandlung und medizinische Betreuung der betroffenen Personen nach dem Ende der klinischen Prüfung, soweit erforderlich
14. Bisherige Ablehnung von Ethik-Kommissionen oder Behörden in Europa
15. Erklärung zum Datenschutz

Zusätzlicher Inhalt des Antrags an die Ethik Kommission(en)

1. Erläuterung der Bedeutung der klinischen Prüfung
2. Nutzen / Risiko - Bewertung
3. Falls zutreffend Begründung für den Einschluss nicht einwilligungsfähiger oder nicht geschäftsfähiger Personen
4. Kommentar zur Einbeziehung möglicherweise vom Sponsor abhängiger Personen
5. Angaben zur Finanzierung der Studie
6. Lebensläufe oder andere geeignete Qualifikationsnachweise und Publikationslisten der Prüfer
7. Angaben zu möglichen wirtschaftlichen und anderen Interessen der Prüfer im Zusammenhang mit den Prüfpräparaten
8. Angaben zur Eignung der Prüfstelle, der dort vorhandenen Mittel und Einrichtungen sowie des Personals und zu Erfahrungen in der Durchführung ähnlicher klinischer Prüfungen
9. Darstellung des Verfahrens der Einwilligung nach Aufklärung
10. Beschreibung der vorgesehenen Untersuchungsmethoden und eventuelle Abweichungen von den in der medizinischen Praxis üblichen Untersuchungen
11. Beschreibung der vorgesehenen Verfahrensweise, mit der verhindert werden soll, dass betroffene Personen gleichzeitig an anderen klinischen Prüfungen oder Forschungsprojekten teilnehmen oder vor Ablauf einer erforderlichen Karenzzeit an der klinischen Prüfung teilnehmen
12. Beschreibung, wie der Gesundheitszustand gesunder betroffener Personen dokumentiert werden soll
13. Nachweis einer Versicherung nach § 40 Abs. 1 Nr. 8, Abs. 3 AMG
14. Angaben zur Vergütung der Prüfer und der Entschädigung der betroffenen Personen
15. Erklärung zur Einhaltung des Datenschutzes
16. alle wesentlichen Elemente der zwischen dem Sponsor und der Prüfstelle vorgesehenen Verträge
17. Kriterien für das Aussetzen oder die vorzeitige Beendigung der klinischen Prüfung
18. bei multizentrischen Studien (in D) eine Liste der beteiligten Ethik-Kommissionen, die eine Kopie des Antrags zu erhalten haben
19. Deutsche Zusammenfassung, falls Prüfplan in Englisch

Bei monozentrischen Studien gibt die LKP-EK ihr Votum innerhalb von 30 Tagen ab, bei multizentrischen Projekten nach 60 Tagen, Prüfplanergänzungen (Amendments) sollen innerhalb von 20 Tagen bearbeitet werden. Während dieser Frist setzt sie sich als sog. „Leit-Ethik-Kommission" mit den lokalen EK ins Benehmen, nimmt deren eventuelle Kommentare zum Projekt auf und stellt ggf. beim Sponsor einmal eine Rückfrage. Ausserdem erhält sie von der Bundesoberbehörde eventuell relevante Daten, die zur Beurteilung nötig sind, z.B. Informationen über parallel laufende oder frühere, abgebrochene Studien mit der selben Substanz.
Aus der Bedeutung der Ethik Kommission im AMG ergibt sich zwanglos, dass Auflagen, Änderungswünsche oder Bedingungen im Votum unbedingt umgesetzt werden müssen.

Die Prüfung auf Vollständigkeit der eingereichten Unterlagen, das eventuelle Einbinden externen Sachverstandes und die Rückfrage beim einreichenden Sponsor können unterschiedliche Auswirkungen auf die 60-Tage-Frist haben (z.B. „clock-stop"). Die Zusammenhänge sind im folgenden Schema dargestellt:

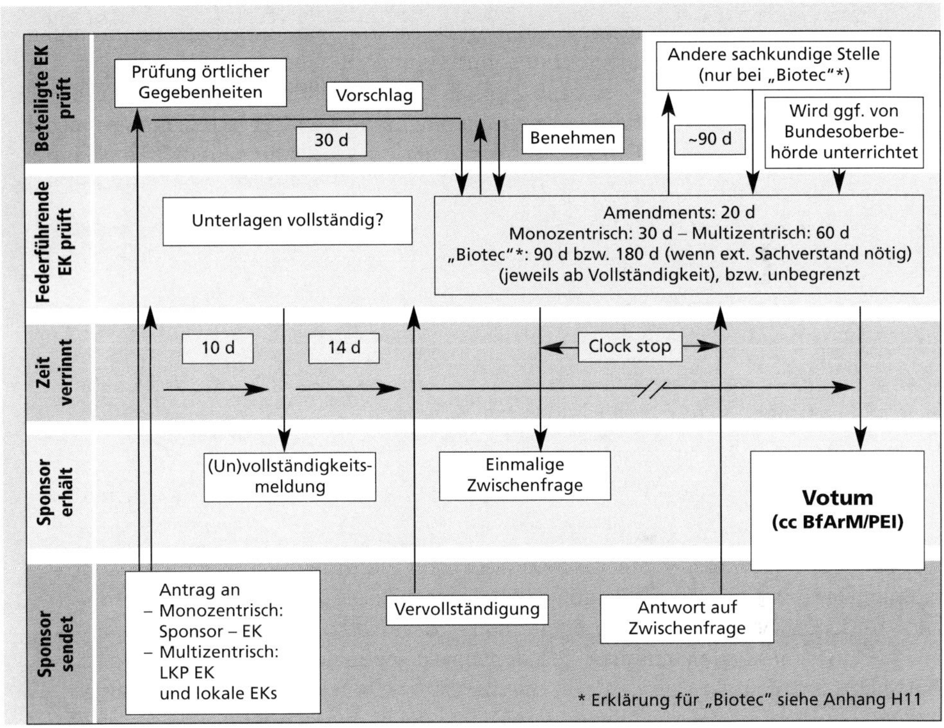

Im Gegensatz zu früher ist nun eine etwas bessere zeitliche Planungssicherheit gewährleistet, wenngleich die in der Rechtsverordnung beschriebenen Fristen immer noch Ausreißer zulassen (z.B. Hinzuziehung externen Sachverstands bei biotechnologischen Produkten, Definition siehe Anhang H 11). Immer noch ist bei multizentrischen Prüfungen die Einbeziehung vieler lokaler Ethik-Kommissionen erforderlich; die Aufgabe, deren Kommentare in eine einzige Stellungnahme (Votum) einzuarbeiten, fällt nun der Leit-EK des LKP zu, und zwar innerhalb von 60 Tagen. Der Sponsor erhält nur noch *ein* konsolidiertes Votum.

Im Laufe des Gesetzgebungsverfahrens zur zwölften AMG Novelle wurde von den Befürwortern dieser Regelung wiederholt darauf hingewiesen, dass die lokale EK ausschließlich die Eignung der lokalen Prüfstelle zu beurteilen habe und kein Veto gegen eine klinische Prüfung als solche einlegen könne (26).

Die immer noch in den Berufsordnungen verankerte Beratungspflicht jedes einzelnen Prüfers durch die bei der Kammer angesiedelte EK wird nun hoffentlich dadurch erfüllt, dass die lokale EK einen Antrag erhält und von der Leit-EK in deren Bewertung der klinischen Prüfung einbezogen wird. Allerdings handelt es sich berufsrechtlich um eine Verpflichtung, die der Prüfer erfüllen muss, während die arzneimittelrechtliche vom Sponsor erfüllt wird.

Dieser Problemkreis ist bisher noch nirgends rechtskräftig geregelt, sodass die Auswirkungen und die Praktikabilität abzuwarten sind.

Die Notwendigkeit, in einer Multizenterstudie viele unterschiedliche Ethik-Kommissionen einschalten zu müssen, ist sicher nicht im Sinne der Entbürokratisierung des Forschungsstandortes Deutschland, auch wenn diese koordinative Aufgabe nun bei der LKP-EK und nicht mehr beim Sponsor liegt. Da es hier um ethische Belange und um die Rechte von Patienten (im Übrigen auch um den Schutz der Ärzte als Durchführende) in einem sehr sensiblen Bereich der biomedizinischen Forschung geht, werden die Diskussionen entsprechend intensiv geführt. Vereinzelte Ethik-Kommissionen sahen sich kurz nach Verkündigung der zwölften AMG-Novelle nicht in der Lage, ihre neuen Aufgaben/Verantwortungen zu erfüllen (36).

Zusätzlicher Inhalt des Antrags an das BfArM/PEI

1. das Dossier zum Prüfpräparat mit folgendem Inhalt:
   a) Angaben über Qualität und Herstellung (entfällt, wenn Arzneimittel zugelassen),
   b) Ergebnisse der pharmakologisch-toxikologischen Prüfungen (entfällt, wenn Arzneimittel zugelassen),
   c) vorgesehene Kennzeichnung,
   d) Herstellungserlaubnis,
   e) Einfuhrerlaubnis, soweit zutreffend,
   f) soweit zutreffend, Ergebnisse von bisher durchgeführten klinischen Prüfungen sowie weitere bekannt gewordene klinische Erkenntnisse, oder SmPC, wenn in EU zugelassen und im Rahmen der Zulassung angewendet,
   g) Nutzen-Risiko-Bewertung.
2. der Nachweis einer Versicherung nach § 40 Abs. 1 Satz 3 Nr. 8 und Abs. 3 AMG, wenn es sich bei dem Prüfpräparat um ein xenogenes Zelltherapeutikum handelt,
3. bei Prüfpräparaten, die genetisch veränderte Organismen enthalten, eine Darlegung und Bewertung der Risiken für die Umwelt sowie eine Darlegung der vorgesehenen Vorkehrungen, ein Beobachtungsplan zur Ermittlung der Auswirkungen auf die Umwelt, eine Beschreibung der geplanten Überwachungsmaßnahmen und Angaben über entstehende Reststoffe und ihre Behandlung sowie über Notfallpläne. Der Sponsor kann insoweit auch auf Unterlagen Bezug nehmen, die ein Dritter in einem vorangegangenen Verfahren vorgelegt hat, sofern es sich nicht um vertrauliche Angaben handelt.
4. Bezeichnung und Anschrift der nach § 42 Abs. 1 Satz 1 und 2 AMG zuständigen Ethik-Kommission und, soweit zutreffend, Bezeichnung und Anschrift der zuständigen Behörden anderer Mitgliedstaaten der Europäischen Union und anderer Vertragsstaaten des Abkommens über den Europäischen Wirtschaftsraum, in denen die klinische Prüfung durchgeführt wird

D.2.3 Genehmigung beim BfArM/PEI

Mit Gültigkeit der zwölften AMG-Novelle ist eine Genehmigung jeder klinischen Prüfung bei der zuständigen Bundesoberbehörde notwendig geworden. Vom Sponsor schriftlich und elektronisch einzureichen ist ein umfangreiches Paket an Unterlagen (siehe auch: www.bfarm.de/Arzneimittel/klin_pr/bekanntm/index.php)

Das BfArM / PEI prüft die Vollständigkeit innerhalb von 10 Tagen und schickt ggf. einen Mängelbescheid, worauf der Sponsor 14 Tage Zeit hat, die Unterlagen zu komplettieren. Erst dann beginnt die Frist zu laufen. Bei „normalen", also nicht z.B. biotechnologisch hergestellten Arzneimitteln kann dann nach 30 Tagen mit der Prüfung begonnen werden, wenn nicht seitens der Bundesoberbehörde begründete Einwände erhoben werden. Ansonsten muss der Sponsor innerhalb von 90 Tagen auf die Einwände eingehen und erhält dann weitere 15 Tage später die explizite Genehmigung oder Ablehnung der klinischen Prüfung.

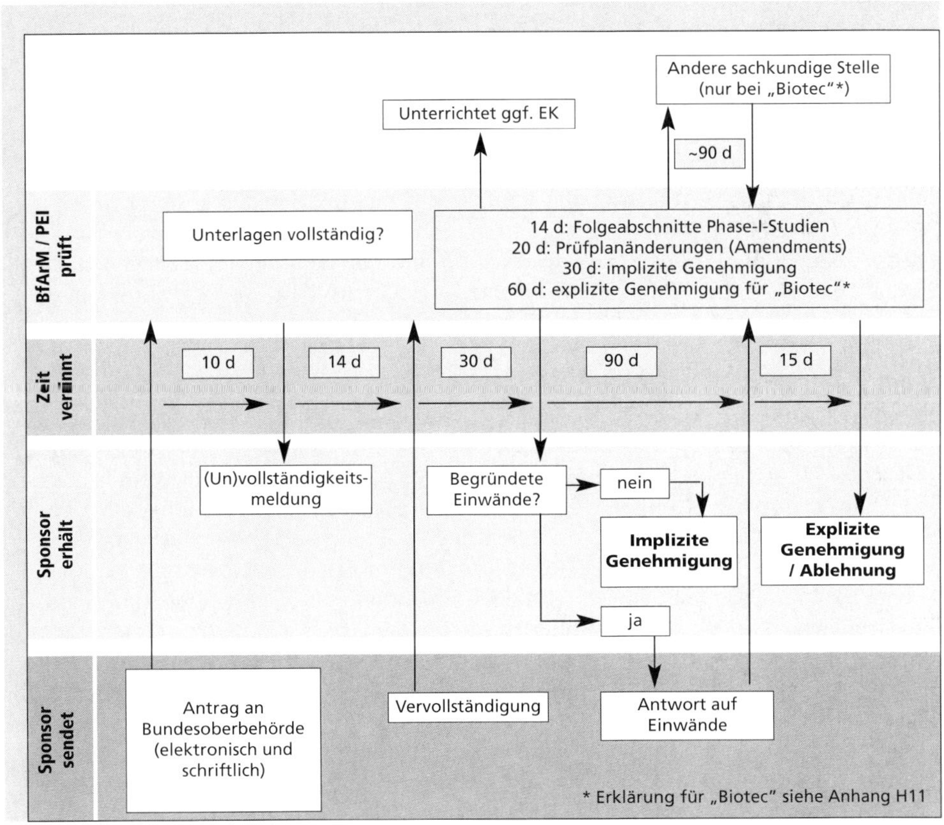

D.2.4 Meldung bei der Überwachungsbehörde

Im Gegensatz zur BfArM/PEI-Genehmigung handelt es sich hier nur um die Anzeige bei der jeweiligen lokalen Überwachungsbehörde des Prüfzentrums. Nach § 67 (1) AMG und § 12 der Rechtsverordnung ist die „Einrichtung, welche Arzneimittel klinisch prüft", also das Prüfzentrum, zur Meldung bei der zuständigen regionalen Überwachungsbehörde und bei der Bundesoberbehörde verpflichtet. Üblicherweise übernimmt jedoch der Sponsor für den Prüfer diese Verpflichtung, denn für die Firma ist es z. B. wesentlich einfacher, die tatsächlich für die Überwachung des Arzneimittelgesetzes in der entsprechenden Region zuständige Einrichtung festzustellen. Jeder Prüfer sollte sich aber eine Kopie der erfolgten Meldung aushändigen lassen und sie bei den Studienunterlagen abheften. Eine inhaltliche Prüfung der Anzeige erfolgt bei der regionalen Überwachungsbehörde zunächst nicht. Im Rahmen seiner Überwachungstätigkeiten kann sich aber der zuständige Überwachungsbeamte im Laufe der Studie mit dem Zentrum in Verbindung setzen und ggf. Kopien von Unterlagen (z. B. Ethik-Votum, Prüfplan, Aufklärung) einsehen oder das Zentrum im Rahmen einer Inspektion besuchen (s. Abschnitt F.1).

D.2.5 Patienten- bzw. Probandenversicherung

§ 40 (1) Nr. 8 und (3) AMG fordert eine Versicherung zugunsten der von der klinischen Prüfung betroffenen Person für den Fall der Gesundheitsschädigung oder des Todes bei der Durchführung der klinischen Prüfung. Für den Todesfalll oder die dauernde Erwerbsunfähigkeit muss die Versicherungssumme mindestens 500 000 Euro betragen. Pharmazeutische Unternehmer, welche klinische Prüfungen veranlassen, haben üblicherweise eine Sammelpolice, welche alle klinischen Prüfungen dieser Firma abdeckt. Eine Kopie des Versicherungsscheins bzw. der Deckungszusage gehört ebenfalls zu den Studienunterlagen des Zentrums.

D.2.6 Genehmigung nach Röntgenverordnung

Nach § 24 (2) der Röntgenverordnung ist eine Genehmigung erforderlich, falls Röntgenstrahlen im Rahmen der Forschung beim Menschen angewendet werden. Dies kann zutreffen, wenn Röntgenaufnahmen nur zu Studienzwecken durchgeführt werden, und nicht ohnehin im Rahmen der Patientenversorgung aufgenommen worden wären. Vor jeder Studie ist also der Prüfplan aufmerksam nach solchen Untersuchungen zu durchforsten und ggf. ein dann erforderliches Gutachten des Bundesamts für Strahlenschutz (zur Weiterleitung an die für die Überwachung der Röntgenverordnung zuständige Landesbehörde) zu beantragen. Gelegentlich weisen auch Ethik-Kommissionen auf diese Notwendigkeit hin. Besonders zu beachten sind hierbei die Zielkriterien bei Studien zum Themenkomplex Osteoporose. Hier wird nur zu oft vergessen, dass die radiologische Knochendichtemessung eine (wenn auch geringe) Strahlenbelastung darstellt und oft nur zu Studienzwecken, nämlich als Wirksamkeitskriterium, durchgeführt wird.

Während der klinischen Studie: Abläufe und praktische Zusammenarbeit mit dem Monitor

E

ZUSAMMENFASSUNG

- ❐ Bei klinischen Arzneimittelprüfungen sind besondere Regeln hinsichtlich der Voraussetzungen zur Durchführung einer Studie, der Aufklärung von Patienten, der Prüfplantreue, der Art der Dokumentation und der Archivierung zu beachten, damit
  - die Rechte der Probanden / Patienten gewahrt bleiben,
  - die Daten und die daraus gezogenen Schlussfolgerungen verlässlich sind,
  - eine internationale Standardisierung und jederzeitige Nachvollziehbarkeit gewährleistet sind.
- ❐ Trotz des Werbeverbots für Ärzte gibt es einige Möglichkeiten, um bei Patienten Interesse für eine Studienteilnahme zu wecken. Eine sorgfältige Aufklärung, die absolut freiwillige Teilnahme und die strenge Beachtung aller Ein- und Ausschlusskriterien haben jedoch immer höhere Priorität.
- ❐ Kern der Monitorbesuche ist der Vergleich der Datenerhebungsbögen mit den Quelldokumenten. Hier werden unvollständige oder inkonsistente Eintragungen zusammen mit dem Prüfer abgeklärt und nach strengen Regeln korrigiert. Darüber hinaus prüft der Monitor die Bilanzierung der Studienmedikation, die korrekte Ablage und je nach Studie die technische Ausstattung, das Labor oder weitere Abläufe im Zentrum.
- ❐ Der sorgfältigen Beobachtung von evtl. Unverträglichkeiten und unerwünschten Ereignissen kommt in klinischen Prüfungen immer eine große Bedeutung zu. Schwerwiegende unerwünschte Ereignisse sind innerhalb von 24 Stunden an den Monitor oder den Sponsor zu melden.
- ❐ Studienunterlagen sollten 15 Jahre aufbewahrt werden. ICH-GCP verlangen eine Frist, welche den Abschluss des letzten Zulassungsverfahrens in Europa, USA oder Japan um 2 Jahre überdauert.
- ❐ Bei der Honorierung von Leistungen im Rahmen von klinischen Prüfungen gilt es, u.a. eine Reihe von berufsrechtlichen, steuerrechtlichen, dienstrechtlichen und strafrechtlichen Vorschriften zu beachten.

E 1 Warum muss auch das Zentrum Regularien beachten?

Beim Blick auf die Regularien des AMG und der GCP-Leitlinien entsteht der Eindruck, der Sponsor sei öfter erwähnt und stehe deshalb auch eher in der Pflicht als das Prüfzentrum. In der Tat fühlt sich eine verantwortungsbewusste Firma zuallererst zuständig für die ordnungsgemäße Durchführung einer klinischen Prüfung. Unabhängig von den rein rechtlichen Pflichten gibt es aber auch für das Zentrum eine Reihe von moralischen und wissenschaftlichen Gründen, mit dem Sponsor gemeinsam das Ziel einer qualitativ hochwertigen und optimal dokumentierten Studie anzustreben.

- Bei Phase-I- bis Phase-III-Studien handelt es sich immer um die Anwendung eines Arzneimittels außerhalb der Zulassung. Dies verpflichtet den Arzt zu einer besonders sorgfältigen Auswahl der Patienten, und er unterliegt einer erhöhten Aufklärungs-, Sorgfalts- und Dokumentationspflicht.
- Bei einer klinischen Prüfung tritt definitionsgemäß das individuelle Patienteninteresse hinter dem wissenschaftlichen Erkenntnisgewinn zurück. Möglicherweise geht der Patient aus wissenschaftlichen Gründen sogar ein höheres Risiko ein als unter Normalbehandlung. Deshalb müssen die Rechte der Patienten besonders gewahrt werden, und die aus dieser Untersuchung unter „persönlichem Einsatz" von Patienten hervorgehenden Daten müssen besonders verlässlich, valide und perfekt dokumentiert sein.
- Nach der Studie werden Erkenntnisse, welche einem relativ kleinen Kollektiv entstammen, auf die Grundgesamtheit hochgerechnet. Ähnlich der Hochrechnung bei politischen Wahlen kann sich hierbei jeder kleine Fehler entsprechend mitpotenzieren und zu falschen Schlussfolgerungen (Zulassung, Anwendungsempfehlungen, Verträglichkeitsangaben) führen.
- Die meisten Studien finden multizentrisch, oft sogar international statt. Die ansonsten reizvolle Individualität von Ärzten im Umgang mit Befunden, Diagnosen und Daten kann hier aus übergeordnetem Interesse keinen Platz haben. Interpretation von Befunden, Durchführung von Untersuchungen und Art der Dokumentation müssen bei multizentrischen Studien absolut standardisiert sein. Der Prüfer muss bereit sein, zugunsten des übergeordneten Projekts viel seiner individuellen medizinischen Denk- und Handlungsweise aufzugeben.
- Studienunterlagen sind wichtige Dokumente, welche die Entwicklung und Prüfung des Arzneimittels nachweisen und charakterisieren. Auch Jahre nach der Prüfung müssen jeder Schritt und jede individuelle Entscheidung auch von unbeteiligten Personen nachvollziehbar sein, falls es zu Rückfragen oder Überprüfungen kommen sollte.

Alle Prozeduren und Anforderungen, die bisweilen auch gelegentlich bürokratisch und überzogen erscheinen mögen, lassen sich letztendlich auf diese o.g. Ziele zurückführen und werden dadurch vielleicht besser verstanden.

E 2 Die Aufnahme von Patienten

E.2.1 Screening, Rekrutierungshilfen

Ohne Patienten ist natürlich die bestdokumentierte Studie nichts wert! Patientenrekrutierung ist nicht allein ein quantitatives Problem, es kommt auch darauf an, die richtigen Patienten zu finden, also keine Prüfplanverletzungen zu induzieren und keine schlecht repräsentative Spezialpopulation in die Studie einzubringen. Bereits bei der Vorbereitung der Studie sollte die Menge an verfügbaren Patienten pro Zeiteinheit so genau wie möglich abgeschätzt werden. Dann können sich sowohl Prüfer als auch Sponsor darauf einstellen, wie lange gescreent und rekrutiert werden muss, wie viel und wie lange haltbare Prüfmedikation für das Zentrum reserviert werden muss, wann mit dem größten Anfall an Daten zu rechnen ist, wann Monitoring-Besuche in engeren Abständen zu planen sind und wie die Honorarzahlungen zu erfolgen haben.

Checkliste: Möglichkeiten zur Verbesserung der Patientenrekrutierung

- ❐ Intensivst-Screening der Kartei, dann persönliche Einladung
- ❐ Aushang im Wartezimmer oder auf anderen Stationen
- ❐ Information der Hausärzte
- ❐ Kontakt mit Kollegen
- ❐ Kontakt mit Selbsthilfegruppen
- ❐ Spezialsprechstunde zum Studienthema
- ❐ Tag der offenen Tür
- ❐ „VIP-Karte“ für Patienten
- ❐ Transportdienst für Patienten
- ❐ Zeitungsannonce
- ❐ Pressemitteilung
- ❐ Internet-Auftritt
- ❐ Finanzielle Anreize für den Prüfer
- ❐ Zahlungen (Aufwandsentschädigung, Fahrtkosten) an Patienten

Ohne aktiv nach Patienten zu suchen, kann heutzutage keine klinische Prüfung mehr in einem konkurrenzfähigen Zeitraum durchgeführt werden. Das rein passive Warten auf geeignete Studienpatienten kann durch verschiedene Maßnahmen effektiv unterstützt werden. Nicht alle der im Folgenden beschriebenen Rekrutierungshilfen sind in jedem Einzelfall anwendbar. Insbesondere sind die Möglichkeiten zur Patientenrekrutierung in einem akuten Indikationsgebiet (z. B. Myokardinfarkt, Infektionskrankheiten) generell anders als bei chronischen Erkrankungen (Hypertonie, Stoffwechselerkrankungen, Rheuma).

Intensivst-Screening der Kartei

Die Durchsicht des eigenen Patientenguts kann eine sehr zeitaufwendige Prozedur sein. Ohne systematische Suche jedoch läuft man Gefahr, einige Patienten, welche studiengeeignet wären, zu vergessen, wenn sie sich nicht zufällig während der Laufzeit der Studie von selbst vorstellen. Deshalb empfiehlt sich eine Durchsicht der gesamten Patientenkartei und der Diagnosen. Passende Patienten können dann kontaktiert und einbestellt werden. Dieser zusätzliche Zeitaufwand ist allerdings nur durch zusätzliches Personal möglich, das selbstverständlich auch der Schweigepflicht unterliegen muss. Über die entstehenden Kosten kann sicher mit dem Sponsor gesprochen werden.

Aushang im Wartezimmer oder auf anderen Stationen

Hierdurch können eigene Patienten, welche man möglicherweise übersehen hätte (oder in einer Gemeinschaftspraxis auch diejenigen Patienten des Partners), auf die Möglichkeit einer Studienteilnahme hingewiesen werden. Es darf sich nur um neutrale Informationen handeln, um das Werbeverbot der Berufsordnung nicht zu verletzen.

Information der Hausärzte

Jede vorausschauende und offene Kommunikation kann Konflikte vermeiden. Eine Information der behandelnden Ärzte über die Aufnahme in eine klinische Studie gehört zum selbstverständlichen kollegialen Zusammenarbeiten der Ärzte untereinander. Wird der Kollegenkreis bereits vorher über eine geplante Studie informiert, können sich daraus vielleicht Möglichkeiten der Zusammenarbeit ergeben. Dies ist durch ein Rundschreiben ebenso möglich wie z. B. durch eine abendliche Informationsveranstaltung, deren Kosten möglicherweise auch der Sponsor übernehmen kann. Klargestellt sollte werden, dass es sich nicht um ein „Abwerben" von Patienten handelt und dass der Aufwand für ein Screening geeigneter Patienten honoriert werden muss. Reine „Kopfgeld-Prämien" sind jedoch nicht erlaubt.

Kontakt mit Selbsthilfegruppen

In manchen Indikationsbereichen sind die Patienten sehr gut in Selbsthilfegruppen organisiert (z. B. AIDS, Osteoporose, Multiple Sklerose, Mukoviszidose) und zum Teil an der Entwicklung von neuen Arzneimitteln selbst sehr stark interessiert. Eine Ankündigung der Studie anlässlich eines Informationsabends oder in einer von der Selbsthilfe-Organisation herausgegebenen Zeitschrift kann die Zusammenarbeit fördern und das Vertrauen in die Arzneimittelentwicklung stärken. Darüber hinaus melden sich möglicherweise Patienten, die durch die Teilnahme an der Studie die Chance sehen, mit dem evtl. modernsten Therapiekonzept behandelt zu werden.

Tag der offenen Tür

Bei dieser insbesondere für Kliniken sehr reizvollen Möglichkeit der Öffentlichkeitsarbeit können im Rahmen von kostenlosen Vorsorgeuntersuchungen (z. B. Messung von Blutdruck, Cholesterin, Blutglucose, Augendruck) potenzielle Studienpatienten identifiziert und gleich auf eine eventuelle Teilnahme angesprochen werden.

„VIP-Karte" für Patienten

Eine Karte mit allen notwendigen und wichtigen Studieninformationen für Notfälle mit Angabe von Kontaktadressen sollte jeder Studienpatient ohnehin erhalten. Bei Studien mit vielen unterschiedlichen Untersuchungen und mehreren beteiligten Abteilungen kann es von Vorteil sein, diese Karte mit einem besonderen Vorgehen bei der Vergabe von Terminen zu verbinden. Dies würde die Abläufe für den Patienten vereinfachen und Wartezeiten verkürzen. Zu beachten ist allerdings, dass aus ethischen Gründen einem Studienpatienten keine Vorzugsbehandlung im Vergleich zum „Normalpatienten" zuteil werden darf. Gleichzeitig kann diese Karte auch zur Information des Hausarztes verwendet werden. GCP empfiehlt eine Information des Hausarztes für den Fall, dass der Patient damit einverstanden ist. Durch die Karte hat es der Patient selbst in der Hand, ob er seinem Hausarzt von der Studienteilnahme berichten will. Schon alleine wegen der notwendigen Kooperation bei Begleiterkrankungen ist dies nur dringend zu empfehlen.

Transportdienst für Patienten

Studienpatienten müssen öfter zu Untersuchungsterminen erscheinen oder haben weitere Anfahrtswege als „normale" Patienten. Deshalb spricht nichts gegen eine Regelung, in welcher Kosten für öffentliche Verkehrsmittel oder Taxi erstattet werden. Aus Vertraulichkeitsgründen sollte die Abrechnung nur mit dem Prüfarzt durchgeführt werden, der das Geld seinerseits wieder dem Sponsor in Rechnung stellt. Sehr elegant und für die Patienten unbürokratisch ist auch ein Vertrag zwischen Sponsor und einem regionalen Taxiunternehmen, der eine gewisse Anzahl von Fahrten zu Studienzwecken abdeckt.

Zeitungsannonce

Entsprechend der Diskussionen über das Werbeverbot für Ärzte ist auch die Suche nach Studienpatienten über Zeitungsannoncen umstritten. Wenn man sich zu diesem Schritt entschließt, sollte jegliche als Werbung misszuverstehende Aussage über das Prüfzentrum, aber auch über das Arzneimittel oder die durchführende Firma vermieden werden. Dies wird in unserer heutigen reizüberfluteten Zeit mit Sicherheit zu einer relativ langweiligen und nicht sehr ansprechenden Anzeige führen. Die Anzeige sollte eine immer zu erreichende Telefonnummer enthalten, an die sich interessierte Patienten wenden können. Dies kann auch eine neutrale Stelle, z. B. ein professionelles Call-Center, sein. Im ersten Gespräch kann dann bereits eine sehr grobe Vorauswahl hinsichtlich der wichtigsten Einschlusskriterien getroffen und der potenzielle Studienteilnehmer dann ggf. an das Prüfzentrum verwiesen werden.

Pressemitteilung

Die Pressemitteilung ist im Vergleich zur Annonce differenzierter. Ein vollständig ausgearbeiteter Artikel wird an die wissenschaftliche Fachredaktion einer Zeitschrift oder Tageszeitung gesandt und auf Publikation gehofft. Im Erfolgsfall wird die Studie dann im redaktionellen Teil (z. B. „Medizin / Wissenschaft und Forschung") zwischen anderen Informationen verpackt, also im Rahmen eines Berichtes über die Krankheit, ihre Komplikationen und ihre medikamentösen Therapiemöglichkeiten erwähnt (selbstverständlich zusammen mit einer möglichen Kontaktadresse für interessierte Patienten).

Internet-Auftritt

Der Fortschritt in diesem Bereich ist enorm. Heutzutage lassen sich mit einfachen Programmen eigene Homepages entwerfen, und jeder Internet-Provider bietet Speicherplatz an, um diese ins Internet zu stellen. Eigene Internet Adressen („Domäne“, z.B. www.ihr-name.de) werden ebenfalls z. T kostenfrei vergeben. Wenn die Homepage mit passenden Stichworten versehen ist, wird sie dank leistungsfähiger Suchmaschinen von interessierten Patienten schnell gefunden.

Finanzielle Anreize für den Prüfer

Oft können finanzielle Anreize erstaunliche Reserven wecken, und gegen einen fairen monetären Ausgleich des Aufwandes (der in einer Studie immer höher ist als in der Routinebehandlung) ist nichts einzuwenden. Durch progressives Ansteigen des Honorars kann der Sponsor einen Ausgleich schaffen, falls bei zunehmender Patientenzahl die Arbeitsbelastung überproportional ansteigen sollte. Falls das finanzielle Interesse des Prüfers jedoch das wissenschaftliche überwiegt, entstehen Situationen, welche die Studienergebnisse auch gefährden können. Möglicherweise werden die Ausschlusskriterien dann nicht mehr exakt genug überprüft oder das Aufklärungsgespräch vernachlässigt, um durch den Verlust von Patienten nicht eine evtl. höhere Honorarzahlung zu gefährden. Einer hohen Rekrutierungsrate steht dann eine ebenso große Anzahl an Protokollverletzern oder Studienabbrechern gegenüber. Finanzielle Rekrutierungsanreize müssen deshalb immer mit einem intensiven Monitoring gekoppelt werden, und reine Bonuszahlungen lediglich für das Erreichen einer à priori festgelegten Fallzahl sollte es nicht geben.

Zahlungen an Patienten

Probanden in Phase-I-Studien erhalten ein Probandenhonorar, da sie sich ausschließlich aus wissenschaftlichen Gründen zur Verfügung stellen. Können Patienten einen therapeutischen Vorteil von der Studienteilnahme haben, in der Regel ist dies bei Phase-II- bis -V-Studien der Fall, so kann kein Honorar für die Teilnahme an der Studie gezahlt werden. Es soll ausgeschlossen werden, dass ein Patient aus finanziellen Gründen in der Studie verbleibt, wenn evtl. ein Unverträglichkeitsproblem bereits das Ausscheiden aus der Studie erfordern würde. Andererseits können studienbedingte Mehraufwendungen (z. B. Fahrtkosten, Verdienstausfall) durchaus erstattet werden.

E.2.2 Aufklärung

Neben vielen (manchmal als mehr oder weniger realistisch empfundenen, doch notwendigen) Ein- und Ausschlusskriterien ist die Aufklärung der Patienten die größte Hürde vor der Aufnahme in die Studie. Zur Erinnerung: Vor jeglicher studienspezifischen Maßnahme muss der Patient nach entsprechender Aufklärung sein Einverständnis geben und dies persönlich schriftlich bestätigen und datieren. Der dabei verwendete Aufklärungsbogen gehört zu den von der Ethik-Kommission zu beurteilenden Unterlagen und ist Bestandteil des Votums.

Der Aufklärungsbogen ist sicher der von Ethik-Kommissionen am meisten kommentierte oder kritisierte Bestandteil der eingereichten Studienunterlagen. Oft muss sich der Patient mühsam durch mehrseitige Formulare kämpfen, damit auch alle erdenklichen Risiken und alle notwendigen Informationen vermittelt werden. Gelegentlich drängt sich der Eindruck auf, die Aufklärungsbögen würden mehr und mehr zum Schutz der Firma vor evtl. Regressansprüchen entwickelt und stellten wegen ihres Umfanges für die Patienten keine wirkliche Hilfe zur Entscheidung über die Studienteilnahme mehr dar. Diese, vielleicht auch durch das amerikanische Haftungsrecht getriggerte Entwicklung ist aber auch in anderen Bereichen der Medizin, nicht nur bei Arzneimittelstudien, zu beobachten. So bekam 1997 eine Patientin vor dem OLG Karlsruhe Recht: Sie sei über die Abtretung der Honorarforderungen an eine ärztliche Verrechnungsstelle nicht ausreichend informiert worden. Sie hatte zwar in die Weitergabe der Behandlungsdaten an die Verrechnungsstelle zur „Abwicklung" der Patientenrechnungen eingewilligt, doch war ihr der Umfang und die Tragweite der Zustimmung nicht klar gemacht worden. Dieser Fall zeigt, dass sachlich oder medizinisch korrekte Vorgänge alleine wegen Aufklärungsmängeln angreifbar sind, und unterstreicht, wie ernst die korrekte Aufklärung und die Dokumentation des Einverständnisses zu nehmen sind.

Obligatorische Inhalte der Aufklärung

- ❐ Ziel, Wesen, Bedeutung und Tragweite der klinischen Prüfung
- ❐ Forschungsaspekt der Studie bzw. des Arzneimittels
- ❐ Ungefähre Anzahl von Patienten / Probanden in der Studie
- ❐ Behandlung während der Studie, randomisierte Zuteilung
- ❐ Behandlungsalternativen außerhalb der Studie
- ❐ Diagnostische und/oder therapeutische Maßnahmen im Rahmen der Studie
- ❐ Mögliche Risiken (medizinische, aber auch Kosten)
- ❐ Mögliche Vorteile (medizinische, aber auch Honorar)
- ❐ Hersteller und mögliche Nebenwirkungen der Studienmedikation
- ❐ Versicherung, Obliegenheiten
- ❐ Aufzeichnung und Weitergabe von Krankheitsdaten
- ❐ Einsicht in die Krankenunterlagen durch den Monitor und Überwachungsbehörden
- ❐ Weitergabe der Daten an den Sponsor oder Beauftragte, Zulassungsbehörde (auch ins Ausland mit ggf. niedrigerem Datenschutz-Niveau)
- ❐ Freiwilligkeit der Teilnahme, jederzeitige Möglichkeit der Rücknahme des Einverständnisses ohne Nachteile
- ❐ Umstände, unter welchen auch ohne Einverständnis des Patienten die Studie beendet werden kann
- ❐ Angebot eines weiteren Berataungsgespräches
- ❐ Kontaktperson für weitere Fragen
- ❐ Aushändigung einer Kopie der Aufklärung und Einverständniserklärung an den Patienten

Bei aufwändigen studienspezifischen Screening-Untersuchungen kann es sich empfehlen, eine stufenweise Aufklärung durchzuführen. Das heißt, zunächst erfolgt die Aufklärung darüber, dass Voruntersuchungen durchgeführt werden, um die Eignung des Patienten für eine klinische Studie zu prüfen. Im positiven Fall würde sich dann ein nochmaliges Gespräch über die Einzelheiten der Studie anschließen. Erst dann würde die Entscheidung zur Studienteilnahme getroffen. Ein solches Vorgehen erleichtert insbesondere dann die Auswahl der Patienten, wenn eine spezielle Voruntersuchung die größte Hürde zur Aufnahme darstellt, also sehr viele Patienten ein bestimmtes Einschlusskriterium nicht erfüllen werden. Man erspart sich dadurch, bei vielen Patienten unnötigerweise ein vollständiges Aufklärungsgespräch führen zu müssen. Dem Patienten muss jedoch klar sein, dass die spezielle Untersuchung zur Prüfung der Eignung für die Studie dient, also „einen ersten Schritt" zur Studienteilnahme bedeutet, von dem er jedoch jederzeit ohne Angabe von Gründen zurücktreten kann.

Vorsicht ist geboten bei Patienten, welche möglicherweise in irgendeinem Abhängigkeitsverhältnis zum Prüfarzt stehen („vulnerable subjects" lt. GCP). Dies kann zutreffen für Verwandte des Prüfarztes, Angestellte, langjährige Patienten oder andere Personen, die möglicherweise Nachteile für sich befürchten könnten, falls sie die Studienteilnahme ablehnen. Hier sollte auf jeden Fall ein anderer, unabhängiger Arzt das Aufklärungsgespräch führen.

Die notwendigen Inhalte der Aufklärung ergeben sich aus der Deklaration von Helsinki, den ICH-GCP-Leitlinien und dem § 40 des Arzneimittelgesetzes.

Datenschutz

Derjenige Abschnitt des Aufklärungsbogens, welcher sich mit der Vertraulichkeit und der Weiterleitung der Daten sowie mit der Einsichtnahme durch den Monitor oder durch Überwachungsbehörden befasst, muss drucktechnisch besonders hervorgehoben werden (z. B. durch Einrahmung oder Fettdruck).

Diese Forderung wird von einigen Ethik-Kommissionen erhoben und geht zurück auf das Bundesdatenschutzgesetz (BDSG). Laut §4 Abs. 2 BDSG muss bei Einwilligungserklärungen zum Datenschutz, welche auch andere Erklärungen (in diesem Fall zur Studie) enthalten, im äußeren Schriftbild besonders darauf abgehoben werden (19).

Empfängnisverhütung bei Frauen

Klinische Prüfungen auch an Frauen sind für die aussagekräftige Bewertung neuer Arzneimittel unverzichtbar. In vielen Indikationsgebieten, z. B. für Antiasthmatika, entzündungshemmende Medikamente, Migräne- und Schmerzmittel, stellen Frauen im sogenannten „gebärfähigen Alter" einen großen Anteil der Patienten dar. Auch bei unauffälligen Tierversuchen kann bei neuen Substanzen eine Teratogenität oder Reproduktionstoxizität nicht ausgeschlossen werden. Deshalb muss bei diesen Patientinnen im Aufklärungsgespräch ausführlich auf die Antikonzeption während der Zeit der Studienteilnahme eingegangen werden und auf einem optimalen Konzeptionschutz bestanden werden (z. B. Östrogen und Gestagen, Intrauterin-Pessar, Tubensterilisation). Ob die Sicherheit von Kondomen oder Diaphragmen für eine ausreichende Verhütung während einer klinischen Studie ausreicht, wird kontrovers diskutiert (20). Auch bei der hormonellen Kontrazeption ist zu beachten, dass oftmals noch keine ausreichenden Erfahrungen über die hepatische Metabolisierung der Prüfmedikation (z. B. Enzyminduktion oder Inhibierung des Cytochrom-P 450-Systems) vorliegen und damit eine Interaktion bzw. Wirkungsabschwächung von hormonellen Kontrazeptiva möglich ist. Gerade bei über Cytochrom P450 3A4 metabolisierten Arzneimitteln kann dies „konventionelle“ Ethinylestradiol-Präparate betreffen, während Progesteron-Präparate („Mini-Pille“) wirksam bleiben können.

Einwilligungsunfähige Patienten

Generell verbietet das AMG klinische Prüfungen an Patienten, welche auf gerichtliche oder behördliche Anordnung „verwahrt“, also in einer geschlossenen Abteilung zwangseingewiesen sind (dies gilt übrigens auch für Insassen von Haftanstalten!). Darüber hinaus darf Forschung an einwilligungsunfähigen oder minderjährigen Personen nur durchgeführt werden, wenn diese hierdurch (zumindest mittelbar von den Ergebnissen) einen Nutzen haben (21).

Es sollte immer insoweit das Einverständnis des Patienten eingeholt werden, als das Verständnis für die Bedeutung und Tragweite der Studienteilnahme erwartet werden kann. Wichtig ist darauf hinzuweisen, dass das AMG nur auf die tatsächliche individuelle Einsichtsfähigkeit des Patienten abstellt, nicht auf eine formelle „Entmündigung“. Zusätzlich ist bei nicht einsichtsfähigen Patienten die Einwilligung des gesetzlichen Vertreters einzuholen.

Auf Kinder übertragen bedeutet dies, dass auch das Kind aufgeklärt werden muss, und zwar soweit altersentsprechend ein Verständnis der Situation erwartet werden kann und durch einen im Umgang mit Minderjährigen erfahrenen Prüfer. Dies sollte dann auch durch die Unterschrift des Kindes dokumentiert werden. Zusätzlich ist die Einwilligung der Eltern erforderlich. Nach § 1626 BGB sind die Eltern in Gesamtvertretung gesetzliche Vertreter von Kindern. Falls es sich nicht um einen alleinerziehenden Sorgeberechtigten handelt, empfiehlt es sich immer, beide Eltern unterzeichnen zu lassen, ansonsten könnte die einseitige Erlaubnis zur Studienteilnahme zwischen den Elternteilen kontroverse Diskussionen auslösen, im schlimmsten Fall als Argumentation im Rahmen eines Trennungsverfahrens oder beim Kampf um das Sorgerecht verwendet werden.

Auch schwerkranke oder bewusstlose Patienten sind, zumindest zeitweise, nicht einsichtsfähig. Wenn es keinen gesetzlichen Vertreter gibt, ist von den Angehörigen der mutmaßliche Wille des Patienten zu erfragen. In akuten Notfällen bedarf es einer Einwilligung solange nicht, als eine Behandlung dringend erforderlich ist und eine Einwilligung des Patienten oder eines gesetzlichen Vertreters akut nicht herbeigeführt werden kann. Sie ist dann aber baldigst nachzuholen.

Bei Analphabeten kann in Ausnahmefällen eine mündliche Einwilligung mit mindestens einem Zeugen erfolgen.

E.2.3 Prüfung der Ein- und Ausschlusskriterien

Ein- und Ausschlusskriterien dienen zur Definition des Patientengutes. Sehr oft werden sie als Richtlinien missverstanden, die lediglich zur Anleitung dienen, aber nicht blindlings zu befolgen sind. Das Gegenteil ist jedoch der Fall. Um bei multizentrischen Studien möglichst homogene Gruppen zu erhalten, sind diese Kriterien bindend. Das Verständnis hierfür fällt leichter, wenn man sich die Kriterien in bestimmte Gruppen einteilt:

Einschlusskriterien zur Definition der Diagnose

Jedes Arzneimittel wird zur Anwendung in einem ganz bestimmten Indikationsbereich entwickelt. Es ist wichtig, diese Indikation so exakt wie möglich zu definieren. Bei internationalen Studien mag die Definition einer Erkrankung durchaus von Land zu Land variieren. Hier muss man sich auf einen international akzeptablen Kompromiss einigen. Sind die Kriterien aber einmal vereinbart, und der Prüfer hat das Protokoll unterschrieben, so müssen sie auch eingehalten werden. Je enger allerdings die Einschlusskriterien gefasst werden, umso mehr besteht die Gefahr, dass das Arzneimittel später von der Zulassungsbehörde nur für dieses selektierte Krankheitsbild zugelassen wird. Auch die Firmen haben also kein Interesse daran, Ein- und Ausschlusskriterien allzu einschränkend zu formulieren. Für den Arzt, der im Praxisalltag gewohnt ist, eigene Entscheidungen zu treffen, bedeutet das Einhalten des Prüfplans natürlich den Verzicht auf einen Teil seiner „Souveränität“: Nicht er stellt letztendlich die Diagnose und entscheidet über die Eignung zur Studienteilnahme, sondern das Studienprotokoll.

Ausschlusskriterien zur Sicherheit der Patienten

Die Notwendigkeit, verschiedene Patienten aus Sicherheitsgründen nicht an einer Studie teilnehmen zu lassen, versteht sich von selbst. Am häufigsten betrifft dies Patientinnen vor der Menopause, falls keine sichere Methode der Empfängnisverhütung angewandt wird. Weitere Ausschlusskriterien ergeben sich oft aus der Pharmakologie oder der Pharmakodynamik der verwendeten Prüfsubstanz und werden oft auch den späteren Kontraindikationen des Arzneimittels entsprechen. Kontraindikationen der Vergleichssubstanz, welche ja meistens eine zugelassenen Standardtherapie ist, gehören ebenso zu den Ausschlusskriterien.

Ausschlusskriterien zur Messbarkeit des Zielkriteriums

Die exakte Messung des Zielkriteriums ist essentiell für die Erkenntnis, welche aus der Studie gewonnen werden soll. Andernfalls hätte die Teilnahme des Patienten keinen Sinn. Wenn also z. B. die Blutdruckmessung wegen einer Subclavia-Stenose oder bei Arrhythmie mit inkonstantem Auswurfvolumen unzuverlässig ist, sollte der Patient nicht an einer Blutdruckstudie teilnehmen. Soll z. B. ultrasonografisch die Gefäßwanddicke gemessen werden, so sind ausgeprägte verkalkte Plaques in dieser Region auszuschließen, da sie die Bilddarstellung beeinträchtigen. Wird die Lebensqualität oder andere Therapieeffekte mittels Fragebogen erhoben, kann es wichtig sein, Patienten auszuschließen, von welchen ein Verständnis des Fragebogens oder ein zuverlässiges Ausfüllen nicht erwartet werden kann. Auch eine Begleitmedikation, die das Zielkriterium beeinflussen kann, sollte ausgeschlossen sein, ebenso schwere Begleiterkrankungen oder Multimorbidität, wenn hierdurch Befunde und Nebenwirkungen schwer interpretierbar werden oder wenn die voraussichtliche Lebenserwartung geringer als die Studiendauer wäre.

Absichtliche Verletzung eines Ausschlusskriteriums („waiver")

Die Nichtbeachtung eines Ein- oder Ausschlusskriteriums ist eine klare Prüfplanverletzung, unabhängig von der medizinischen Bedeutung. Gelegentlich mag es jedoch Kriterien geben, bei welchen es sinnvoller ist, sich nach dem medizinischen oder wissenschaftlichen Hintergrund zu orientieren. Für Altersgrenzen z. B. gibt es unterschiedliche Gründe. Während das Mindestalter von 18 Jahren meist einen rechtlichen Grund hat und damit nicht unterschritten werden darf, dient ein Höchstalter (z. B. 65 Jahre) oft lediglich dazu, ältere, möglicherweise multimorbide Patienten auszuschließen. Hier kann es hilfreich sein, im Einzelfall, z. B. bei biologisch wesentlich jüngeren Senioren, mit dem Sponsor zu verhandeln und eine Ausnahme („waiver") zu erfragen. Ein solches Waiver-System ermöglicht einen Rest an medizinischer Flexibilität bei der Aufnahme von Patienten. Es muss jedoch gewährleistet sein, dass nur eine zentrale Stelle, möglichst immer nur dieselbe Person, mit immer der gleichen Strenge oder Liberalität (also konsistent) solche Ausnahmeentscheidungen trifft. Andernfalls würde ein Waiver-System der Aushöhlung der Einschlusskriterien Tür und Tor öffnen. Zudem muss der „waiver" und die Begründung hierzu in jedem Einzelfall sorgfältig schriftlich dokumentiert sein.

Screening-Liste

Manchmal stellt sich erst im Lauf der Studie heraus, wie unrealistisch die Einschlusskriterien sind. Unter anderem zur Prüfung der Repräsentativität der Studienpopulation dient die Screening-Liste. Hier werden alle Patienten, welche dem ersten Anschein nach für die Studie geeignet schienen, also z. B. die geforderte Diagnose hatten, notiert. Zusätzlich wird vermerkt, ob sie letztendlich randomisiert werden konnten oder nicht. Im Falle des Ausschlusses wird das Kriterium notiert, welches die Aufnahme in die Studie verhindert hat. Eine solche Liste gibt sehr schnell Aufschluss über das Verhältnis gescreenter zu randomisierter Patienten, welches oft 10 zu 1 oder mehr betragen kann. Darüber hinaus ist bald zu erkennen, ob ein ganz spezifisches Ausschlusskriterium immer wieder die Aufnahme eines Patienten verhindert und möglicherweise überdacht und geändert werden soll.

E.2.4 Randomisierung, Stratifizierung

Während des Zeitraumes der Prüfung der Ein- und Ausschlusskriterien befindet sich der Patient in der sog. Screening-Phase und nach Absetzen einer eventuellen Vortherapie in der Baseline-Phase. Zur Identifizierung erhält er während dieser Phasen eine *Baseline-Nummer.*

Sind alle Einschlusskriterien erfüllt und liegt kein Ausschlusskriterium vor, kann die Randomisierung erfolgen. Hierbei handelt es sich um die per Zufallsprinzip erfolgende Zuteilung in eine bestimmte Therapiegruppe. In manchen Studien erfolgt dies durch einen Telefonanruf bei einem zentralen Randomisierungscomputer, der dann die Therapiegruppe mitteilt. Bei doppelblinden Studien befindet sich normalerweise die Medikation schon am Zentrum, und die Zuteilung zu einer Therapiegruppe erfolgt einfach durch Wählen der nächst fälligen *Randomisierungs-Nummer* (auch *„Allocation-Nummer"* genannt). Der Patient behält dann während der gesamten Studiendauer diese Nummer bei, und die Medikation mit dieser Nummer enthält dann auch immer die dieser Nummer zugeteilte Substanz. Vorsicht bei der Wahl der nächsten Nummer ist geboten, wenn eine Stratifizierung (Schichtung) erforderlich ist. Hier muss je nach einem bestimmten Befund eine Nummer aus einem bestimmten Block gewählt werden. Eine Stratifizierung ist immer dann angezeigt, wenn man bestimmte Kriterien, welche die Zielgröße beeinflussen können, nicht ausschließen will.

Beispiel: *In einer Studie zum Einfluss zweier Antihypertensiva auf die Arteriosklerose möchte man die Raucher nicht ausschließen, weil dies sonst eine Einschränkung des Patientengutes bedeuten würde, die nicht der Wirklichkeit entspricht. Rauchen kann aber, wie hinlänglich bekannt, die Progression der Arteriosklerose fördern. Damit würde das Studienergebnis verfälscht, wenn sich in einer Therapiegruppe mehr Raucher befänden. Die Lösung besteht darin, dass nach Rauchern und Nichtrauchern stratifiziert wird. Raucher erhalten dann zum Beispiel immer die nächst mögliche Nummer in aufsteigender Reihenfolge (z. B. 101, 102, 103, ...), Nichtraucher erhalten jeweils die höchste zur Verfügung stehende Nummer in absteigender Reihenfolge (z. B. 150, 149, 148, ...). Ob und bei welcher Nummer sich die beiden „Strata" in der Mitte treffen, ist unerheblich. Ziel dieses auf den ersten Blick komplizierten Vorgehens ist es, Raucher und Nichtraucher auf beide Therapiegruppen gleichmäßig zu verteilen, damit der „Störfaktor" Nikotin in beiden Therapiegruppen gleich wirksam wird. Damit wird trotz des zusätzlichen Einflussfaktors ein Vergleich der beiden Antihypertensiva möglich.*

E 3 Monitorbesuche

Der Monitor ist die wichtigste, oft die einzige Verbindung zwischen dem Prüfzentrum und dem Sponsor. Monitore können Angestellte der Pharmafirma, also des Sponsors sein, freie Mitarbeiter oder Angestellte von unabhängigen Instituten (sog. Contract Research Organisation, CRO). Als Instrument der Qualitätskontrolle ist es ihre Hauptaufgabe, die Durchführung der Studie vor Ort durch häufige Besuche am Prüfzentrum zu begleiten, die Daten zu sichten, zu kontrollieren und einzusammeln sowie dem Prüfer für alle wichtigen Fragen im Rahmen der Studie als kompetenter Partner zur Verfügung zu stehen. Die Häufigkeit der Besuche des Monitors vor Ort hängt von der Komplexität der Studie, von der Menge der anfallenden Daten und von der Patientenanzahl im Zentrum ab. Die üblichen Monitoring-Intervalle liegen zwischen 4 und 8 Wochen.

E.3.1 Quelldatenkontrolle

Das Endprodukt einer klinischen Prüfung ist eine Aussage über die Wirkung und / oder die Verträglichkeit eines Produkts. Insofern müssen die Daten, auf welchen diese Aussage beruht, einer kontinuierlichen Qualitätskontrolle unterzogen werden. Folgerichtig nimmt die Quelldatenkontrolle beim Monitoring vor Ort die meiste Zeit ein. Ziel ist es, die fehlerfreie Übertragung der Patientendaten in die Erhebungsbögen („Case Report Forms", „Worksheets") sicherzustellen.

Hierzu muss der Monitor direkten Zugriff auf und das Recht zur Einsichtnahme in die Original-Patientenakten haben. Über diese Einsichtnahme muss der Patient im Rahmen der Aufklärung informiert werden und sein Einverständnis hierzu erteilen. Andernfalls ist seine Studienteilnahme nach § 40 AMG nicht möglich.

Anhand der Patientenakten überprüft der Monitor zunächst die demografischen Daten wie Initialen und Geburtsdatum sowie das Vorliegen einer vom Patienten persönlich unterschriebenen und datierten Einverständniserklärung. Die weitere Durchsicht der Krankenakte zeigt, ob alle Vorerkrankungen, Diagnosen und Begleitmedikamente vollständig und richtig in die Datenerhebungsbögen übertragen wurden und ob sich hierunter evtl. Ausschlusskriterien befinden, welche gegen die Studienteilnahme sprechen. Die weitere Kontrolle erstreckt sich auf die fehlerfreie und schlüssige Übertragung aller Befunde. Alle Angaben in den Originalunterlagen müssen an passender Stelle in den Datenerhebungsbögen zu finden sein und, umgekehrt, für die Eintragungen in den Erhebungsbögen sollen Quelldokumente zu finden sein.

Der Begriff „Quelldokument" („source document") fällt in diesem Zusammenhang besonders häufig. Definitionsgemäß handelt es sich hierbei um die „erste schriftliche Dokumentation eines Befundes". Beispiele hierfür sind: Anamnesebogen, Laborausdruck, EKG-Streifen, Spirometer-Ausdruck, Röntgenbefund, Sonografiebefund, Histologiebericht usw. Auch vom Patienten selbst ausgefüllte Fragebögen sind Quelldokumente. Immer wieder entsteht die Frage, in welchem Ausmaß der Datenerhebungsbogen selbst als Quelldokument dienen kann, falls der Prüfarzt Eintragungen unmittelbar und direkt dort vornimmt, z. B. weil er sie nur für die Studie erhebt und nirgendwo anders dokumentiert. Europäische Behörden möchten aus den Quelldokumenten im Wesentlichen die Existenz der Patienten verifizieren, während US-Inspektoren auch die gesamten Studiendaten aus den Quelldokumenten reproduzieren wollen.

Wo sich für welche Daten die Quelldokumente befinden, sollte vor Beginn der Studie festgelegt werden. Dies kann in Form einer Liste geschehen, man kann auch anhand eines Muster-Erhebungsbogens dokumentieren, woher die einzelnen Daten stammen, die dort eingetragen werden.

Die Tatsache, dass der Patient an einer Studie teilnimmt und einige Minimalinformationen hierzu (Zeitraum, Firma, Medikament, Ansprechpartner) sollen in oder auf der Krankenakte vermerkt sein. Sehr gut eignen sich kleine Aufkleber, die der Sponsor zur Verfügung stellen kann.

Im niedergelassenen Bereich kann sich eine separate Dokumentation für allein studienspezifische Untersuchungen anbieten. Letztere werden in einem eigens für die Studie angelegten Ordner abgelegt, während für die übliche Patientenversorgung die Praxiskarte weitergeführt wird. Hierdurch wird die Gefahr vermieden, dass studienbedingte Leistungen bei der Quartalsabrechnung versehentlich der Kasse belastet werden. Es versteht sich jedoch von selbst, dass zum Monitoring natürlich beide Akten, also die „normale" Patientenkarte und der studienspezifische Ordner, verfügbar sein müssen; denn in beiden Unterlagen können sich wichtige Informationen, z. B. hinsichtlich der Verträglichkeit der Prüfpräparate, befinden.

E.3.2 Bilanzierung der Studienmedikation

Studienmedikation ist nur für Studienpatienten gedacht, oft nicht zugelassen, bei Doppelblindstudien so etikettiert, dass keine Information über Inhalt und Wirkstoff ersichtlich ist, und enthält meist keinen Beipackzettel. Es versteht sich von selbst, dass deshalb mit Medikation für klinische Prüfungen höchstgradig sorgfältig umgegangen werden muss. Sie muss separat von anderen Mustern gelagert werden, der Zugriff soll kontrolliert sein, am besten in einem verschließbaren Raum, der nur durch Personal, nicht für Patienten zugänglich ist. Die Ausgabe von Studienmedikation muss in einer Liste unter Angabe von Datum, Patienten-Nummer (Allocation-Nummer) und Menge ebenso dokumentiert werden wie die Rücknahme und die Anzahl evtl. nicht

eingenommener Medikation. Auch die meisten Datenerhebungsbögen enthalten jeweils eine Seite, in welcher genau die Dauer und Anzahl der eingenommenen Prüfpräparate zu dokumentieren ist. Die Angaben in den Bilanzierungslisten müssen mit den Eintragungen in den Erhebungsbögen konsistent sein.
Beim Besuch im Zentrum prüft der Monitor regelmäßig die Lagerbedingungen und die Bilanzierung der ausgegebenen und zurückgenommenen Medikation. Diskrepanzen müssen, soweit möglich, geklärt werden.

E.3.3 Prüfung auf Entblindungen

Zu den Aufgaben des Monitors gehört es auch, die Unversehrtheit der Notfallkuverts regelmäßig zu prüfen und im Fall einer Entblindung eine sorgfältige Dokumentation und Begründung zu erhalten.

Inhalt des Prüfarztordners (Auswahl)

- ❒ Schriftwechsel mit dem Sponsor
- ❒ Schriftwechsel mit der Ethik-Kommission: Antrag, Votum, Zusammensetzung der EK
- ❒ Muster-Aufklärungsbogen
- ❒ Behördenmeldungen: BfArM/PEI, Überwachungsbehörde
- ❒ Versicherungsbestätigung, Versicherungsbedingungen
- ❒ Prüfplan, datiert und unterschrieben
- ❒ Investigator's Brochure
- ❒ Literatur zur Prüfsubstanz
- ❒ Lebensläufe des beteiligten Personals, Fortbildungsnachweise
- ❒ Zuständigkeiten des beteiligten Personals (Responsibility List mit Unterschriftsproben)
- ❒ Definition der Quelldokumente
- ❒ Patientenlaufliste
- ❒ Medikationslisten über Ausgabe und Rücknahme
- ❒ Notfallkuverts, Dokumentation eventueller Entblindungen
- ❒ Medikationsversand, Haltbarkeitsdaten, ggf. Einfuhrerlaubnis
- ❒ Laborzertifikate, Normalwerte, Probenversand
- ❒ Eichzertifikate
- ❒ Regularien (AMG, GCP, studienspezifische Arbeitsablaufanweisungen)
- ❒ Kontaktliste Monitor/Prüfarzt
- ❒ Audit-Zertifikat
- ❒ schwerwiegende unerwünschte Ereignisse
- ❒ weitere Aktennotizen

Bei Notfällen oder schweren Erkrankungen in klinischen Prüfungen ist der Reflex zur Entblindung nur allzu verständlich. Man sollte sich jedoch bemühen, kühlen Kopf zu bewahren und sich fragen, ob die Kenntnis der Therapie wirklich für weitere therapeutische Konsequenzen nötig ist. Hängt das weitere Vorgehen davon ab, so muss tatsächlich sofort entblindet werden, um die davon abhängigen Entscheidungen zügig zu treffen. In vielen Fällen ist jedoch eine Entblindung nicht zwingend erforderlich, sie hilft dem Patienten dann nicht, sondern mindert nur die Objektivierbarkeit der Studie.

E.3.4 Kontrolle der Studienunterlagen

Nicht nur Medikation und Datenerhebungsbögen gehören zu den Studienmaterialien, sondern auch weitere Unterlagen, die durchaus einen beachtlichen Umfang annehmen können. Der „Prüfarztordner“ (Investigator's File) besteht deshalb oft aus mehreren Ordnern und enthält die gesamte offizielle (damit auch durch Inspektionen einsehbare) Studiendokumentation. Der Monitor prüft bei seinen Besuchen die Vollständigkeit, ergänzt fehlende Unterlagen und ist auf diese Weise dem Prüfarzt beim „Ordnung halten" behilflich.

E.3.5 Prüfung der technischen Ausstattung

Schon vor Annahme der Studie muss bereits klargestellt worden sein, ob am Zentrum alle für die Studie nötigen technischen Geräte verfügbar und auch noch gültig geeicht sind. Deshalb kann sich während der Studie die Tätigkeit des Monitors darauf beschränken, stichprobenweise zu prüfen, ob noch alle technischen Voraussetzungen gegeben sind, oder ob sich Änderungen ergeben haben, z. B. Prüfplaketten abgelaufen sind.

E.3.6 Dokumentation der Monitoring-Kontakte

Entsprechend der Forderung der Nachvollziehbarkeit durch Dritte müssen in klinischen Studien nach GCP alle Entscheidungen, Interpretationen von Befunden und sonstigen wichtige Vorgänge dokumentiert werden. Dies gilt in ganz besonderem Maße natürlich für Monitoring-Besuche und deren Inhalte.

Ein ausführlicher Monitoring-Bericht fasst alle geprüften Punkte und deren Ergebnis zusammen. Er eignet sich nicht nur dazu, um ordnungsgemäße Ergebnisse beim Monitoring zu dokumentieren, es müssen auch Defizite und Klärungsbedarf festgehalten werden. Dies soll nicht zu einer Schuldzuweisung an irgend jemanden führen, sondern zeigt, dass das Thema beim Monitoring angesprochen und einer Klärung zugeführt wurde. Der Monitoringbericht kann sich auch als Checkliste eignen, anhand welcher der Prüfer oder der Monitor ihre „Hausaufgaben" bis zum nächsten Besuchstermin erledigen.

„Eiserne" GCP-Regel: Was nicht dokumentiert ist, wurde nicht gemacht!

Neben den inhaltlich sehr ausführlichen Monitoring-Berichten wird auch eine übersichtliche Liste aller für die Studie relevanten Kontakte (einschließlich der Telefonate) geführt. Diese Liste gibt zwar wenig Auskunft über die Inhalte, doch lässt sie schnell die Intensität des Monitorings bzw. die Häufigkeit der Kontakte erkennen.

E 4 Datenerhebung, -korrektur und -weiterleitung

E.4.1 Die Zukunft: E-Clinical-Trials

Von der Befunderhebung am Patienten bis zum biometrischen Bericht oder der Publikation einer klinischen Prüfung legt jeder Datenpunkt einen langen Weg zurück. Am Anfang dieses Weges steht die Messung, dabei wird ein Wert erhoben, irgendwo notiert oder von einem Gerät ausgedruckt (Quelldokument). Der nächste Schritt bei einer konventionellen papierbasierenden Studie ist die Notierung auf dem Erhebungsbogen (Worksheet, Case Report Form, CRF). Als nächstes schließt sich die manuelle Eingabe in ein Computersystem an.

Natürlich ist jeder manuelle Zwischenschritt, insbesondere die Eingabe vom Erhebungsbogen in die Datenbank, zeitaufwändig und fehleranfällig. Es bietet sich deshalb an, einen Schritt auszulassen, also dem Prüfzentrum das Ausfüllen der Papierformulare zu ersparen und dort unmittelbar die Messungen in ein elektronisches Format eingeben zu lassen (papierlose Studie, E-Clinical-Trial).

Als Prüfer mag man zunächst davor zurückschrecken und sich als Dateneingabe-Hilfskraft der Industrie sehen. In diversen Horrorszenarien stellt man sich dann vor, wie das Arztzimmer von Laptops der einzelnen Firmen überquillt, sämtliche Telefonleitungen durch die Datenübertragungen blockiert sind und das medizinische Hilfspersonal sich vor der Tastatur sitzend durch Software-Handbücher quält, während draußen die Patienten warten. Solche Kinderkrankheiten der E-Clinical-Trials gehören nunmehr zum Glück der Vergangenheit, der Pionierzeit der papierlosen Studien an. Heutzutage ist keine spezielle Hardware mehr erforderlich, dank Java-Scripts sind die Eingabemasken intuitiv zu bedienen und einfach verständlich, Eingabe-Checks weisen sofort auf Fehler oder notwendige Korrekturen hin, und die Datenübertragung erfolgt verschlüsselt sowie stabil. Die Prüfer wissen es zu schätzen, dass sie nicht mehr in Stapeln von NCR-Papier ertrinken, dass sie noch am Tag der Eingabe eine Rückmeldung über die Qualität ihrer Daten bekommen, dass sie sofort die Arbeit „vom Tisch" haben und dass sie wesentlich seltener von einem Monitor nach Korrekturen oder nach Details gefragt werden, was ja früher oft zu einem Zeitpunkt passierte als sie sich schon gar nicht mehr daran erinnern konnten oder als die Unterlagen schon längst abgelegt waren.

E.4.2 Klärung von Rückfragen - Das Audit-Paper-Trail-Konzept

Bei der späteren Analyse und im Publikationsmanuskript treten die einzelnen Messwerte nicht mehr als einzelne Datenpunkte in Erscheinung sondern deren statistische Größen, also Mittelwerte, Standardabweichungen und Konfidenzintervalle. Bei einer Überprüfung müssen diese Werte jedoch bis zum einzelnen Datenpunkt und zum Quelldokument zurückverfolgbar und nachvollziehbar sein. Daraus ergibt sich, dass alle Übertragungen und insbesondere Korrekturen dokumentiert sein müssen.

Wo immer Menschen tätig sind, können Irrtümer und Fehler geschehen. Korrekturen gehören ebenso zum Alltag der Datenerhebung in einer klinischen Studie, wie die Datenerhebung selbst. Doch sind nicht nur menschliche Schwächen alleinige Ursachen von Datenänderungen, auch bei absolut fehlerfreier Eintragung in die Erhebungsbögen kann noch eine Überarbeitung nötig sein. Um auswertbar zu sein, müssen die bei klinischen Prüfungen erhobenen Daten in ein vom Computer verwertbares Format gebracht werden. Dies erfordert ein Umdenken von der etwas vagen, umschreibenden (meist internistisch-) medizinischen Ausdrucksweise in harte, klare und eindeutige Fakten. Dies macht gelegentlich ein Umformulieren oder Modifizieren von ursprünglichen Angaben notwendig. Oft werden Angaben auch wiederholt abgefragt, möglicherweise drückt sich der Prüfarzt aber im Laufe der Studiendauer geringgradig anders aus. Zuweilen entdeckt der Monitor bei der Quelldatenkontrolle Informationen, welche noch nachgetragen werden müssen.

Gründe für Korrekturen oder Datenänderungen

- ❒ Korrektur von Schreibfehlern
- ❒ Ergänzung unvollständiger Eintragungen
- ❒ Übersetzung von Begriffen
- ❒ Codierung von Begriffen

Aus all den vorgenannten Gründen müssen sehr oft Korrekturen der Eintragungen im Erhebungsbogen oder Änderungen der bereits übermittelten Daten erfolgen. Um jeglichen Vorhaltungen der Datenfälschung entgegnen zu können, müssen notwendig gewordene Korrekturen sehr sorgfältig dokumentiert sein, abgezeichnet, datiert und nach Möglichkeit begründet werden. Die ursprüngliche Eintragung, welche korrigiert wird, muss hierbei noch erkennbar bzw. mit angegeben sein.

Für jedes einzelne Zentrum ist festzulegen, wer Korrekturen durchführen bzw. abzeichnen darf (z. B. in der Responsibility-Liste).

Viele Datenerhebungsbögen werden mit ein oder mehreren Durchschlägen hergestellt. Sämtliche Eintragungen sowie die Korrekturen schreiben sich dann von selbst durch. Erfahrene Prüfer kennen die Vorteile (sofort eine Kopie des Bogens zur Hand, z. B. für die Akte oder für den Monitor), aber auch die Nachteile dieses „NCR-Papiers" (Durchschreiben durch mehrere Seiten, wenn zu stark, kein Durchschreiben, wenn zu schwach aufgedrückt wird, nicht mit Füllfederhaltern oder Filzschreibern zu benutzen). Bei Korrekturen wird ein weiterer Nachteil des NCR-Papiers deutlich: Nach Trennung der einzelnen Durchschläge sind Änderungen nicht mehr möglich, da ansonsten geänderte und ungeänderte Versionen existieren würden.

Prinzipien bei der Korrektur von Daten

- ❒ ursprüngliche Eintragung erkennbar
- ❒ keine Korrekturflüssigkeit
- ❒ Datum der Änderung
- ❒ Handzeichen des Ändernden
- ❒ Grund der Änderung

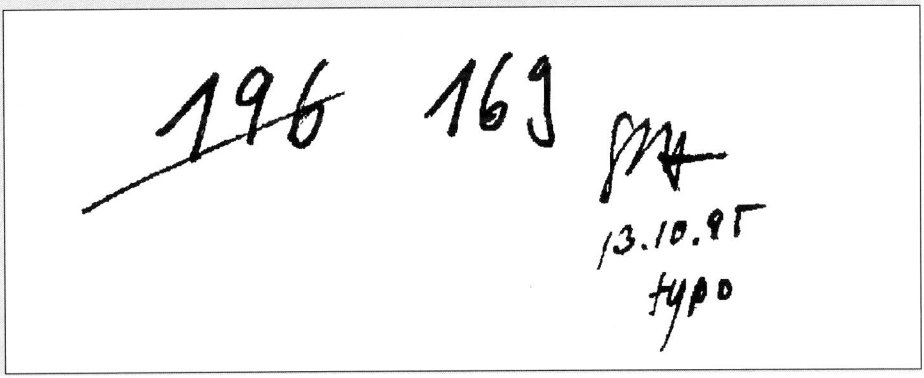

Abb. 3. Ordnungsgemäße Korrektur eines Schreib- oder Übertragungsfehlers: Die ursprüngliche Eintragung bleibt erkennbar und wird mit einer Linie durchgestrichen. Der korrekte Wert steht daneben, Handzeichen und Datum lassen erkennen, wer die Änderung wann durchgeführt hat. Die Angabe des Grundes für die Änderung („Typo") weist auf einen Schreibfehler hin.

Aus diesem Grund sollte nach der Trennung der einzelnen Durchschläge für Korrekturen oder für die Klärung von Rückfragen ein separates Formblatt verwendet werden. In dieses Formblatt werden Rückfragen und Antworten bzw. Datenänderungen eingetragen, ohne dass sie in den ursprünglichen Datenerhebungsbögen noch nachgetragen werden müssen. Bei gemeinsamer Verwaltung und Ablage bilden somit die ursprünglichen Erhebungsbögen zusammen mit den Korrekturformularen die Basis für die weitere Datenbearbeitung (z. B. Eingabe in eine Datenbank). Auch für evtl. später, nach maschinellem Check der Daten entstehende Rückfragen oder Ergänzungen kann wiederum ein separates Formblatt verwendet werden. Sämtliche ursprünglichen Daten und die Korrekturen müssen dabei bis hin zum Quelldokument nachvollziehbar und zurück verfolgbar sein („Paper Audit Trail").

Zwei Arten von Korrekturen werden häufig unterschieden:

- Typ I („self evident"): Durch Redundanz im Erhebungsbogen ergibt sich der wahre Wert zwanglos und zweifelsfrei aus anderen Abschnitten/Feldern des Erhebungsbogens. Zum Beispiel wurde die Patientennummer auf einer Seite eines fest gebundenen Erhebungsbogens vergessen, ist aber auf den anderen Seiten eindeutig zu erkennen. Solche Ergänzungen können in der Regel durch den Monitor selbstständig durchgeführt werden.
- Typ II: Der Fehler ist nicht eindeutig zu klären bzw. erfordert eine Rückfrage beim Prüfer. Diese Korrekturen müssen vom Prüfer abgezeichneet werden.

INVESTIGATOR'S CLINICAL
DATA QUERY FORM (DQF)

Short Title of Study: ....
Protocol No.: ....
ALLOCATION NO.: ....

Name of INVESTIGATOR: ....
Name of REQUESTOR: ....
PATIENT / SUBJECT INITIALS: ....
DATE: ....

WORKSHEET/CRF			PARAMETER	PROBLEM	SOLUTION
VISIT	PAGE FORM	DATE			

I AUTHORIZE THAT THE ORIGINAL AND ALL OFFICIAL COPIES OF THE ABOVE CASE REPORT FORMS BE CHANGED AS INDICATED.

(Name des Sponsors, Adresse, Telefon, Fax, ggf. E-mail-Adresse)	Investigator's Signature Date:

Abb. 4. Korrekturformblatt zur Dokumentation von Rückfragen oder Datenänderungen, nachdem die NCR-Durchschläge der Erhebungsbögen getrennt sind.

E 5 Arzneimittelsicherheit in klinischen Prüfungen: Meldung von unerwünschten Ereignissen

Klinische Studien dienen nicht nur der Prüfung der Wirksamkeit eines Arzneimittels, sondern auch der Sammlung aller möglichen Informationen über die Verträglichkeit. Die Situation in einer klinischen Studie ist zwar durch die starke Patientenselektion und durch die prüfplangemäße Therapie nur eingeschränkt repräsentativ für die Bedingungen im medizinischen Alltag. Andererseits erhält man bei keiner anderen Beobachtungsform so ausführlich dokumentierte Informationen an einem so spezifisch definierten Patientengut. Insofern ist die korrekte und verantwortungsbewusste Meldung von unerwünschten Ereignissen in klinischen Studien auch ein wichtiger Beitrag zum Verbraucherschutz.

E.5.1 Verbraucherschutz im Arzneimittelmarkt

Im Arzneimittelmarkt ist im Vergleich zu anderen Branchen der Verbraucherschutz besonders stark ausgeprägt und ruht auf drei sehr wichtigen Säulen:

Produktsicherheit

Die Zulassungspflicht sorgt dafür, dass nur Produkte mit vertretbarem Nutzen-Risiko-Verhältnis auf den Markt kommen. Hierbei wird sowohl die pharmazeutische („chemische") Qualität geprüft als auch Wirkungen und Nebenwirkungen beurteilt. Es ist verboten, bedenkliche Arzneimittel in den Verkehr zu bringen.

Informationssicherheit

Ebenso zulassungspflichtig wie die Substanz selbst sind Beipackzettel und Fachinformation, welche zusammen mit dem Arzneimittel in den Verkehr gebracht werden. Die Werbung für nicht zugelassene Indikationen ist verboten. Darüber hinaus unterliegen alle Werbeaussagen und Informationen den strengen Regeln des Heilmittelwerbegesetzes.

Abgabesicherheit

Selbst die Vertriebswege, also an wen und wo ein Arzneimittel überhaupt verkauft werden darf, sind durch die Verschreibungspflicht bzw. die Apothekenpflicht geregelt.

Die besondere Stellung, welche Arzneimittel auch bei der Regelung der Vertriebswege innehaben, wird z. B. auch in einem Urteil des Bundesverwaltungsgerichts Berlin vom 22.1.1998 deutlich: Demnach wurde die Einrichtung von Autoschaltern zur Abgabe von Arzneimitteln untersagt, da die besonderen Risiken den Apotheker zur Beratung verpflichten, was nur innerhalb der Apothekenbetriebsräume möglich sei.

Durch die sorgfältige Erhebung von Wirksamkeits- und Verträglichkeitsinformationen betreibt der Arzt bereits bei der Entwicklung des Produkts aktiven Verbraucherschutz. Er hilft durch seine niedergeschriebenen Erfahrungen der Zulassungsbehörde bei der Zulassungsentscheidung und trägt damit zur Produktsicherheit bei. Darüber hinaus finden seine Beobachtungen Eingang in die Patienten- und Fachinformation und fördern damit die Informationssicherheit.

Auch nach der Zulassung prüft die Behörde anhand regelmäßiger Erfahrungsberichte bzw. einzelner Nebenwirkungsmeldungen (zu welchen der pharmazeutische Unternehmer verpflichtet ist), ob Produkt-, Informations- oder Abgabesicherheit noch gewährleistet sind, oder ob Maßnahmen (Anordnungen) zu treffen sind, um sie wieder herzustellen.

E.5.2 Definitionen

Durch die Befolgung des Arzneimittelgesetzes und der GCP-Leitlinien sind mehrere unterschiedliche Definitionen bezüglich Nebenwirkungsmeldungen gebräuchlich. Je nachdem, ob es sich um Meldepflichten an das BfArM/PEI, an die Ethik-Kommission oder an die FDA (Food and Drug Administration) bzw. um Verdachtsfälle, Einzelfallmeldungen- oder um Listenmeldungen handelt, sind unterschiedliche Kriterien wichtig, welche Prüfer durchaus verwirren können. In der Praxis sind für den Prüfarzt jedoch nur zwei Definitionen von Bedeutung. Diesen Definitionen folgend meldet er alle Fälle an den Monitor bzw. an den Sponsor, der die weiteren Verpflichtungen nach AMG und GCP übernimmt.

Unerwünschtes Ereignis

Alles, was der Patient, dem ein Prüfpräparat verabreicht wurde, an unerwünschter Änderung erfährt, ist ein unerwünschtes Ereignis (UE), also jede unerwünschte Änderung in der Symptomatologie, Morphologie, Funktion oder Biochemie, unabhängig von einem möglichen Kausalzusammenhang. Hier kann es sich um neue Beschwerden oder Symptome handeln, um eine Verschlechterung von Laborwerten, das Auftreten einer neuen Begleitdiagnose oder die Notwendigkeit einer neuen zusätzlichen Therapie.

War eine Begleiterkrankung oder waren Beschwerden schon vor Aufnahme in die Studie vorhanden, so ist dann von einem UE auszugehen, wenn sich die vorbestehende Situation klinisch relevant verschlechtert hat. Bei rezidivierenden Erkrankungen (z. B. Migräne, Angina pectoris) liegt dann eine Verschlechterung vor, wenn sich entweder die Anfallshäufigkeit erhöht hat oder die Anfälle selbst nun in stärkerer Intensität auftreten. Als kleine Hilfe kann man sich folgende einfache Regel merken: Was immer während einer Studie beim Patienten zu Beschwerden oder Begleitdiagnosen beobachtet wird, muss mindestens entweder auf der „History"-Seite oder auf der „Adverse Event"-Seite dokumentiert sein.

Schwerwiegende unerwünschte Ereignisse (§ 4 (13), AMG)

Schwerwiegend ist ein UE dann, wenn es

- ❐ **zum Tod führt**
  (nach Möglichkeit muss die Todesursache als UE angegeben werden)
- ❐ **unmittelbar lebensbedrohlich ist**
  (so wie es stattgefunden hat, nicht „wenn es schlimmer gekommen wäre“)
- ❐ **eine dauerhafte oder wesentliche Behinderung zur Folge hat**
  (hierzu ist auch die Erwerbsunfähigkeit zu zählen, nicht jedoch eine vorübergehende Arbeitsunfähigkeit)
- ❐ **zu einem stationären Aufenthalt führt**
  (eine Übernachtung im Krankenhaus, auch lediglich zur Beobachtung, zählt)
- ❐ **einen bestehenden stationären Aufenthalt verlängert**
  (eine Übernachtung mehr als zunächst geplant)
- ❐ **zu einer kongenitalen Anomalie oder einem Geburtsfehler führt**
  (beim leiblichen Nachkommen eines Studienteilnehmers)
- ❐ **der Prüfarzt es als klinisch bedeutsames schwerwiegendes UE einstuft**
  (bei ernsthafter, auch nicht lebensbedrohlicher Gefährdung des Patienten; wenn eine Intervention notwendig ist, um eine der o.g. Situationen zu vermeiden; auch nach Beendigung der Studie, falls der Prüfarzt einen kausalen Zusammenhang sieht. Dies ermöglicht es dem Arzt, einem UE besondere klinische Relevanz beizumessen)

Es sei betont, dass ein möglicher Kausalzusammenhang mit der Studie oder mit der Medikation zunächst völlig irrelevant ist. Auch wenn Patient oder Prüfer felsenfest der Überzeugung sind, dass das Ereignis absolut nichts mit der Studie zu tun haben kann, muss ein UE dokumentiert und an den Sponsor gemeldet werden. Nur so können eventuelle Nebenwirkungen objektiv und unbeeinflusst von dem bisherigen Wissen über das Profil der Substanz gesammelt werden. Im extremsten Fall müßte es auch als UE gemeldet werden, wenn ein Studienpatient von einem vom Himmel fallenden Meteoriten verletzt würde.

Schwerwiegendes unerwünschtes Ereignis

Unter bestimmten Bedingungen – und diese liegen relativ formalistisch fest – wird ein UE als schwerwiegend bezeichnet. Folge sind dann besondere Meldebestimmungen und kürzere Fristen (Meldung innerhalb von 24 Std. an den Monitor oder den Sponsor).

Sonderfall eines schwerwiegenden UEs: Tod eines Prüfungsteilnehmers

Im Fall des Todes einer betroffenen Person übermittelt der Prüfer der zuständigen Ethik-Kommission, bei multizentrischen Studien auch der beteiligten Ethik-Kommission, sowie der zuständigen Bundesoberbehörde alle von diesen zusätzlich angeforderten Auskünfte. Dabei unterbleibt die Übermittlung personenbezogener Daten an die Ethik-Kommission. Darüber hinaus sollten die folgenden Ereignisse ebenso nachhaltige Beachtung finden und mit den selben Fristen gemeldet werden, auch wenn sie nicht der Definition für „schwerwiegend“ unterliegen:

- UEs als Folge einer Überdosierung,
- maligne Erkrankungen,
- Schwangerschaft während der Einnahme einer Prüfmedikation.

E.5.3 Kausalitätsbeurteilung

Die Definitionen des UE und des schwerwiegenden UE werden völlig unabhängig davon vorgenommen, ob das Ereignis mit der Studie oder mit einer der dort verwendeten Prüfsubstanzen in Zusammenhang zu bringen ist, oder nicht. An den Sponsor gemeldet wird in jedem Fall! Bei der Meldung erhält der Prüfarzt selbstverständlich die Möglichkeit, seine Einschätzung der Kausalität mit einzubringen. Ist die Meldung mit dem Verdacht eines möglichen Kausalzusammenhangs durch den Arzt versehen, so bestehen seitens des Sponsors ggf. Meldepflichten als „Verdachtsfall" an das BfArM/PEI (nach AMG), beziehungsweise als unerwartete schwerwiegende Arzneimittelnebenwirkung an die Ethik-Kommission (nach ICH-GCP).

Bei der Einschätzung der Kausalität kann der Arzt pharmakologische Parameter heranziehen, die bisherigen Kenntnisse über das Nebenwirkungsprofil der Prüfsubstanzen einfließen lassen und die Wirkungen evtl. gleichzeitig gegebener anderer Substanzen und die Begleitdiagnosen des Patienten ebenso berücksichtigen wie das Ergebnis eines evtl. Absetz- oder Re-Expositionsversuchs.

E.5.4 Dokumentation und Meldung

Alle von der Norm abweichenden Beobachtungen, insbesondere auch außerhalb des Normalbereichs liegende Laborwerte, sind von einer Person mit adäquatem medizi-

Meldung schwerwiegender UEs

Ereignis	**Meldepflichtiger / Rechtsgrundlage (RV = Rechtsverordnung)**			
	Prüfer		**Sponsor**	
schwerwiegend	unverzüglich: an den Sponsor	RV §12 (4)		
schwerwiegend + Tod	unverzüglich: an Sponsor, EK und BfArM/PEI	RV §12 (6)		
schwerwiegend + unerwartet + Kausalität(sverdacht)			< 15 Tage nach Bekanntwerden: an EK, BfArM/PEI, alle Prüfer und Behörden anderer EU-Staaten	RV §13 (2) ICH - GCP 5.17.1
schwerwiegend + unerwartet + Kausalität(sverdacht) + lebensbedrohlich bzw. Tod			< 7 Tage nach Bekanntwerden: an EK, BfArM/PEI und Behörden anderer EU-Staaten < 15 Tage: an alle Prüfer	RV §13 (3)
schwerwiegend + Kausalität(sverdacht)			jährliche Listenmeldung: an EK, BfArM/PEI, und Behörden anderer EU-Staaten	RV §13 (6)

nischem Sachverstand auf ihre klinische Relevanz zu beurteilen und zu dokumentieren, ob ein UE vorliegt oder nicht.

„Normale", also nicht schwerwiegende UEs werden im Datenerhebungsbogen auf einer speziell dafür vorgesehenen Seite dokumentiert und vom Monitor wie die anderen Daten regelmäßig eingesammelt.
Alle schwerwiegenden UEs (sUEs) müssen vom Prüfer innerhalb 24 Stunden auf die schnellst mögliche Art dem Sponsor oder dem Monitor gemeldet werden. Dies kann per Fax oder mit einem Telefonanruf geschehen. Oft sind innerhalb dieser kurzen Zeit noch nicht alle Informationen parat, insbesondere, wenn es sich um eine stationäre Aufnahme handelt oder um einen Todesfall. Meldepflichtig sind jedoch sofort die sog. Minimalangaben:

- benennbares unerwünschtes Ereignis,
- identifizierbarer Patient,
- identifizierbare Meldequelle,
- zeitlicher Zusammenhang mit der Studienteilnahme.

Der Sponsor muss alle schwerwiegenden Ereignisse innerhalb der kürzest möglichen Frist (max. 24 Std.) erhalten, um seinerseits eventuelle Meldepflichten einhalten zu können.

Die Tatsache, dass in Deutschland nur schwerwiegende unerwünschte Ereignisse mit vermutetem Kausalzusammenhang und erst innerhalb von 7 bzw. 15 Tagen *nach* Entblindungen dem BfArM/PEI zu melden sind, befreit den Prüfer nicht von seiner unverzüglichen Meldepflicht aller sUEs an den Sponsor; denn dieser hat ggf. noch darüber hinausgehende internationale Verpflichtungen.

F 5 5 Entblindung

Bei schwerwiegenden Ereignissen, insbesondere bei Todesfällen, liegt der Reflex zur Entblindung nahe. Doch gerade im letzteren Fall wird sehr deutlich, dass sich aus der Entblindung nicht immer eine für den Patienten nützliche therapeutische Konsequenz ergibt. Deshalb sollte der Randomisierungscode wirklich nur in dringenden Notfällen geöffnet werden.

Kann die Kenntnis der Therapie dem Patienten helfen, indem z. B. davon das weitere Vorgehen abhängt, so hat das Wohl des individuellen Patienten selbstverständlich Vorrang über die Integrität der Studie.

Bei unerwarteten, nicht durch die Grunderkrankung erklärbaren Todesfällen kann eine Verpflichtung zur Entblindung aus dem Leichenschaugesetz hergeleitet werden, wonach der die Leichenschau durchführende Arzt die Therapie erfahren muss.

E6 Am Ende der Studie: Archivierung

Die Anforderung, bestimmte Unterlagen für einen gesetzlich vorgeschriebenen Zeitraum aufbewahren zu müssen, ist durchaus nicht außergewöhnlich und besteht nicht exklusiv für klinische Studien. So muss zum Beispiel alleine der Durchschlag III eines Betäubungsmittelrezeptes schon mindestens 3 Jahre beim verordnenden Arzt archiviert werden. Die ärztliche Berufsordnung verlangt einen Aufbewahrungszeitraum von 10 Jahren für alle ärztlichen Aufzeichnungen. Das BGB empfiehlt eine 30-jährige Aufbewahrungsfrist für alle medizinischen Dokumente (22).

Die Arzneimittelprüfrichtlinien und die „alten" GCP-Leitlinien verlangen einen Archivierungszeitraum von 15 Jahren für die Quelldokumente und die Patientenidentifizierungscodes.

Etwas verkompliziert wurden die Aufbewahrungsvorschriften durch die ICH-GCP-Regeln. Hiernach sind alle essentiellen Studiendokumente solange aufzubewahren, bis das letzte Zulassungsverfahren in einem ICH-Land (Europa, USA, Japan) abgeschlossen oder eingestellt ist. Diese Vorschrift verlangt somit eine sorgfältige Dokumentation aller Prüfer in einer Datenbank beim Sponsor; denn nur die Firma hat den Überblick über den weltweiten Zulassungsstand ihrer Arzneimittel. Wird kein Zulassungsverfahren mehr durchgeführt oder erwartet, dann muss sie die Prüfer über das Ende der Archivierungspflicht informieren.

Um alle Vorschriften zu beachten, stellt man sich am besten auf eine Frist von mindestens 15 Jahren ein und wartet auf gegenteilige Anweisungen seitens des Sponsors. Aber nicht nur die Dauer der Archivierung sollte beachtet werden, auch die Form der aufzuhebenden Unterlagen ist zu berücksichtigen. Fax-Thermopapier z. B. kann nach wenigen Jahren ebenso bis zur Unleserlichkeit verblassen wie sog. „NCR"-Durchschläge, wie sie häufig bei Datenerhebungsbögen verwendet werden. Mikroverfilmung oder Übertragung (Einscannen) auf Speichermedien ist grundsätzlich möglich. Zu beachten ist jedoch, dass nicht nur die Datenträger, sondern auch die Lesesysteme (Hardware einschließlich Software und Betriebssystem) entsprechend lange aufzubewahren sind – eine bei der gegenwärtigen Kurzlebigkeit von Computersystemen ebenso wichtige Herausforderung wie die Archivierung selbst. Bei ausschließlich elektronischer Archivierung (also Vernichtung der Originale) verlangt die FDA eine Validierung des Systems nach 21 CFR 11.

Alte in Ton gehauene Keilschriften haben eine Lebensdauer von mehreren Tausend Jahren, Pergamente und alterungsbeständiges (nicht saures) Papier überdauern Jahrhunderte, aber kaum jemand kann heute mehr etwas mit den vor 15 Jahren gebräuchlichen lappigen 5,25 Zoll-Disketten anfangen. Über die Haltbarkeit von CDs oder DVDs ist noch nicht viel bekannt. Je dichter man also die Daten packt, umso vergänglicher scheinen sie zu sein.

Nicht nur in Kliniken, auch in Arztpraxen scheint die Archivierung von Krankenunterlagen an ihre Grenzen zu stoßen. Da liegt die Verlockung einer externen Archivierung nahe, welche Privatunternehmen oder auch Pharmafirmen anbieten. Zumindest der bayerische Datenschutzbeauftragte meldete für eine solche Lösung allerdings Bedenken an, da die Unterlagen dann nicht mehr dem Beschlagnahmeverbot nach § 97 StPO unterliegen würden, da das Krankenhaus dann an dem Archivierungsgut keinen „Gewahrsam" mehr hätte. Externes Archivieren sollte deshalb, dem Schutz der Patientendaten zuliebe, die absolute Ausnahme bleiben.

E 7 Wenn Ärzte von der Pharmaindustrie Geld erhalten: Vorschriften und Fallstricke

E.7.1 Vorteilsannahme und steuerrechtliche Fallen

U. a. Ärztliche Berufsordnung, Dienstrecht, Heilmittelwerberecht, Sozialversicherungsrecht, Steuerrecht und sogar Korruptionsstrafrecht können relevant werden, wenn Zahlungen oder sonstige Zuwendungen von der Pharmaindustrie an Ärzte erfolgen.

- Zahlungen dürfen nicht für Verordnungstätigkeiten geleistet bzw. angenommen werden.
- Sachleistungen sollten grundsätzlich vermieden werden. Unverfänglich hingegen ist die Annahme kleinerer Gegenstände für den Praxisbedarf.
- Zahlungen oder sonstige Vorteile („Zuwendungen“) im Zusammenhang mit Diensthandlungen Beamteter oder dem öffentlichen Dienst besonders Verpflichteter („Amtsträger“) werden als Vorteilsannahme bzw. -gewährung interpretiert. Selbst das von Professoren und Ordinarien oft als ihre Pflicht angesehene Einwerben von Drittmitteln (ohne finanzielle Mittel aus der Industrie wären einige wissenschaftliche und klinische Einrichtungen in Deutschland nicht mehr funktionsfähig!) wurde bereits als Untreue, Vorteilsannahme oder Bestechlichkeit verfolgt.
- Einnahmen sind in der Einkommensteuererklärung anzugeben.
- Bei systematischer, wiederholter Tätigkeit und hohen Einnahmen als Prüfer kann es sogar zur Umsatzsteuerpflicht kommen.

Bei korrektem Vorgehen sollten keinerlei Probleme mit den multiplen berührten Vorschriften entstehen. Einzelfälle und schwarze Schafe gefährden allerdings gelegentlich die Glaubwürdigkeit und das Ansehen einer ganzen Branche!

> ❐ **Trennung**
> der wissenschaftlichen Projekte von Umsatzgeschäften
>
> ❐ **Transparenz**
> aller Zuwendungen gegenüber der Verwaltung bzw. dem Träger
>
> ❐ **Dokumentation**
> aller entgeltlichen und unentgeltlichen Leistungen
>
> ❐ **Angemessenheit**
> von Leistung und Gegenleistung

Wie geht man also am sichersten vor?

1. Zuwendungen an Beschäftigte in medizinischen Einrichtungen dürfen nicht im Zusammenhang mit etwaigen Umsatzgeschäften stehen, die mit der medizinischen Einrichtung erfolgen.
2. Um die steuerliche Abzugsfähigkeit bei den Unternehmen zu gewährleisten, ist die Definition einer der Zahlung (Leistung) angemessenen Gegenleistung erfor-

derlich. Andernfalls handelt es sich steuerlich um ein Geschenk, das zu erheblichen zusätzlichen Steueraufwendungen führt. Eine Gegenleistung ist nur bei Spenden nicht erforderlich. Spenden können allerdings nur an steuerbefreite Körperschaften und Personenvereinigungen gewährt werden.
Gegenleistungen können sein: Klinische Studie, Arzneimittelprüfung, wissenschaftliches Projekt, Kongressbericht, Dokumentation im Rahmen einer Anwendungsbeobachtung, nicht jedoch die Verordnung des Arzneimittels der Firma!

3. Es muss ein faires Honorar ausgehandelt werden, welches sich am besten an der GOÄ orientiert. Ein zu niedriges Honorar demotiviert im Laufe der Zeit. Ein deutlich über der GOÄ liegendes Honorar zeigt eher wirtschaftliche als wissenschaftliche Interessen an, könnte eine evtl. Umsatzsteuerpflicht und Diskussionen über die Angemessenheit der Gegenleistung generieren.
4. Schriftliche Vereinbarung mit dem Sponsor abschließen; dabei beachten, wer überhaupt zeichnungsberechtigt ist!
5. Als angestellter Arzt in öffentlichen Einrichtungen immer das Einverständnis des Dienstherrn zur Durchführung der Studie und zur Honorierung durch die Firma einholen! Dies gilt auch und ganz besonders für Oberärzte, Chefärzte und Ordinarien; der Dienstherr ist hier letztendlich das Kultusministerium, wobei die Genehmigungbefugnis regelmäßig auf die Krankenhausverwaltung delegiert ist. Am besten wird die vertragliche Vereinbarung mit der Institution (Klinik) anstatt mit Einzelpersonen geschlossen bzw. unterschreibt die Krankenhausverwaltung bei der Vereinbarung mit dem Sponsor mit. Dies dient sowohl der Prophylaxe vor dem Vorwurf der Vorteilsannahme als auch vor einem evtl. dienstrechtlichen Konflikt wegen Nebentätigkeiten.
6. Die Zahlungen müssen über ein von der Krankenhausverwaltung eingerichtetes und von ihr kontrolliertes Drittmittelkonto laufen – keinesfalls über ein Privatkonto.
7. Der Krankenkasse keine rein studienbedingten Leistungen berechnen!
8. Wie bereits erwähnt, sind Honorarzahlungen (und auch Geschenke) beim Empfänger steuerpflichtig. Das Finanzamt führt bei Pharmafirmen (wie bei allen größeren Unternehmen) lückenlose Betriebsprüfungen durch. Regelmäßig werden während dieser Prüfungen sogenannte „Kontrollmitteilungen“ an das Wohnsitzfinanzamt geschickt. Hiermit wird überprüft, ob die Einnahmen versteuert wurden. Die Angabe der vollständigen Geschäfts- *und Privat*adresse des Empfängers wird in der Abgabenordnung (§ 160 AO) eindeutig gefordert.
9. Fragen zur Einkommens- und Umsatzsteuerpflicht immer mit dem steuerlichen Berater klären!
10. Weitere hilfreiche Hinweise enthalten der Beschluss der Kultusministerkonferenz vom 17.9.99 (s. Anhang H.7 und H.8) und die Literaturstelle (12).

E.7.2 Financial Disclosure Rule der FDA

Seit 1998 verlangt die FDA die Offenlegung evtl. finanzieller Interessen der Prüfer an den Arzneimittelfirmen, für welche sie an Zulassungsstudien teilgenommen haben. Die FDA möchte sich damit ein Bild machen, ob die Studienergebnisse möglicherweise aus monetären Erwägungen beeinflusst werden konnten. Obwohl es einem einzelnen Prüfer bei einer multizentrischen, randomisierten und doppelblinden Studie mit objektiver Datenerhebung schwer fallen dürfte, die Studienresultate in seinem Sinne zu steuern, verlangt die FDA für alle ihr vorgelegten Studien folgende Angaben:

- Aktien- oder Anteilsbesitz eines Prüfers am Sponsor im Wert von 50 000 US Dollar oder mehr
- Zahlungen seitens des Sponsors (exklusive Studienhonorar) an das Zentrum oder den Prüfer von 25 000 US Dollar oder mehr bis 1 Jahr nach Studienende

Diese Informationen werden von der Firma in geeigneter (vertraulicher!) Weise erhoben, falls es sich um eine Studie handelt, welche ggf. einmal der FDA vorgelegt wird. Nicht nur Primary Inverstigators sondern auch Assistenzpersonal und Study Nurses können hier zum zu befragenden Personenkreis gehören.

Qualitätskontrolle, Qualitätssicherung, ISO 9000

F

ZUSAMMENFASSUNG

- Qualitätskontrolle begleitet die Entstehung eines Produkts und gewährleistet die Qualität des Produktes, im Falle von klinischen Prüfungen, die Daten.
- Qualitätssicherung überprüft die korrekten Abläufe einzelner Prozesse, die zu diesem Produkt führen.
- Die ISO 9000 bis 9003 beschreiben die organisatorischen und systematischen Voraussetzungen zur Implementierung eines Qualitätssicherungssystems.
- Audits werden von unabhängigen Personen des Sponsors, ggf. auch von Inspektoren der FDA durchgeführt und prüfen die Qualität der Daten, die Beachtung aller anwendbaren Vorschriften und auch das Monitoring.
- Die behördliche Überwachung durch Beamte der regionalen Überwachungsbehörde kann in Form von Rückfragen oder Inspektionen beim Prüfzentrum erfolgen.
- Die häufigsten Fehler sind in allen Bereichen auf mangelnde, fehlende, unvollständige oder inkonsistente Dokumentation zurückzuführen.
- Echter Betrug mit der kriminellen Absicht, einen Vermögensvorteil zu erlangen, ist in klinischen Prüfungen selten, da es eine Vielzahl von Möglichkeiten gibt, die Authentizität von Daten zu prüfen.
- Verbreitet ist dagegen Fehlverhalten, welches aus Selbstüberschätzung, Bequemlichkeit, Naivität oder fehlendem Unrechtsbewusstsein zu teilweise fehlerhaften Daten führt. Für den betroffenen Arzt können berufs-, zivil- oder strafrechtliche Konsequenzen erheblich sein. Zudem gefährden solche schwarzen Schafe die Seriosität und Glaubwürdigkeit einer ganzen Branche, führen zu Überregulierungen und schaden damit dem Forschungsstandort Deutschland.

F 1 Begriffsdefinitionen

Um die Sicherheit der Patienten, die Qualität der Daten und die Beachtung aller Vorschriften zu gewährleisten, kommen bei der Durchführung von Arzneimittelstudien sowohl behördliche als auch firmeninterne Kontrollmechanismen zur Anwendung. Monitoring, Auditing und behördliche Überwachung bilden hierbei ein System der Qualitätskontrolle und der Qualitätssicherung. Um diese beiden letztgenannten Begriffe entsteht gelegentlich Verwirrung, deshalb sollen sie kurz erklärt werden:

Qualitätskontrolle

Die Qualitätskontrolle überprüft direkt das eigentliche Produkt, im Falle von klinischen Prüfungen also insbesondere die Daten. Sie wird durch Personen geleistet, die in den Prozess involviert sind. Im Falle von klinischen Studien sind dies also die Monitore und im weiteren Sinne auch das Personal, welches die Daten auf Unklarheiten durchsieht, in den Computer eingibt und ggf. Rückfragen stellt. Es handelt sich um eine typische „In-Prozess"-Kontrolle, wobei die Qualität des Produkts bereits während seiner Entstehung gewährleistet wird. Das deutsche Wort „Kontrolle" verleitet missverständlicherweise zu einer Interpretation, als würde eine Ex-Post-Überprüfung stattfinden. Tatsächlich aber leitet sich das Wort vom Englischen „to control" ab, was weniger „überprüfen" als „beobachten" heißt.

Qualitätssicherung

Die Qualitätssicherung bedeutet zwar ebenfalls Prüfung des Produkts, also auch der Daten, sie kann ebenfalls bereits während des Prozesses durchgeführt werden, doch findet die Qualitätssicherung immer durch unbeteiligte Personen statt. Der Schwerpunkt der Qualitätssicherung liegt daher insbesondere in der Prüfung der Prozesse selbst. Auf klinische Studien übertragen bedeutet dies, dass von der Monitoring-Abteilung unabhängige Auditors die Prüfzentren besuchen und dort sowohl stichprobenartig die Patientendaten überprüfen als auch die Vorgehensweise des Prüfers, die Einhaltung von Vorschriften und die Häufigkeit und Qualität des Monitorings.

- **Qualitätskontrolle (Monitoring):** Kontrolle des Produkts, z. B. der Daten, durch Personen innerhalb des Prozesses
- **Qualitätssicherung (Auditing):** Kontrolle der studienspezifischen Prozesse durch Personen außerhalb des Prozesses
- **ISO 9000 bis 9003:** Standard zur Einrichtung eines Qualitätssicherungssystems

In den einzelnen Tätigkeitsschritten überschneiden sich Qualitätskontrolle und

Qualitätssicherung allerdings sehr stark, sie haben ja auch ein gemeinsames Ziel, nämlich eine qualitativ hochwertige Studie.

ISO 9000

Eine weitere Norm hat sich im Rahmen der Bemühungen nach Qualität in letzter Zeit einen Namen gemacht: ISO 9000. Eigentlich handelt es sich hierbei um die ISO-Normen 9000 bis 9003, welche Standards setzen für die allgemeine Implementierung eines Qualitätssicherungssystems. ISO 9000 ist also weitaus umfassender gefasst, ersetzt also nicht die GCP, sondern kann hierfür den systematischen Rahmen bilden. ISO 9000 fokussiert also weniger auf die Überwachung einer isolierten Studie, sondern auf die gesamte projektübergreifende Organisation innerhalb einer Institution. Dabei beschreibt die Norm, wie ein Qualitätssicherungssystem aufgebaut und implementiert werden soll.

F2 Behördliche Überwachung

Die Überwachung der Einhaltung der Vorschriften des Arzneimittelgesetzes liegt in den Händen der zuständigen Überwachungsbehörde, was je nach berührtem Teilaspekt des AMG unterschiedlich sein kann. Die klinische Prüfung von Arzneimitteln tangiert im Wesentlichen das Arzt-Patienten-Verhältnis; hier sind die zuständigen Stellen üblicherweise bei den Bezirksregierungen, in Nordrhein-Westfalen bei den Amtsapothekern der Kommunen angesiedelt. Laut § 67 muss die Durchführung einer klinischen Prüfung bei der zuständigen Überwachungsbehörde angezeigt werden. Diese hat folglich eine Übersicht über alle in ihrem Zuständigkeitsbereich laufenden klinischen Prüfungen. Die Intensität der behördlichen Überwachungen ist derzeit durchaus noch unterschiedlich. Sie reicht von schriftlichen Anfragen mit der Bitte um Vorlage des Prüfplans, Ethik-Votums, Aufklärungs- und Einverständnisbogens, der Bestätigung zur Patientenversicherung bis hin zu persönlichen Besuchen mit direktem Einblick in die Studienunterlagen vor Ort. Hierbei kann die Intensität einer behördlichen Inspektion durchaus der eines ausführlichen Monitor-Besuchs entsprechen.

Die Auswahl von Zentren zu einer behördlichen Inspektion kann sich an der Phase der Studie (bevorzugt I bis III), an der „Gefährlichkeit" der Prüfsubstanz (zum Beispiel Zytostatika, Psychopharmaka), am Patientengut (psychisch Kranke, Kinder) oder an anderen Kriterien orientieren. Seit 2004 können auch Sponsoren inspiziert werden.

Überwachungsbeamte kündigen ihren Besuch im Voraus an und vereinbaren mit dem Prüfarzt einen Termin. Viele Überwachungsbeamte sehen es sogar gerne, wenn der Monitor mit anwesend ist, weil dies das Vorgehen beschleunigen kann. Da die Vorschriften der ICH-GCP über die Anforderungen des deutschen Arzneimittelgesetzes hinausreichen und wesentlich spezifischer sind, besteht bei korrektem GCP-gemäßen Vorgehen und bei regelmäßigem Monitoring keinerlei Grund, vor dem Besuch des Überwachungsbeamten irgendwelche Bedenken oder Ängste zu haben.

F3 Audits

Ein Audit ist ein in den ICH-GCP vorgeschriebenes Element der Qualitätssicherung. Im Gegensatz zum Monitoring werden Audit-Besuche durch unabhängige Personen durchgeführt, also durch unabhängige Institute oder durch Mitarbeiter des Sponsors, welche nicht der Abteilung Klinische Forschung angehören. Auch die amerikanische Gesundheitsbehörde (FDA = Food and Drug Administration) führt Audits durch. Hierbei handelt es sich um Fremdinspektionen durch Inspektoren der FDA, also durch Mitarbeiter einer ausländischen Behörde. Es entspricht durchaus dem amerikanischen Selbstverständnis und Rechtsempfinden, dass die amerikanische Zulassungsbehörde Studienzentren überprüft, welche zu einem amerikanischen Zulassungsantrag Daten geliefert haben – und zwar weltweit. Die Einsichtnahme in deutsche Patientenakten durch amerikanische Beamte auf deutschem Boden ist jedoch nicht unumstritten. Am besten wird dieses Problem im Zuge der Amtshilfe, also durch Einschalten der regionalen Überwachungsbehörde gelöst.

Ziel des Audits ist die Überprüfung von Patientendaten sowie insbesondere der Einhaltung von GCP. Im Vergleich zum Routinemonitoring ist ein Audit-Besuch ein sehr zeitaufwändiges Ereignis, deshalb können nur stichprobenweise Zentren ausgesucht und dort auch nur stichprobenweise einige Patientendaten überprüft werden. Gründe für die Auswahl eines bestimmten Zentrums für ein Audit können sein:

Routine

Zufallsmäßig werden z. B. ca. 25% der teilnehmenden Zentren an einem Studienprogramm einem Audit unterzogen.

Ablehnung der Daten

Muss ein Zulassungsantrag für ein Arzneimittel oder müssen Studienergebnisse aus Datengründen abgelehnt werden, kann ein Audit hierfür die Ursache feststellen helfen.

Ungewöhnliche Datenkonstellation

Zweifel an der Echtheit der Daten können bei ungewöhnlichen Zahlenkonstellationen entstehen (niemand ist so phantasievoll wie die Natur) und zu einem Audit führen.

Ungewöhnliche Rekrutierungsgeschwindigkeit

Eine hohe Rekrutierungsrate muss nicht zwangsläufig zum Zweifel an der Echtheit der Daten führen, doch sollte in diesem Fall durch ein Audit sichergestellt werden, dass trotz der hohen Arbeitsbelastung und des großen Datenanfalls im Zentrum die Patientensicherheit gewahrt bleibt und die einschlägigen Vorschriften erfüllt werden.

Ungewöhnlich viele Studien an einem Zentrum

Auch hier kann ein Audit überprüfen, ob trotz der großen zeitlichen Belastung durch mehrere gleichzeitig laufende Studien eine den Ansprüchen von GCP entsprechende Durchführung der Studien noch gewährleistet ist.

Auf Anfrage

Selbstverständlich können auch aus anderen Gründen Audits angefordert bzw. durchgeführt werden.

F.3.1 Erfahrungen aus Audits

Ein wichtiges Prinzip bei Audits ist es, dass jegliche Feststellung („Finding") von den Auditors zunächst nicht gewertet wird. Unabhängig davon, ob es sich also um eine absolute Banalität, einen Leichtsinnsfehler oder um einen schweren Verstoß gegen Regularien handelt, wird jegliche Abweichung zunächst im Auditbericht dokumentiert. Je nach der Institution, welche das Audit durchführt, können der Aufzählung von Feststellungen dann auch Wertungen folgen, welche einen evtl. Verstoß hinsichtlich der Bedeutung für die Studie oder für die Rechte der Patienten relativieren und werten. Im folgenden sollen die häufigsten, üblicherweise bei Audits festgestellten Mängel beschrieben werden:

Aufklärung

Patienten ohne eine adäquate Aufklärung in eine Studie aufzunehmen, wäre sicher ein schwerwiegender Verstoß. Die häufigsten in diese Kategorie einzuordnenden Feststellungen beziehen sich jedoch auf Dokumentations- oder Datierungsprobleme, z. B. eine fehlende persönliche Datierung der Unterschrift durch den Patienten oder das Durchführen einzelner studienspezifischer Maßnahmen vor der Unterschrift des Patienten/Probanden.

Prüfplanverletzungen

Verletzungen von einzelnen Ein- bzw. Ausschlusskriterien, Überschreitung von Zeitfenstern und Implementierung von Protokollmodifikationen ohne offizielles Amendment bzw. ohne Genehmigung des Amendments durch die Ethik-Kommission sind hier die häufigsten Mängel.

Dokumentationsmängel

In diese allgemeine Rubrik fallen unvollständige Dokumentation von Patientendaten (Vor- und Begleiterkrankungen, Begleittherapie) ebenso wie das Fehlen der Kennzeichnung einer Krankenakte hinsichtlich der Studienteilnahme, unvollständige Monitoringberichte und auch unvollständige Ablage der Korrespondenz im Prüfarztordner.

Medikation

Leider immer noch zu häufig wird gegen Regeln der Stratifizierung verstoßen, d. h., die Ausgabe der Patienten-Nummer erfolgt nicht nach den im Prüfplan festgelegten

Regeln. Die Dokumentation der Medikationsausgabe und Rücknahme lässt zu wünschen übrig, oder die Notfallcodes sind nicht an dem dafür vorgesehenen, im Notfall zugänglichen Ort verfügbar.

Ethik-Kommission

Bei den hier festgestellten Mängeln handelt es sich sehr oft um unvollständige Dokumentation der Korrespondenz mit der Ethik-Kommission, fehlende Mitgliederlisten der Kommission und in einzelnen Fällen das vollkommene Fehlen der Einbeziehung der Ethik-Kommission im Falle von Prüfplan- oder Aufklärungsänderungen.

Unerlaubte Begleittherapie

Ein Teilaspekt der Prüfplanverletzung, der wegen möglicher Beeinflussung der Zielkriterien durch die ausgeschlossene Begleittherapie von großer Bedeutung sein kann.

Entblindungen

Immer noch zu oft wird reflexartig entblindet, auch wenn die Kenntnis der Studienmedikation für den betroffenen Patienten zu keiner therapeutischen Konsequenz führt. Besonders bei plazebokontrollierten Studien kann eine Entblindung auch entstehen, wenn anhand von Veränderungen des Zielkriteriums Rückschlüsse auf die Therapie möglich sind. Aus diesem Grund werden Zielkriterien oft zentral gemessen und für den Verlauf der Studie nicht mitgeteilt (z. B. Cholesterinwerte, Knochendichtewerte). Zusätzliche Messungen oder die Übermittlung der Ergebnisse an den Prüfarzt werden in diesen Fällen im Prüfplan ausgeschlossen. Führt der Prüfarzt jedoch zusätzlich zu den im Prüfplan vorgeschriebenen Messungen eigene Untersuchungen durch, deren Ergebnisse er dann erfährt, so kann dies als protokollwidrige Entblindung gewertet werden.

„Falsche" Daten

Hier subsummieren sich echte Datenfälschungen genauso wie reine Übertragungsfehler.

F.3.2 Vorbereitung auf ein Audit

Grundsätzlich sollte eine klinische Studie natürlich immer so korrekt durchgeführt und dokumentiert werden, dass ein Audit jederzeit möglich ist und keine Fehler gefunden werden. Die Erfahrung spricht jedoch dafür, dass zur Vorbereitung auf ein Audit dennoch einige Tätigkeiten notwendig sind, um einerseits sicher zu gehen, dass alle notwendigen Unterlagen verfügbar und komplett sind, und um andererseits auch für den Auditor alles so weit vorzubereiten, dass während des Audits nicht unnötige Zeit mit dem Suchen nach Unterlagen verschwendet werden muss.
Am besten wird die Vorbereitung durch systematisches Abarbeiten einer Checkliste durchgeführt (s. Beispiel Seite 121 und 122).

Checkliste: Vorbereitung auf ein Audit

ALLGEMEINE INFORMATIONEN

- ❒ Verfügbarkeit des Prüfarztes und des Krankenhauspersonals während des Audits
- ❒ Zugänglichkeit aller studien- bzw. patientenbezogenen Unterlagen
- ❒ Verfügbarkeit aller Sonderausrüstungen zur Durchsicht von bestimmten Quelldokumenten (z.B. Mikrofilm, Computer usw.)
- ❒ Informationen über alle zusätzlichen (Sub-)Studien, welche der Prüfarzt im Verlauf der Studie durchgeführt hat

INHALT UND AUFBAU DER AKTEN – INVESTIGATOR'S FILE

- ❒ Kopien des Originalprotokolls (ggf. zusätzliche Amendments, Verlängerungen), unterzeichnet vom Erst- und Zweitprüfer
- ❒ Curriculum Vitae des Erst- und Zweitprüfers und ggf. weiterer beteiligter Personen
- ❒ Investigator's Brochure inkl. eventueller Aktualisierungen
- ❒ Korrespondenz mit dem Sponsor
- ❒ Spezielle studienbezogene Standard Operating Procedures

ETHIKKOMMISSION

- ❒ Bezeichnung der Kommission, die das Studienprotokoll durchgesehen und genehmigt hat
- ❒ Zusammensetzung der Kommission (Mitglieder, Namen, Funktion und Beruf)
- ❒ Liste der der Kommission vorgelegten Unterlagen
- ❒ Schriftverkehr zwischen der Kommission und dem Prüfarzt/Sponsor
- ❒ Votum der Ethikkommission
- ❒ Weitere Informationen, falls von der Kommission angefordert

FORMULAR ZUR PATIENTENAUFKLÄRUNG und -EINWILLIGUNG

- ❒ Musterformular der Patientenaufklärung und -einwilligung, das durch die Ethikkommission genehmigt ist
- ❒ Schriftverkehr zwischen der Ethikkommission, dem Prüfarzt und dem Sponsor bzgl. des Formulars
- ❒ ggf. Patienteninformationsblatt (weitere dem Patienten vermittelte Informationen)

MEDIKATION

Unterlagen über die Ausgabe und Rücknahme von Medikation:

- ❒ Vom Sponsor erhaltene Medikation (wann, von wem, durch wen erhalten, wieviel)
- ❒ An den Sponsor zurückgegebene Medikation
- ❒ Unterlagen über die an die Patienten verabreichte Medikation (wieviel, wann, durch wen)
- ❒ Unterlagen über von den Patienten zurückgegebene Medikation (wieviel, wann, an wen)
- ❒ ggf. Anweisung zur Handhabung / Lagerung der Medikation

Aufbewahrung der Medikamente:

- ❒ Sicherstellung, dass die Medikamente in einem abschließbaren Bereich gelagert werden
- ❒ Medikamente, die noch nicht an den Patienten weitergegeben worden sind, sollen von der zurückgegebenen Medikation getrennt aufbewahrt werden

VERANTWORTUNGSBEREICH DES STUDIENZENTRUMS

- ❒ Aufstellung von Labors, anderen Prüforten sowie deren Mitarbeitern, sofern Teilaspekte der Studie dort durchgeführt werden (z.B. Responsibility Liste)
- ❒ Aufstellung der Mitarbeiter, die bei der Durchführung der Studie mitgewirkt haben (z.B. Responsibility Liste). Diese Aufstellung führt die jeweiligen Verantwortungsbereiche und Zeiträume auf und wird von den Mitarbeitern unterschrieben (Handzeichen)

ANDERE IN DIE STUDIE EINBEZOGENE INSTITUTIONEN/BEREICHE

Weitere Institutionen/Bereiche, die in die Studie involviert waren, sollen einer Überprüfung unterzogen werden, um sicherzustellen, dass die dortigen Unterlagen mit denen in den Patientenakten übereinstimmen (wenn keine zentrale Ablage erfolgt)

MONITORING UND PATIENTENTERMINE

- ❒ Terminkalender und Unterlagen über Patientenvisiten
- ❒ Liste, auf der das Datum der Monitorbesuche sowie Monitorunterschriften bzw. -initialien vermerkt sind

PROTOKOLL

Schriftliche Begründungen für evtl. Protokollabweichungen

PATIENTENAKTEN

Informationen über Patienten
- ❒ Unterlagen über alle Patienten, die einem Screening unterzogen, jedoch nicht in die Studie aufgenommen wurden
- ❒ Unterlagen über aufgenommene Patienten und drop-outs

Individuelle Patientenakten
- ❒ Die Patientenakten sollen alle Originalunterlagen enthalten, die zur Generierung der Erhebungsbögen verwendet wurden. Diese Akten sollen logisch und klar geführt werden, damit die Durchsicht für den Auditor erleichtert wird.
- ❒ Kopien der endgültigen, unterzeichneten „Case Report Forms"
- ❒ Original des Erhebungsbogens
- ❒ Quelldaten, im Allgemeinen bestehend aus:
    - Einverständniserklärung des Patienten (Original)
    - Screening-Informationen, evtl. Überweisungsschreiben
    - Informationen über Einbeziehung bzw. Ausschluss des Patienten
    - Patientenanamnesen
    - Information über gleichzeitig verabreichte Medikamente
    - Unerwünschte Ereignisse (inkl. Dokumentation über schwerwiegende UE)
    - Informationen über körperliche Untersuchungen
    - Dokumentation über alle Korrekturen (z.B. DQFs= „data query froms")
    - Alle anderen Dokumente, die Originalaufzeichnungen über Studiendaten enthalten

F4 Die häufigsten Fehler beim Ausfüllen der Dokumentationsbögen

Inkomplettes Ausfüllen der Erhebungsbögen führt die Liste der häufigsten beim Monitoring festzustellenden Fehler deutlich an. Hierbei werden meistens während der Studie weiterlaufende oder neu angesetzte Begleitmedikationen nicht genannt, evtl. Änderungen in Therapie oder Untersuchungsbefunden, die sich von Besuch zu Besuch ergeben, nicht dokumentiert oder kommentiert. Relativ häufig wird auch einfach vergessen, gewisse obligatorische Antwortkästchen anzukreuzen.

Vermeidung von Fehlern beim Ausfüllen der Datenerhebungsbögen

- ❐ Zu dokumentieren ist jede Änderung von:
  Begleitdiagnosen,
  Untersuchungsbefunden, Laborbefunden, sonstigen Befunden.
- ❐ Bei jeder Änderung:
  Kommentar ob ein unerwünschtes Ereignis zugrunde liegt, bzw. warum nicht;
- ❐ jede Begleittherapie bzw. Änderung und der Grund hierfür.
- ❐ Auszufüllen bzw. anzukreuzen sind wirklich alle Kästen/Felder.
- ❐ Kommentarfelder soweit wie möglich durch Freitexte und erklärende Bemerkungen nutzen.

Eine weitere große Anzahl von Fehlern bezieht sich auf die Dokumentation unerwünschter Ereignisse. Vermisst werden insbesondere Kommentare, ob sich Änderungen in den Laborwerten, der Begleittherapie oder der Begleitdiagnosen auf ein zu dokumentierendes unerwünschtes Ereignis beziehen oder nicht. Dies führt regelmäßig zu zeitaufwendigen Rückfragen durch den Monitor oder den Datenkoordinator.

Inkonsistenzen zwischen einzelnen Abschnitten der Erhebungsbögen oder zwischen einzelnen Untersuchungsterminen im Verlauf der Studie sind eine weitere große Fehlerquelle. So stimmen sehr oft die Datumsangaben hinsichtlich der Studien- oder der Begleittherapie mit dem Datum der entsprechenden Studienabschnitte oder der Untersuchungszeitpunkte nicht überein. Gelegentlich finden sich auch Diskrepanzen zwischen den Einheiten der Labornormalwertebögen und den dann tatsächlich erhobenen Laborbefunden.

Entsprechend der oben am häufigsten vorkommenden Fehler nimmt das Komplettieren unvollständiger Angaben und das hierzu häufige Rückfragen beim Prüfer einen großen Teil der Zeit beim Monitoring ein. Wertvolle Zeit des Monitors und insbesondere auch des Prüfarztes könnte eingespart werden, wenn die Datenerhebungsbögen von Anfang an so vollständig und penibel, wie es nur möglich sein kann, ausgefüllt würden. Die beim Ausfüllen investierte Zeit zahlt sich später um ein Vielfaches aus, da zeitaufwendige Rückfragen zu einem späteren Zeitpunkt, wenn die Patientendaten mögli-

Merke:
Ausführliche Dokumentation = Vermeidung von Rückfragen = Nettogewinn an Zeit!

cherweise nicht mehr so präsent sind, vermieden werden können. Nur in selteneren Fällen mag es sinnvoll sein, gewisse Angaben noch offen zu lassen, wenn z. B. eine Beurteilung erst bei Vorliegen späterer Daten oder erst bei Studienende möglich ist.

F5 Fehlverhalten und Betrug bei klinischen Studien

Klinische Studien sind ein sehr komplexes System von Prozessen: Protokolle müssen eingehalten und eine Vielzahl von Daten übertragen werden. Da alle diese Aufgaben von Menschen durchgeführt werden, sind menschliche Fehler an der Tagesordnung. Das Spektrum von bei Monitorbesuchen oder Audits festgestellten Problemen reicht hierbei von harmlosen Leichtsinnsfehlern bis zu vorsätzlichen Fälschungen. Sowohl hinsichtlich der Ursache als auch hinsichtlich eventuell verletzter Vorschriften können unterschiedliche Problemkreise betroffen sein:

Probleme mit der ärztlichen Kollegialität

Übereifrige öffentlichkeitswirksame Aktionen zum Zwecke der Patientenrekrutierung können sehr schnell das ärztliche Werbeverbot berühren. Auch eine fehlende Information des behandelnden Hausarztes über die Aufnahme eines Patienten in eine Studie kann einen Verstoß gegen die Berufsordnung darstellen.

Probleme mit dem Arzneimittelgesetz

Eine klinische Prüfung ohne Aufklärung und Einverständnis des Patienten oder ohne vorherige Zustimmung der Ethik-Kommission oder ohne Patientenversicherung durchzuführen, ist ein schwerer Verstoß gegen das Arzneimittelgesetz und kann einen Straftatbestand darstellen.

Probleme mit der Datenqualität

Hierunter fallen die allerhäufigsten bei klinischen Studien zu findenden Probleme. Sind die in den Datenerhebungsbögen dokumentierten Werte nicht anhand von Quelldokumenten verifizierbar, so kann es sich um einfache Übertragungsfehler handeln, aber auch um bewusste Manipulation. Das Spektrum reicht also vom unabsichtlichen leichten Verstoß gegen GCP bis zum Betrugsverdacht. Aber auch bei bewussten Datenmanipulationen muss es sich nicht immer gleich um den Tatbestand eines Betrugs handeln. Dieser würde eine vorsätzliche Fälschung mit dem Ziel eines Vermögensvorteils voraussetzen. Die Motivation, nicht ganz der Wirklichkeit entsprechende Daten abzuliefern, ist aber glücklicherweise nicht immer krimineller Natur. Oft wird einfach nur sehr naiv gehandelt. So werden erhobene Daten verändert, um die Einschlusskriterien zu erfüllen (also um mehr Patienten einschließen zu können), um Nebenwirkungen zu unterdrücken, um Folgearbeit oder lästige Rückfragen des Monitors zu vermeiden, um Untersuchungsaufwand zu sparen oder ganz einfach, um dem Sponsor zuliebe komplette Bögen abzuliefern. Auch wenn es sich hier also weniger um gezielte böswillige Fälschungen handelt, so ist dieses klare Fehlverhalten dennoch eindeutig zu verurteilen!

Einigermaßen erfahrene Monitore können anhand von bestimmten Warnsignalen weitere aufdeckende Maßnahmen ergreifen, um die Validität der Daten zu prüfen:

- hundertprozentige Quelldatenkontrolle,
- grafische Darstellung in Form von Datenreihen und -spalten, um eine Systematik zu erkennen,
- EKG-Fachgutachten,
- Blutgruppenbestimmung,
- Plasmaspiegelbestimmung der Prüfsubstanz,
- statistische Methoden, mit welchen bestimmte Muster bei erfundenen anstatt aus der Natur entstandenen Daten entdeckt werden können.

Im Fall einer nachgewiesen Fälschung können die Rechtsfolgen für den betroffenen Prüfarzt sehr einschneidend sein:

- Anklage wegen Körperverletzung,
- zivilrechtliche Forderungen (Schadenersatz) des Sponsors,
- berufsrechtliche Konsequenzen.

Im Gegensatz zu den USA gibt es in Deutschland immer noch keine offizielle „Schwarze Liste" unseriöser Prüfärzte. So sind die Sponsoren und die CROs immer noch auf eine intensive Kommunikation untereinander angewiesen. Und so trifft man auch im 21. Jahrhundert immer noch auf Prüfer, die

- leichtfertig Studien annehmen, obwohl kaum geeignete Patienten verfügbar sind,
- im Laufe oder gegen Ende der Studie dem Sponsor mit zusätzlichen finanziellen Forderungen nötigen,
- die Monitore, welche eigentlich die Qualität sichern und helfend tätig sein sollten, in herabwürdigender Weise behandeln.

Auch unter den Sponsoren trifft man noch auf Firmen, die immer noch Forschung und Marketing vermengen. Es spricht nichts gegen eine Platzierung von Studien bei „Meinungsbildnern" oder „Vielverordnern", wenn dort Kompetenz *und* Patientenzahlen zu finden sind. Allerdings dürfen Umsatzgeschäfte und Forschungstätigkeiten nicht verknüpft werden.

F6 Klinischer Alltag versus klinische Studie

Denk- und Vorgehensweise in klinischen Prüfungen unterscheiden sich deutlich vom klinischen Alltag des Arztes.

Ärztliche Entscheidungen

In seiner üblichen Tätigkeit ist der Arzt nur dem medizinischen Sachverstand verpflichtet (abgesehen natürlich von verschiedensten anderen Zwängen, z. B. hinsichtlich Abrechnung und Wirtschaftlichkeit). Er beurteilt die Befunde eines Patienten und entscheidet in eigener Verantwortung über die Diagnose und die nötige Therapie. Bei einer klinischen Prüfung wird ihm diese ur-ärztliche Aufgabe vom Prüfplan abgenommen. Die ärztliche Souveränität muss sogar unterdrückt, das medizinische „Hirn" bis zu einem gewissen Maß abgeschaltet werden. Aus diesem Grund ist eine sorgfältige Prüfung des Studienprotokolls vor Annahme der Studie so extrem wichtig. Ist der Prüfplan akzeptabel und medizinisch sowie ethisch vertretbar, dann gibt dieser für den gesamten Studienverlauf alle Diagnosen und Therapieentscheidungen vor. Bestehen Zweifel an den Vorschriften des Prüfplans, dann darf er nicht akzeptiert werden, weil sonst die notwendige Unterwerfung unter dessen Vorschriften zu Konflikten, Frust und zu ständigen Protokollverletzungen führen würde.

Arzt und Industrie

Auch die Kontakte zu einem pharmazeutischen Unternehmer unterscheiden sich im klinischen Alltag von denjenigen, welche im Rahmen einer klinischen Studie stattfinden. Jeder Arzt kennt die Besuche des Außendienstes, welche manchmal als störend, manchmal als hilfreiche Information empfunden werden. Natürlich ist jeder Außendienstmitarbeiter bemüht, zum Arzt ein positives Verhältnis aufzubauen; denn dieses schafft eine angenehme Atmosphäre, wenn es darum geht, bestimmte Informationen und Botschaften zu übermitteln.

Monitore in klinischen Prüfungen haben zwar auch die Aufgabe, dem Arzt eine Botschaft zu übermitteln, ihn zu einer bestimmten Handlungsweise zu bewegen, doch sie sind auch Kontrolleure. Sie haben das Einhalten gesetzlicher Vorschriften sicherzustellen und die Korrektheit von Daten zu prüfen, aus welchen später für die medizinische Wissenschaft wichtige Schlussfolgerungen gezogen werden. Eine eher unterwürfige Natur ist hierzu weniger geeignet als jemand mit der Fähigkeit, motivierend und ggf. auch einmal mit Nachdruck auf den Prüfarzt einwirken zu können. Der Arzt ist in diesem Umfeld nicht nur Kunde, sondern auch Auftragnehmer.

Dokumentation

Die Dokumentation ärztlicher Befunde trägt im klinschen Alltag im wahrsten Sinne des Wortes Züge der Handschrift und der Mentalität der Arztes, letztendlich muss ja nur er sich in seinem Chaos zurechtfinden! Auch sein Assistenzpersonal kann nicht umhin, sich im Laufe der Zeit an die mehr oder weniger vorhandene Ordnung in der Praxis zu gewöhnen. Im Rahmen von klinischen Studien jedoch herrschen andere Gesetze! Die Art und Weise der Dokumentation, selbst die Korrektur von Schreibfehlern und die Ergänzung fehlender Daten wird entsprechend internationaler Regeln penibel zelebriert. Nur so kann sichergestellt werden, dass auch noch Jahre später und auch durch vollkommen unbeteiligte Personen alle Daten und alle darauf gründenden Entscheidungen nachvollzogen werden können.

Ein idealer Prüfarzt ist zunächst kritisch und nimmt nur dann eine klinischen Studie an, wenn er sich über die gestellten Anforderungen in vollem Umfange bewusst ist und weiß, dass er die nötige Einsicht und das nötige Engagement mitbringen wird. Dann jedoch ist er voll in die Entwicklung eines neuen Arzneimittels einbezogen, ein wertvoller und sachkompetenter Partner, dessen unmittelbare Erfahrungen mit dem Arzneimittel in den allgemeinen wissenschaftlichen Kenntnisstand einfließen. Auch damit dient der Arzt der Gesundheit des ganzen Volkes, wie es die Bundesärzteordnung vorsieht.

Während der Studie steht der Prüfarzt mindestens einen mittelgroßen Konflikt mit dem Monitor aus. Entweder ist das Honorar zu niedrig, die Patienten kommen nur zögerlich, die Daten sollten vollständiger sein, oder der Monitor steht wieder einmal zur unrechten Zeit in der Anmeldung. Wenn der Konflikt dann ausgestanden ist, sind Prüfer und Monitor wieder einmal ein Stück mehr zusammengewachsen, sodass das irgendwann einmal immer kommende Ende der Studie beinahe bedauert wird.

Wenn dann, einige Monate später, wieder ein neues innovatives Arzneimittel auf den Markt kommt, welches für viele Patienten die Hoffnung auf Heilung oder zumindest ein besseres Leben ein Stück näher bringt, oder wenn in einem angesehenen internationalen Journal eine der großen Studien publiziert wird, welche im Sinne von Evidence-Based Medicine die medizinische Wissenschaft wieder einen Schritt weiter bringen, dann kann der Prüfarzt sagen: „Ich war dabei!“

Fragen und Antworten

Frage	Antwort
Welche Personen müssen ein Ethik-Votum beantragen?	1. Der Sponsor der klinischen Prüfung nach Arzneimittelrecht. 2. Der Prüfarzt benötigt eine Beratung nach Berufsrecht.
Wer ist Sponsor einer klinischen Prüfung?	Eine Person oder Institution, die die Verantwortung für Organisation, Durchführung und Finanzierung für die klinische Prüfung übernimmt. Eine alleinige finanzielle Unterstützung („Förderung") ist noch nicht mit der Sponsorenschaft im Sinne von AMG und GCP gleichzusetzen.
Die notwendigen Unterlagen für die Genehmigung einer klinischen Prüfung wurden beim BfArM eingereicht, acht Tage später kam eine Unvollständigkeitsmeldung, der mit der Nachreichung von Unterlagen innerhalb von 10 weiteren Tagen seitens des Sponsors entsprochen wurde. Nach weiteren 35 Tagen liegt noch immer keine Nachricht vom BfArM vor. Kann mit der Studie begonnen werden?	Ja, denn die Genehmigung gilt als erteilt, wenn die zuständige Bundesoberbehörde innerhalb von höchstens 30 Tagen nach Eingang der Antragsunterlagen keine mit Gründen versehenen Einwände übermittelt.
Selbes Szenario wie vor, allerdings mit Ethik-Kommission: Die notwendigen Unterlagen für die Genehmigung einer klinischen Prüfung wurden bei der Ethik Kommission eingereicht, acht Tage später kam eine Unvollständigkeitsmeldung, der mit der Nachreichung von Unterlagen innerhalb von 10 weiteren Tagen seitens des Sponsors entsprochen wurde. Nach weiteren 35 Tagen liegt noch immer keine Nachricht der EK vor. Kann mit der Studie begonnen werden?	Nein, zwar hat die EK ihr Votum innerhalb bestimmter Fristen auszusprechen (z.B. innerhalb von 30 Tagen bei monozentrischen Studien mit „normalen", also nicht „biotechnologischen" Arzneimitteln), doch muss in jedem Fall auf den Bescheid der EK gewartet werden, da sonst eine wichtige arzneimittelrechtliche Voraussetzung nicht vorliegt.

Frage	Antwort
Nennen Sie Besonderheiten für die Etikettierung von Prüfsubstanzen, zur Verwendung in klinischen Prüfungen die in den Verkehr gebracht werden im Vergleich zu Handelsware!	1. Bei zugelassenen Substanzen ist kein Handelsname erlaubt. 2. Aufdruck „Zur klinischen Prüfung bestimmt". 3. Name und Anschrift des Sponsors
Wann muss die Einwilligung des Studienteilnehmers erhalten werden?	1. Vor jeglicher studienspezifischer Maßnahme. 2. Nachdem der Studienteilnehmer nach Aufklärung ausreichend Zeit hatte, eine Entscheidung über die Studienteilnahme zu treffen.
Nennen Sie 5 Beispiele für ein Quelldokument.	1. Laborbericht 2. Krankenakte 3. EKG-Befund 4. Röntgen-Befund 5. Patientenfragebogen
Wie lautet die Definition des Quelldokuments?	Die erste schriftliche Aufzeichnung einer Beobachtung in einer klinischen Studie.
Bei einer Studienteilnehmerin nimmt im Verlauf der Studie die Häufigkeit von schon vorbestehenden Migräneanfällen zu. Wie ist dies zu dokumentieren?	Rezidivierende Migräne in der Vorgeschichte. Zunahme der Anfallshäufigkeit als unerwünschtes Ereignis
Ein Studienteilnehmer wird beim Spazierengehen durch einen vom Sturm vom Fenster geblasenen Blumentopf am Kopf verletzt. Ist dies ein unerwünschtes Ereignis?	Ja, auch wenn der Prüfarzt keinerlei kausalen Zusammenhang zur Studienmedikation sieht.
Nennen Sie den Unterschied zwischen Qualitätskontrolle und Qualitätssicherung.	QC: Prüfung der Daten durch im Prozess involvierte Personen. QS: Prüfung der Daten und der Prozesse durch unabhängige Personen.
Bei welchen Krankheiten sollte kein Cross-Over-Design gewählt werden?	Krankheiten mit natürlichem progredienten oder stark schubweisen Verlauf.

Frage	Antwort
Ein Patient mit Hyperthyreose wartet schon seit Wochen auf seinen Termin zur Radiojodtherapie. Zwischenzeitlich wird er in eine Studie aufgenommen. Während der Studie erhält er seinen Termin. Wie ist dies zu dokumentieren?	Hyperthyreose mit geplanter Radiojodtherapie als Vorgeschichte, die Radiojodtherapie selbst als Begleittherapie (cave: könnte Ausschlusskriterium für die Studie sein). Falls die Radiojodtherapie vorgeplant war und lediglich aus Termingründen in die Studiendauer fällt und sich die Hyperthyreose nicht verschlechtert hat, ist dies kein unerwünschtes Ereignis.
Nennen Sie fünf Voraussetzungen, die nach AMG erfüllt sein müssen, bevor mit einer klinischen Prüfung begonnen werden kann.	1. Bestimmung eines Hauptprüfers/Leiters der Klinischen Prüfung 2. Genehmigung beim BfArM/PEI 3. Genehmigung bei der Ethik-Kommission 4. Abschluss einer Patienten- bzw. Probandenversicherung 5. Meldung bei der zuständigen regionalen Überwachungsbehörde
Nennen Sie fünf Kriterien, welche ein unerwünschtes Ereignis als schwerwiegend definieren.	1. Tödlicher Ausgang 2. Unmittelbar lebensbedrohlich 3. Führt zu Hospitalisierung 4. Verlängert eine bestehende Hospitalisierung 5. Führt zu substanzieller oder dauerhafter Behinderung
Nennen Sie drei Aufgaben des Monitors.	1. Quelldatenkontrolle 2. Überprüfen der korrekten Bilanzierung der Medikation 3. Überprüfung der Einhaltung des Prüfplans
Wie ist die korrekte Methode, einen falsch im Erhebungsbogen eingetragenen Wert zu korrigieren?	1. Falsche Eintragung mit einer geraden Linie durchstreichen 2. Korrekten Wert daneben schreiben 3. Änderung datieren 4. Persönlich Abzeichnen 5. Falls möglich, Änderung begründen

Anhang

H1 Deklaration des Weltärztebundes von Helsinki

Ethische Grundsätze für die medizinische Forschung am Menschen

verabschiedet von der 18. Generalversammlung des Weltärztebundes, Helsinki, Finnland, Juni 1964,
revidiert von der 29. Generalversammlung des Weltärztebundes, Tokio, Japan, Oktober 1975,
von der 35. Generalversammlung des Weltärztebundes, Venedig, Italien, Oktober 1983,
von der 41. Generalversammlung des Weltärztebundes, Hong Kong, September 1989,
von der 48. Generalversammlung des Weltärztebundes, Somerset West, Republik Südafrika, Oktober 1996,
und von der 52. Generalversammlung des Weltärztebundes, Edinburgh, Schottland, Oktober 2000

A. Einleitung

1. Mit der Deklaration von Helsinki hat der Weltärztebund eine Erklärung ethischer Grundsätze als Leitlinie für Ärzte und andere Personen entwickelt, die in der medizinischen Forschung am Menschen tätig sind. Medizinische Forschung am Menschen schließt die Forschung an identifizierbarem menschlichen Material oder identifizierbaren Daten ein.
2. Es ist die Pflicht des Arztes, die Gesundheit der Menschen zu fördern und zu erhalten. Der Erfüllung dieser Pflicht dient der Arzt mit seinem Wissen und Gewissen.
3. Die Genfer Deklaration des Weltärztebundes verpflichtet den Arzt mit den Worten: „Die Gesundheit meines Patienten soll mein vornehmstes Anliegen sein“, und der internationale Kodex für ärztliche Ethik legt fest: „Der Arzt soll bei der Ausübung seiner ärztlichen Tätigkeit ausschließlich im Interesse des Patienten handeln, wenn die Therapie eine Schwächung des physischen und psychischen Zustandes des Patienten zur Folge haben kann“.
4. Medizinischer Fortschritt beruht auf Forschung, die sich letztlich zum Teil auch auf Versuche am Menschen stützen muss.
5. In der medizinischen Forschung am Menschen haben Überlegungen, die das Wohlergehen der Versuchsperson (die von der Forschung betroffene Person) betreffen, Vorrang vor den Interessen der Wissenschaft und der Gesellschaft.
6. Oberstes Ziel der medizinischen Forschung am Menschen muss es sein, prophylaktische, diagnostische und therapeutische Verfahren sowie das Verständnis für die Ätiologie und Pathogenese der Krankheit zu verbessern. Selbst die am besten erprobten prophylaktischen, diagnostischen und therapeutischen Methoden müssen fortwährend durch Forschung auf ihre Effektivität, Effizienz, Verfügbarkeit und Qualität geprüft werden.
7. In der medizinischen Praxis und in der medizinischen Forschung sind die meisten prophylaktischen, diagnostischen und therapeutischen Verfahren mit Risiken und Belastungen verbunden.

8. Medizinische Forschung unterliegt ethischen Standards, die die Achtung vor den Menschen fördern und ihre Gesundheit und Rechte schützen. Einige Forschungspopulationen sind vulnerabel und benötigen besonderen Schutz. Die besonderen Schutzbedürfnisse der wirtschaftlich und gesundheitlich Benachteiligten müssen gewahrt werden. Besondere Aufmerksamkeit muss außerdem denjenigen entgegengebracht werden, die nicht in der Lage sind, ihre Zustimmung zu erteilen oder zu verweigern, denjenigen, die ihre Zustimmung möglicherweise unter Ausübung von Zwang abgegeben haben, denjenigen, die keinen persönlichen Vorteil von dem Forschungsvorhaben haben und denjenigen, bei denen das Forschungsvorhaben mit einer Behandlung verbunden ist.
9. Forscher sollten sich der in ihren eigenen Ländern sowie der auf internationaler Ebene für die Forschung am Menschen geltenden ethischen, gesetzlichen und verwaltungstechnischen Vorschriften bewusst sein. Landesspezifische, ethische, gesetzliche oder verwaltungstechnische Vorschriften dürfen jedoch die in der vorliegenden Deklaration genannten Bestimmungen zum Schutz der Menschen in keiner Weise abschwächen oder aufheben.

B. Allgemeine Grundsätze für jede Art von medizinischer Forschung

10. Bei der medizinischen Forschung am Menschen ist es die Pflicht des Arztes, das Leben, die Gesundheit, die Privatsphäre und die Würde der Versuchsperson zu schützen.
11. Medizinische Forschung am Menschen muss den allgemein anerkannten wissenschaftlichen Grundsätzen entsprechen, auf einer umfassenden Kenntnis der wissenschaftlichen Literatur, auf anderen relevanten Informationsquellen sowie auf ausreichenden Laborversuchen und gegebenenfalls Tierversuchen basieren.
12. Besondere Sorgfalt muss bei der Durchführung von Versuchen walten, die die Umwelt in Mitleidenschaft ziehen können. Auf das Wohl der Versuchstiere muss Rücksicht genommen werden.
13. Die Planung und Durchführung eines jeden Versuches am Menschen ist eindeutig in einem Versuchsprotokoll niederzulegen. Dieses Protokoll ist einer besonders berufenen Ethikkommission zur Beratung, Stellungnahme, Orientierung und gegebenenfalls zur Genehmigung vorzulegen, die unabhängig vom Forschungsteam, vom Sponsor oder von anderen unangemessenen Einflussfaktoren sein muss. Diese unabhängige Kommission muss mit den Gesetzen und Bestimmungen des Landes, in dem das Forschungsvorhaben durchgeführt wird, im Einklang sein. Die Kommission hat das Recht, laufende Versuche zu überwachen. Der Forscher hat die Pflicht, die Kommission über den Versuchsablauf zu informieren, insbesondere über alle während des Versuchs auftretenden ernsten Zwischenfälle. Der Forscher hat der Kommission außerdem zur Prüfung Informationen über Finanzierung, Sponsoren, institutionelle Verbindungen, potentielle Interessenkonflikte und Anreize für die Versuchspersonen vorzulegen.
14. Das Forschungsprotokoll muss stets die ethischen Überlegungen im Zusammenhang mit der Durchführung des Versuchs darlegen und aufzeigen, dass die Einhaltung der in dieser Deklaration genannten Grundsätze gewährleistet ist.

15. Medizinische Forschung am Menschen darf nur von wissenschaftlich qualifizierten Personen und unter Aufsicht einer klinisch kompetenten, medizinisch ausgebildeten Person durchgeführt werden. Die Verantwortung für die Versuchsperson trägt stets eine medizinisch qualifizierte Person und nie die Versuchsperson selbst, auch dann nicht, wenn sie ihr Einverständnis gegeben hat.
16. Jedem medizinischen Forschungsvorhaben am Menschen hat eine sorgfältige Abschätzung der voraussehbaren Risiken und Belastungen im Vergleich zu dem voraussichtlichen Nutzen für die Versuchsperson oder andere vorauszugehen. Dies schließt nicht die Mitwirkung von gesunden Freiwilligen in der medizinischen Forschung aus. Die Pläne aller Studien sind der Öffentlichkeit zugänglich zu machen.
17. Ärzte dürfen nicht bei Versuchen am Menschen tätig werden, wenn sie nicht überzeugt sind, dass die mit dem Versuch verbundenen Risiken entsprechend eingeschätzt worden sind und in zufriedenstellender Weise beherrscht werden können. Ärzte müssen den Versuch abbrechen, sobald sich herausstellt, dass das Risiko den möglichen Nutzen übersteigt oder wenn es einen schlüssigen Beweis für positive und günstige Ergebnisse gibt.
18. Medizinische Forschung am Menschen darf nur durchgeführt werden, wenn die Bedeutung des Versuchsziels die Risiken und Belastungen für die Versuchsperson überwiegt. Dies ist besonders wichtig, wenn es sich bei den Versuchspersonen um gesunde Freiwillige handelt.
19. Medizinische Forschung ist nur gerechtfertigt, wenn es eine große Wahrscheinlichkeit gibt, dass die Populationen, an denen die Forschung durchgeführt wird, von den Ergebnissen der Forschung profitieren.
20. Die Versuchspersonen müssen Freiwillige sein und über das Forschungsvorhaben aufgeklärt sein.
21. Das Recht der Versuchspersonen auf Wahrung ihrer Unversehrtheit muss stets geachtet werden. Es müssen alle Vorsichtsmaßnahmen getroffen werden, um die Privatsphäre der Versuchsperson und die Vertraulichkeit der Informationen über den Patienten zu wahren und die Auswirkungen des Versuchs auf die körperliche und geistige Unversehrtheit sowie die Persönlichkeit der Versuchsperson so gering wie möglich zu halten.
22. Bei jeder Forschung am Menschen muss jede Versuchsperson ausreichend über die Ziele, Methoden, Geldquellen, eventuelle Interessenkonflikte, institutionelle Verbindungen des Forschers, erwarteten Nutzen und Risiken des Versuchs sowie über möglicherweise damit verbundene Störungen des Wohlbefindens unterrichtet werden. Die Versuchsperson ist darauf hinzuweisen, dass sie das Recht hat, die Teilnahme am Versuch zu verweigern oder eine einmal gegebene Einwilligung jederzeit zu widerrufen, ohne dass ihr irgendwelche Nachteile entstehen. Nachdem er sich vergewissert hat, dass die Versuchsperson diese Informationen verstanden hat, hat der Arzt die freiwillige Einwilligung nach Aufklärung („informed consent") der Versuchsperson einzuholen; die Erklärung sollte vorzugsweise schriftlich abgegeben werden. Falls die Einwilligung nicht in schriftlicher Form eingeholt werden kann, muss die nicht-schriftliche Einwilligung formell dokumentiert und bezeugt werden.

23. Beim Einholen der Einwilligung nach Aufklärung für das Forschungsvorhaben muss der Arzt besonders zurückhaltend sein, wenn die Person in einem Abhängigkeitsverhältnis zu dem Arzt steht oder die Einwilligung möglicherweise unter Druck erfolgt. In einem solchen Fall muss die Einwilligung nach Aufklärung durch einen gut unterrichteten Arzt eingeholt werden, der mit diesem Forschungsvorhaben nicht befasst ist und der keine Beziehung zu den Personen hat, die in diesem Abhängigkeitsverhältnis zueinander stehen.
24. Im Falle einer Versuchsperson, die nicht voll geschäftsfähig ist, infolge körperlicher oder geistiger Behinderung ihre Einwilligung nicht erteilen kann oder minderjährig ist, muss die Einwilligung nach Aufklärung vom gesetzlich ermächtigten Vertreter entsprechend dem geltenden Recht eingeholt werden. Diese Personengruppen sollten nicht in die Forschung einbezogen werden, es sei denn, die Forschung ist für die Förderung der Gesundheit der Population, der sie angehören, erforderlich und kann nicht mit voll geschäftsfähigen Personen durchgeführt werden.
25. Wenn die nicht voll geschäftsfähige Person, wie beispielsweise ein minderjähriges Kind, fähig ist, seine Zustimmung zur Mitwirkung an einem Forschungsvorhaben zu erteilen, so muss neben der Einwilligung des gesetzlich ermächtigten Vertreters auch die Zustimmung des Minderjährigen eingeholt werden.
26. Forschung an Menschen, bei denen die Einwilligung, einschließlich der Einwilligung des ermächtigten Vertreters oder der vorherigen Einwilligung, nicht eingeholt werden kann, darf nur dann erfolgen, wenn der physische/geistige Zustand, der die Einholung der Einwilligung nach Aufklärung verhindert, ein notwendiger charakteristischer Faktor für die Forschungspopulation ist. Die konkreten Gründe für die Einbeziehung von Versuchspersonen, deren Zustand die Einholung der Einwilligung nach Aufklärung nicht erlaubt, ist in dem Forschungsprotokoll festzuhalten und der Ethik-Kommission zur Prüfung und Genehmigung vorzulegen. In dem Protokoll ist festzuhalten, dass die Einwilligung zur weiteren Teilnahme an dem Forschungsvorhaben so bald wie möglich von der Versuchsperson oder dem gesetzlich ermächtigten Vertreter eingeholt werden muss.
27. Sowohl die Verfasser als auch die Herausgeber von Veröffentlichungen haben ethische Verpflichtungen. Der Forscher ist bei der Veröffentlichung der Forschungsergebnisse verpflichtet, die Ergebnisse genau wiederzugeben. Positive, aber auch negative Ergebnisse müssen veröffentlicht oder der Öffentlichkeit anderweitig zugänglich gemacht werden. In der Veröffentlichung müssen die Finanzierungsquellen, institutionelle Verbindungen und eventuelle Interessenkonflikte dargelegt werden. Berichte über Versuche, die nicht in Übereinstimmung mit den in dieser Deklaration niederglegten Grundsätzen durchgeführt wurden, sollten nicht zur Veröffentlichung angenommen werden.

C. Weitere Grundsätze für die medizinische Forschung in Verbindung mit ärztlicher Versorgung

28. Der Arzt darf medizinische Forschung mit der ärztlichen Betreuung nur soweit verbinden, als dies durch den möglichen prophylaktischen, diagnostischen oder therapeutischen Wert der Forschung gerechtfertigt ist. Wenn medizinische Forschung mit ärztlicher Versorgung verbunden ist, dann sind für den Schutz der Patienten, die gleichzeitig Versuchspersonen sind, zusätzliche Standards anzuwenden.
29. Vorteile, Risiken Belastungen und die Effektivität eines neuen Verfahrens sind gegenüber denjenigen der gegenwärtig besten prophylaktischen, diagnostischen und therapeutischen Methoden abzuwägen. Dies schließt nicht die Verwendung von Placebos, oder die Nichtbehandlung, bei Versuchen aus, für die es kein erprobtes prophylaktisches, diagnostisches oder therapeutisches Verfahren gibt.
30. Am Ende des Versuchs sollten alle Patienten, die an dem Versuch teilgenommen haben, die sich in der Erprobung als am wirksamsten erwiesenen prophylaktischen, diagnostischen und therapeutischen Verfahren erhalten.
31. Der Arzt hat den Patienten ausführlich über die forschungsbezogenen Aspekte der Behandlung zu informieren. Die Weigerung eines Patienten, an einem Versuch teilzunehmen, darf niemals die Beziehung zwischen Patient und Arzt beeinträchtigen.
32. Bei der Behandlung eines Patienten, für die es keine erwiesene prophylaktische, diagnostische und therapeutische Methoden gibt oder diese keine Wirkung zeigten, muss der Arzt mit der Einwilligung des Patienten nach Aufklärung die Freiheit haben, nicht erprobte neue prophylaktische, diagnostische und therapeutische Maßnahmen anzuwenden, wenn sie nach dem Urteil des Arztes die Hoffnung bieten, das Leben des Patienten zu retten, seine Gesundheit wiederherzustellen oder seine Leiden zu lindern. Gegebenenfalls sollten diese Maßnahmen zur Evaluierung ihrer Sicherheit und Wirksamkeit zum Gegenstand von Forschungsvorhaben gemacht werden. In allen Fällen sollten neue Informationen aufgezeichnet und gegebenenfalls veröffentlicht werden. Die anderen relevanten Leitlinien dieser Deklaration sollten befolgt werden.

H2 §§ 4, 40, 41, 42, 63b, 67 Arzneimittelgesetz

§ 4
Begriffsbestimmungen (Auswahl)

(1) Fertigarzneimittel sind Arzneimittel, die im Voraus hergestellt und in einer zur Abgabe an den Verbraucher bestimmten Packung in den Verkehr gebracht werden.

(13) Nebenwirkungen sind die beim bestimmungsgemäßen Gebrauch eines Arzneimittels auftretenden schädlichen unbeabsichtigten Reaktionen. Schwerwiegende Nebenwirkungen sind Nebenwirkungen, die tödlich oder lebensbedrohend sind, eine stationäre Behandlung oder Verlängerung einer stationären Behandlung erforderlich machen, zu bleibender oder schwerwiegender Behinderung, Invalidität, kongenitalen Anomalien oder Geburtsfehlern führen; für Arzneimittel, die zur Anwendung bei Tieren bestimmt sind, sind schwerwiegend auch Nebenwirkungen, die ständig auftretende oder lang anhaltende Symptome hervorrufen. Unerwartete Nebenwirkungen sind Nebenwirkungen, deren Art, Ausmaß oder Ausgang von der Packungsbeilage des Arzneimittels abweichen. Die Sätze 1 bis 3 gelten auch für die als Folge von Wechselwirkungen auftretenden Nebenwirkungen.

(14) Herstellen ist das Gewinnen, das Anfertigen, das Zubereiten, das Be- oder Verarbeiten, das Umfüllen einschließlich Abfüllen, das Abpacken und das Kennzeichnen.

(17) Inverkehrbringen ist das Vorrätighalten zum Verkauf oder zu sonstiger Abgabe, das Feilhalten, das Feilbieten und die Abgabe an andere.

(20) Somatische Zelltherapeutika sind zur Anwendung am Menschen bestimmte Arzneimittel im Sinne des § 2 Abs. 1, die durch andere Verfahren als genetische Modifikation in ihren biologischen Eigenschaften veränderte oder nicht veränderte menschliche Körperzellen sind oder enthalten, ausgenommen zelluläre Blutzubereitungen zur Transfusion oder zur hämatopoetischen Rekonstitution.

(21) Xenogene Zelltherapeutika sind zur Anwendung am Menschen bestimmte Arzneimittel im Sinne des § 2 Abs. 1,die genetisch modifizierte oder durch andere Verfahren in ihren biologischen Eigenschaften veränderte lebende tierische Körperzellen sind oder enthalten.

(23) Klinische Prüfung bei Menschen ist jede am Menschen durchgeführte Untersuchung, die dazu bestimmt ist, klinische oder pharmakologische Wirkungen von Arzneimitteln zu erforschen oder nachzuweisen oder Nebenwirkungen festzustellen oder die Resorption, die Verteilung, den Stoffwechsel oder die Ausscheidung zu untersuchen, mit dem Ziel, sich von der Unbedenklichkeit oder Wirksamkeit der Arzneimittel zu überzeugen. Satz 1 gilt nicht für eine Untersuchung, die eine nicht-inter-

ventionelle Prüfung ist. Nicht-interventionelle Prüfung ist eine Untersuchung, in deren Rahmen Erkenntnisse aus der Behandlung von Personen mit Arzneimitteln gemäß den in der Zulassung festgelegten Angaben für seine Anwendung anhand epidemiologischer Methoden analysiert werden; dabei folgt die Behandlung einschließlich der Diagnose und Überwachung nicht einem vorab festgelegten Prüfplan, sondern ausschließlich der ärztlichen Praxis.

(24) Sponsor ist eine natürliche oder juristische Person, die die Verantwortung für die Veranlassung, Organisation und Finanzierung einer klinischen Prüfung bei Menschen übernimmt.

(25) Prüfer ist in der Regel ein für die Durchführung der klinischen Prüfung bei Menschen in einer Prüfstelle verantwortlicher Arzt oder in begründeten Ausnahmefällen eine andere Person, deren Beruf auf Grund seiner wissenschaftlichen Anforderungen und der seine Ausübung voraussetzenden Erfahrungen in der Patientenbetreuung für die Durchführung von Forschungen am Menschen qualifiziert. Wird eine Prüfung in einer Prüfstelle von mehreren Prüfern vorgenommen, so ist der verantwortliche Leiter der Gruppe der Hauptprüfer. Wird eine Prüfung in mehreren Prüfstellen durchgeführt, wird vom Sponsor ein Prüfer als Leiter der klinischen Prüfung benannt.

Sechster Abschnitt – Schutz des Menschen bei der klinischen Prüfung

§ 40
Allgemeine Voraussetzungen der klinischen Prüfung

(1) Der Sponsor, der Prüfer und alle weiteren an der klinischen Prüfung beteiligten Personen haben bei der Durchführung der klinischen Prüfung eines Arzneimittels bei Menschen die Anforderungen der guten klinischen Praxis nach Maßgabe des Artikels 1 Abs. 3 der Richtlinie 2001/20/EG des Europäischen Parlaments und des Rates vom 4. April 2001 zur Angleichung der Rechts- und Verwaltungsvorschriften der Mitgliedstaaten über die Anwendung der guten klinischen Praxis bei der Durchführung von klinischen Prüfungen mit Humanarzneimitteln (ABl. EG Nr. L 121 S. 34) einzuhalten. Die klinische Prüfung eines Arzneimittels bei Menschen darf vom Sponsor nur begonnen werden, wenn die zuständige Ethik-Kommission diese nach Maßgabe des § 42 Abs. 1 zustimmend bewertet und die zuständige Bundesoberbehörde diese nach Maßgabe des § 42 Abs. 2 genehmigt hat. Die klinische Prüfung eines Arzneimittels darf bei Menschen nur durchgeführt werden, wenn und solange

1. ein Sponsor oder ein Vertreter des Sponsors vorhanden ist, der seinen Sitz in einem Mitgliedstaat der Europäischen Union oder in einem anderen Vertragsstaat des Abkommens über den Europäischen Wirtschaftsraum hat,
2. die vorhersehbaren Risiken und Nachteile gegenüber dem Nutzen für die Person, bei der sie durchgeführt werden soll (betroffene Person), und der voraussichtlichen Bedeutung des Arzneimittels für die Heilkunde ärztlich vertretbar sind,
3. die betroffene Person

a) volljährig und in der Lage ist, Wesen, Bedeutung und Tragweite der klinischen Prüfung zu erkennen und ihren Willen hiernach auszurichten,
b) nach Absatz 2 Satz 1 aufgeklärt worden ist und schriftlich eingewilligt hat, soweit in Absatz 4 oder in § 41 nichts Abweichendes bestimmt ist und
c) nach Absatz 2a Satz 1 und 2 informiert worden ist und schriftlich eingewilligt hat; die Einwilligung muss sich ausdrücklich auch auf die Erhebung und Verarbeitung von Angaben über die Gesundheit beziehen,

4. die betroffene Person nicht auf gerichtliche oder behördliche Anordnung in einer Anstalt untergebracht ist,
5. sie in einer geeigneten Einrichtung von einem angemessen qualifizierten Prüfer verantwortlich durchgeführt wird und die Leitung von einem Prüfer, Hauptprüfer oder Leiter der klinischen Prüfung wahrgenommen wird, der eine mindestens zweijährige Erfahrung in der klinischen Prüfung von Arzneimitteln nachweisen kann,
6. eine dem jeweiligen Stand der wissenschaftlichen Erkenntnisse entsprechende pharmakologisch-toxikologische Prüfung des Arzneimittels durchgeführt worden ist,
7. jeder Prüfer durch einen für die pharmakologisch-toxikologische Prüfung verantwortlichen Wissenschaftler über deren Ergebnisse und die voraussichtlich mit der klinischen Prüfung verbundenen Risiken informiert worden ist,
8. für den Fall, dass bei der Durchführung der klinischen Prüfung ein Mensch getötet oder der Körper oder die Gesundheit eines Menschen verletzt wird, eine Versicherung nach Maßgabe des Absatzes 3 besteht, die auch Leistungen gewährt, wenn kein anderer für den Schaden haftet, und
9. für die medizinische Versorgung der betroffenen Person ein Arzt oder bei zahnmedizinischer Behandlung ein Zahnarzt verantwortlich ist.

(2) Die betroffene Person ist durch einen Prüfer, der Arzt oder bei zahnmedizinischer Prüfung Zahnarzt ist, über Wesen, Bedeutung, Risiken und Tragweite der klinischen Prüfung sowie über ihr Recht aufzuklären, die Teilnahme an der klinischen Prüfung jederzeit zu beenden; ihr ist eine allgemein verständliche Aufklärungsunterlage auszuhändigen. Der betroffenen Person ist ferner Gelegenheit zu einem Beratungsgespräch mit einem Prüfer über die sonstigen Bedingungen der Durchführung der klinischen Prüfung zu geben. Eine nach Absatz 1 Satz 3 Nr. 3 Buchstabe b erklärte Einwilligung in die Teilnahme an einer klinischen Prüfung kann jederzeit gegenüber dem Prüfer schriftlich oder mündlich widerrufen werden, ohne dass der betroffenen Person dadurch Nachteile entstehen dürfen.

(2a) Die betroffene Person ist über Zweck und Umfang der Erhebung und Verwendung personenbezogener Daten, insbesondere von Gesundheitsdaten zu informieren. Sie ist insbesondere darüber zu informieren, dass

1. die erhobenen Daten soweit erforderlich
   a) zur Einsichtnahme durch die Überwachungsbehörde oder Beauftragte des Sponsors zur Überprüfung der ordnungsgemäßen Durchführung der klinischen Prüfung bereitgehalten werden,

b) pseudonymisiert an den Sponsor oder eine von diesem beauftragte Stelle zum Zwecke der wissenschaftlichen Auswertung weitergegeben werden,
c) im Falle eines Antrags auf Zulassung pseudonymisiert an den Antragsteller und die für die Zulassung zuständige Behörde weitergegeben werden,
d) im Falle unerwünschter Ereignisse des zu prüfenden Arzneimittels pseudonymisiert an den Sponsor und die zuständige Bundesoberbehörde sowie von dieser an die Europäische Datenbank weitergegeben werden,
2. die Einwilligung nach Absatz 1 Satz 3 Nr. 3 Buchstabe c unwiderruflich ist,
3. im Falle eines Widerrufs der nach Absatz 1 Satz 3 Nr. 3 Buchstabe b erklärten Einwilligung die gespeicherten Daten weiterhin verwendet werden dürfen, soweit dies erforderlich ist, um
   a) Wirkungen des zu prüfenden Arzneimittels festzustellen,
   b) sicherzustellen, dass schutzwürdige Interessen der betroffenen Person nicht beeinträchtigt werden,
   c) der Pflicht zur Vorlage vollständiger Zulassungsunterlagen zu genügen,
4. die Daten bei den genannten Stellen für die auf Grund des § 42 Abs. 3 bestimmten Fristen gespeichert werden.

Im Falle eines Widerrufs der nach Absatz 1 Satz 3 Nr. 3 Buchstabe b erklärten Einwilligung haben die verantwortlichen Stellen unverzüglich zu prüfen, inwieweit die gespeicherten Daten für die in Satz 1 Nr. 3 genannten Zwecke noch erforderlich sein können. Nicht mehr benötigte Daten sind unverzüglich zu löschen. Im Übrigen sind die erhobenen personenbezogenen Daten nach Ablauf der auf Grund des § 42 Abs. 3 bestimmten Fristen zu löschen, soweit nicht gesetzliche, satzungsmäßige oder vertragliche Aufbewahrungsfristen entgegenstehen.

(3) Die Versicherung nach Absatz 1 Satz 3 Nr. 8 muss zugunsten der von der klinischen Prüfung betroffenen Personen bei einem in einem Mitgliedstaat der Europäischen Union oder einem anderen Vertragsstaat des Abkommens über den Europäischen Wirtschaftsraum zum Geschäftsbetrieb zugelassenen Versicherer genommen werden. Ihr Umfang muss in einem angemessenen Verhältnis zu den mit der klinischen Prüfung verbundenen Risiken stehen und auf der Grundlage der Risikoabschätzung so festgelegt werden, dass für jeden Fall des Todes oder der dauernden Erwerbsunfähigkeit einer von der klinischen Prüfung betroffenen Person mindestens 500 000 Euro zur Verfügung stehen. Soweit aus der Versicherung geleistet wird, erlischt ein Anspruch auf Schadensersatz.

(4) Auf eine klinische Prüfung bei Minderjährigen finden die Absätze 1 bis 3 mit folgender Maßgabe Anwendung:
1. Das Arzneimittel muss zum Erkennen oder zum Verhüten von Krankheiten bei Minderjährigen bestimmt und die Anwendung des Arzneimittels nach den Erkenntnissen der medizinischen Wissenschaft angezeigt sein, um bei dem Minderjährigen Krankheiten zu erkennen oder ihn vor Krankheiten zu schützen. Angezeigt ist das Arzneimittel, wenn seine Anwendung bei dem Minderjährigen medizinisch indiziert ist.

2. Die klinische Prüfung an Erwachsenen oder andere Forschungsmethoden dürfen nach den Erkenntnissen der medizinischen Wissenschaft keine ausreichenden Prüfergebnisse erwarten lassen.
3. Die Einwilligung wird durch den gesetzlichen Vertreter abgegeben, nachdem er entsprechend Absatz 2 aufgeklärt worden ist. Sie muss dem mutmaßlichen Willen des Minderjährigen entsprechen, soweit ein solcher feststellbar ist. Der Minderjährige ist vor Beginn der klinischen Prüfung von einem im Umgang mit Minderjährigen erfahrenen Prüfer über die Prüfung, die Risiken und den Nutzen aufzuklären, soweit dies im Hinblick auf sein Alter und seine geistige Reife möglich ist; erklärt der Minderjährige, nicht an der klinischen Prüfung teilnehmen zu wollen, oder bringt er dies in sonstiger Weise zum Ausdruck.

§ 41
Besondere Voraussetzungen der klinischen Prüfung

(1) Auf eine klinische Prüfung bei einer volljährigen Person, die an einer Krankheit leidet, zu deren Behandlung das zu prüfende Arzneimittel angewendet werden soll, findet § 40 Abs. 1 bis 3 mit folgender Maßgabe Anwendung:
1. Die Anwendung des zu prüfenden Arzneimittels muss nach den Erkenntnissen der medizinischen Wissenschaft angezeigt sein, um das Leben dieser Person zu retten, ihre Gesundheit wiederherzustellen oder ihr Leiden zu erleichtern, oder
2. sie muss für die Gruppe der Patienten, die an der gleichen Krankheit leiden wie diese Person, mit einem direkten Nutzen verbunden sein.

Kann die Einwilligung wegen einer Notfallsituation nicht eingeholt werden, so darf eine Behandlung, die ohne Aufschub erforderlich ist, um das Leben der betroffenen Person zu retten, ihre Gesundheit wiederherzustellen oder ihr Leiden zu erleichtern, umgehend erfolgen. Die Einwilligung zur weiteren Teilnahme ist einzuholen, sobald dies möglich und zumutbar ist.

(2) Auf eine klinische Prüfung bei einem Minderjährigen, der an einer Krankheit leidet, zu deren Behandlung das zu prüfende Arzneimittel angewendet werden soll, findet § 40 Abs. 1 bis 4 mit folgender Maßgabe Anwendung:
1. Die Anwendung des zu prüfenden Arzneimittels muss nach den Erkenntnissen der medizinischen Wissenschaft angezeigt sein, um das Leben der betroffenen Person zu retten, ihre Gesundheit wiederherzustellen oder ihr Leiden zu erleichtern oder
2. a) die klinische Prüfung muss für die Gruppe der Patienten, die an der gleichen Krankheit leiden wie die betroffene Person, mit einem direkten Nutzen verbunden sein,
   b) die Forschung muss für die Bestätigung von Daten, die bei klinischen Prüfungen an anderen Personen oder mittels anderer Forschungsmethoden gewonnen wurden, unbedingt erforderlich sein,
   c) die Forschung muss sich auf einen klinischen Zustand beziehen, unter dem der betroffene Minderjährige leidet und
   d) die Forschung darf für die betroffene Person nur mit einem minimalen Risiko und einer minimalen Belastung verbunden sein; die Forschung weist nur ein

minimales Risiko auf, wenn nach Art und Umfang der Intervention zu erwarten ist, dass sie allenfalls zu einer sehr geringfügigen und vorübergehenden Beeinträchtigung der Gesundheit der betroffenen Person führen wird; sie weist eine minimale Belastung auf, wenn zu erwarten ist, dass die Unannehmlichkeiten für die betroffene Person allenfalls vorübergehend auftreten und sehr geringfügig sein werden.

Satz 1 Nr. 2 gilt nicht für Minderjährige, für die nach Erreichen der Volljährigkeit Absatz 3 Anwendung finden würde.

(3) Auf eine klinische Prüfung bei einer volljährigen Person, die nicht in der Lage ist, Wesen, Bedeutung und Tragweite der klinischen Prüfung zu erkennen und ihren Willen hiernach auszurichten und die an einer Krankheit leidet, zu deren Behandlung das zu prüfende Arzneimittel angewendet werden soll, findet § 40 Abs. 1 bis 3 mit folgender Maßgabe Anwendung:

1. Die Anwendung des zu prüfenden Arzneimittels muss nach den Erkenntnissen der medizinischen Wissenschaft angezeigt sein, um das Leben der betroffenen Person zu retten, ihre Gesundheit wiederherzustellen oder ihr Leiden zu erleichtern; außerdem müssen sich derartige Forschungen unmittelbar auf einen lebensbedrohlichen oder sehr geschwächten klinischen Zustand beziehen, in dem sich die betroffene Person befindet, und die klinische Prüfung muss für die betroffene Person mit möglichst wenig Belastungen und anderen vorhersehbaren Risiken verbunden sein; sowohl der Belastungsgrad als auch die Risikoschwelle müssen im Prüfplan eigens definiert und vom Prüfer ständig überprüft werden. Die klinische Prüfung darf nur durchgeführt werden, wenn die begründete Erwartung besteht, dass der Nutzen der Anwendung des Prüfpräparates für die betroffene Person die Risiken überwiegt oder keine Risiken mit sich bringt.
2. Die Einwilligung wird durch den gesetzlichen Vertreter oder Bevollmächtigten abgegeben, nachdem er entsprechend § 40 Abs. 2 aufgeklärt worden ist. § 40 Abs. 4 Nr. 3 Satz 2, 3 und 5 gilt entsprechend.
3. Die Forschung muss für die Bestätigung von Daten, die bei klinischen Prüfungen an zur Einwilligung nach Aufklärung fähigen Personen oder mittels anderer Forschungsmethoden gewonnen wurden, unbedingt erforderlich sein. § 40 Abs. 4 Nr. 2 gilt entsprechend.
4. Vorteile mit Ausnahme einer angemessenen Entschädigung dürfen nicht gewährt werden.

§ 42
Verfahren bei der Ethik-Kommission, Genehmigungsverfahren bei der Bundesoberbehörde

(1) Die nach § 40 Abs. 1 Satz 2 erforderliche zustimmende Bewertung der Ethik-Kommission ist vom Sponsor bei der nach Landesrecht für den Prüfer zuständigen unabhängigen interdisziplinär besetzten Ethik-Kommission zu beantragen. Wird die klinische Prüfung von mehreren Prüfern durchgeführt, so ist der Antrag bei der für den Hauptprüfer oder Leiter der klinischen Prüfung zuständigen unabhängigen Ethik-Kommission zu stellen. Das Nähere zur Bildung, Zusammensetzung und Finanzierung der Ethik-Kommission wird durch Landesrecht bestimmt. Der Sponsor hat der Ethik-Kommission alle Angaben und Unterlagen vorzulegen, die diese zur Bewertung benötigt. Zur Bewertung der Unterlagen kann die Ethik-Kommission eigene wissenschaftliche Erkenntnisse verwerten, Sachverständige beiziehen oder Gutachten anfordern. Sie hat Sachverständige beizuziehen oder Gutachten anzufordern, wenn es sich um eine klinische Prüfung bei Minderjährigen handelt und sie nicht über eigene Fachkenntnisse auf dem Gebiet der Kinderheilkunde, einschließlich ethischer und psychosozialer Fragen der Kinderheilkunde, verfügt oder wenn es sich um eine klinische Prüfung von xenogenen Zelltherapeutika oder Gentransfer-Arzneimitteln handelt. Die zustimmende Bewertung darf nur versagt werden, wenn

1. die vorgelegten Unterlagen auch nach Ablauf einer dem Sponsor gesetzten angemessenen Frist zur Ergänzung unvollständig sind,
2. die vorgelegten Unterlagen einschließlich des Prüfplans, der Prüferinformation und der Modalitäten für die Auswahl der Prüfungsteilnehmer nicht dem Stand der wissenschaftlichen Erkenntnisse entsprechen, insbesondere die klinische Prüfung ungeeignet ist, den Nachweis der Unbedenklichkeit oder Wirksamkeit eines Arzneimittels einschließlich einer unterschiedlichen Wirkungsweise bei Frauen und Männern zu erbringen, oder
3. die in § 40 Abs. 1 Satz 3 Nr. 2 bis 9, Abs. 4 und § 41 geregelten Anforderungen nicht erfüllt sind.

Das Nähere wird in der Rechtsverordnung nach Absatz 3 bestimmt. Die Ethik-Kommission hat eine Entscheidung über den Antrag nach Satz 1 innerhalb einer Frist von höchstens 60 Tagen nach Eingang der erforderlichen Unterlagen zu übermitteln, die nach Maßgabe der Rechtsverordnung nach Absatz 3 verlängert oder verkürzt werden kann; für die Prüfung xenogener Zelltherapeutika gibt es keine zeitliche Begrenzung für den Genehmigungszeitraum.

(2) Die nach § 40 Abs. 1 Satz 2 erforderliche Genehmigung der zuständigen Bundesoberbehörde ist vom Sponsor bei der zuständigen Bundesoberbehörde zu beantragen. Der Sponsor hat dabei alle Angaben und Unterlagen vorzulegen, die diese zur Bewertung benötigt, insbesondere die Ergebnisse der analytischen und der pharmakologisch- toxikologischen Prüfung sowie den Prüfplan und die klinischen Angaben zum Arzneimittel einschließlich der Prüferinformation. Die Genehmigung darf nur versagt werden, wenn

1. die vorgelegten Unterlagen auch nach Ablauf einer dem Sponsor gesetzten angemessenen Frist zur Ergänzung unvollständig sind,
2. die vorgelegten Unterlagen, insbesondere die Angaben zum Arzneimittel und der Prüfplan einschließlich der Prüferinformation nicht dem Stand der wissenschaftlichen Erkenntnisse entsprechen, insbesondere die klinische Prüfung ungeeignet ist, den Nachweis der Unbedenklichkeit oder Wirksamkeit eines Arzneimittels einschließlich einer unterschiedlichen Wirkungsweise bei Frauen und Männern zu erbringen, oder
3. die in § 40 Abs. 1 Satz 3 Nr. 1, 2 und 6, bei xenogenen Zelltherapeutika auch die in Nr. 8 geregelten Anforderungen insbesondere im Hinblick auf eine Versicherung von Drittrisiken nicht erfüllt sind.

Die Genehmigung gilt als erteilt, wenn die zuständige Bundesoberbehörde dem Sponsor innerhalb von höchstens 30 Tagen nach Eingang der Antragsunterlagen keine mit Gründen versehenen Einwände übermittelt. Wenn der Sponsor auf mit Gründen versehene Einwände den Antrag nicht innerhalb einer Frist von höchstens 90 Tagen entsprechend abgeändert hat, gilt der Antrag als abgelehnt. Das Nähere wird in der Rechtsverordnung nach Absatz 3 bestimmt. Abweichend von Satz 4 darf die klinische Prüfung von Arzneimitteln,

1. die unter Teil A des Anhangs der Verordnung (EWG) Nr. 2309/93 fallen,
2. die somatische Zelltherapeutika, xenogene Zelltherapeutika, Gentransfer-Arzneimittel sind,
3. die genetisch veränderte Organismen enthalten oder
4. deren Wirkstoff ein biologisches Produkt menschlichen oder tierischen Ursprungs ist oder biologische Bestandteile menschlichen oder tierischen Ursprungs enthält oder zu seiner Herstellung derartige Bestandteile erfordert

nur begonnen werden, wenn die zuständige Bundesoberbehörde dem Sponsor eine schriftliche Genehmigung erteilt hat. Die zuständige Bundesoberbehörde hat eine Entscheidung über den Antrag auf Genehmigung von Arzneimitteln nach Satz 7 Nr. 2 bis 4 innerhalb einer Frist von höchstens 60 Tagen nach Eingang der in Satz 2 genannten erforderlichen Unterlagen zu treffen, die nach Maßgabe einer Rechtsverordnung nach Absatz 3 verlängert oder verkürzt werden kann; für die Prüfung xenogener Zelltherapeutika gibt es keine zeitliche Begrenzung für den Genehmigungszeitraum.

(2a) Die für die Genehmigung einer klinischen Prüfung nach Absatz 2 zuständige Bundesoberbehörde unterrichtet die nach Absatz 1 zuständige Ethik-Kommission, sofern ihr Informationen zu anderen klinischen Prüfungen vorliegen, die für die Bewertung der von der Ethik-Kommission begutachteten Prüfung von Bedeutung sind; dies gilt insbesondere für Informationen über abgebrochene oder sonst vorzeitig beendete Prüfungen. Dabei unterbleibt die Übermittlung personenbezogener Daten, ferner sind Betriebs- und Geschäftsgeheimnisse dabei zu wahren.

(3) Das Bundesministerium wird ermächtigt, durch Rechtsverordnung mit Zustimmung des Bundesrates Regelungen zur Gewährleistung der ordnungsgemäßen Durchführung der klinischen Prüfung und der Erzielung dem wissenschaftlichen

Erkenntnisstand entsprechender Unterlagen zu treffen. In der Rechtsverordnung können insbesondere Regelungen getroffen werden über:

1. die Aufgaben und Verantwortungsbereiche des Sponsors, der Prüfer oder anderer Personen, die die klinische Prüfung durchführen oder kontrollieren einschließlich von Anzeige-, Dokumentations- und Berichtspflichten insbesondere über Nebenwirkungen und sonstige unerwünschte Ereignisse, die während der Studie auftreten und die Sicherheit der Studienteilnehmer oder die Durchführung der Studie beeinträchtigen könnten,
2. die Aufgaben der und das Verfahren bei Ethik-Kommissionen einschließlich der einzureichenden Unterlagen, auch mit Angaben zur angemessenen Beteiligung von Frauen und Männern als Prüfungsteilnehmerinnen und Prüfungsteilnehmer, der Unterbrechung oder Verlängerung oder Verkürzung der Bearbeitungsfrist und der besonderen Anforderungen an die Ethik-Kommissionen bei klinischen Prüfungen nach § 40 Abs. 4 und § 41 Abs. 2 und 3,
3. die Aufgaben der zuständigen Behörden und das behördliche Genehmigungsverfahren einschließlich der einzureichenden Unterlagen, auch mit Angaben zur angemessenen Beteiligung von Frauen und Männern als Prüfungsteilnehmerinnen und Prüfungsteilnehmer, und der Unterbrechung oder Verlängerung oder Verkürzung der Bearbeitungsfrist, das Verfahren zur Überprüfung von Unterlagen in Betrieben und Einrichtungen sowie die Voraussetzungen und das Verfahren für Rücknahme, Widerruf und Ruhen der Genehmigung oder Untersagung einer klinischen Prüfung,
4. die Anforderungen an das Führen und Aufbewahren von Nachweisen,
5. die Übermittlung von Namen und Sitz des Sponsors und des verantwortlichen Prüfers und nicht personenbezogener Angaben zur klinischen Prüfung von der zuständigen Behörde an eine europäische Datenbank und
6. die Befugnisse zur Erhebung und Verwendung personenbezogener Daten, soweit diese für die Durchführung und Überwachung der klinischen Prüfung erforderlich sind; dies gilt auch für die Verarbeitung von Daten, die nicht in Dateien verarbeitet oder genutzt werden; ferner kann die Weiterleitung von Unterlagen und Ausfertigungen der Entscheidungen an die zuständigen Behörden und die für die Prüfer zuständigen Ethik-Kommissionen bestimmt sowie vorgeschrieben werden, dass Unterlagen in mehrfacher Ausfertigung sowie auf elektronischen oder optischen Speichermedien eingereicht werden. In der Rechtsverordnung sind für zugelassene Arzneimittel Ausnahmen entsprechend Richtlinie 2001/20/EG vorzusehen.

§ 42a
Rücknahme, Widerruf und Ruhen der Genehmigung

(1) Die Genehmigung ist zurückzunehmen, wenn bekannt wird, dass ein Versagungsgrund nach § 42 Abs. 2 Satz 3 Nr. 1, 2 oder 3 bei der Erteilung vorgelegen hat; sie ist zu widerrufen, wenn nachträglich Tatsachen eintreten, die die Versagung nach § 42 Abs. 2 Satz 3 Nr. 2 oder Nr. 3 rechtfertigen würden. In den Fällen des Satzes 1 kann auch das Ruhen der Genehmigung befristet angeordnet werden.

(2) Die zuständige Bundesoberbehörde kann die Genehmigung widerrufen, wenn die Gegebenheiten der klinischen Prüfung nicht mit den Angaben im Genehmigungsantrag übereinstimmen oder wenn Tatsachen Anlass zu Zweifeln an der Unbedenklichkeit oder der wissenschaftlichen Grundlage der klinischen Prüfung geben. In diesem Fall kann auch das Ruhen der Genehmigung befristet angeordnet werden. Die zuständige Bundesoberbehörde unterrichtet unter Angabe der Gründe unverzüglich die anderen für die Überwachung zuständigen Behörden und Ethik-Kommissionen sowie die Kommission der Europäischen Gemeinschaften und die Europäische Agentur für die Beurteilung von Arzneimitteln.

(3) Vor einer Entscheidung nach den Absätzen 1 und 2 ist dem Sponsor Gelegenheit zur Stellungnahme innerhalb einer Frist von einer Woche zu geben. § 28 Abs. 2 Nr. 1 des Verwaltungsverfahrensgesetzes gilt entsprechend. Ordnet die zuständige Bundesoberbehörde die sofortige Unterbrechung der Prüfung an, so übermittelt sie diese Anordnung unverzüglich dem Sponsor. Widerspruch und Anfechtungsklage gegen den Widerruf, die Rücknahme oder die Anordnung des Ruhens der Genehmigung sowie gegen Anordnungen nach Absatz 5 haben keine aufschiebende Wirkung.

(4) Ist die Genehmigung einer klinischen Prüfung zurückgenommen oder widerrufen oder ruht sie, so darf die klinische Prüfung nicht fortgesetzt werden.

(5) Wenn der zuständigen Bundesoberbehörde im Rahmen ihrer Tätigkeit Tatsachen bekannt werden, die die Annahme rechtfertigen, dass der Sponsor, ein Prüfer oder ein anderer Beteiligter seine Verpflichtungen im Rahmen der ordnungsgemäßen Durchführung der klinischen Prüfung nicht mehr erfüllt, informiert die zuständige Bundesoberbehörde die betreffende Person unverzüglich und ordnet die von dieser Person durchzuführenden Abhilfemaßnahmen an; betrifft die Maßnahme nicht den Sponsor, so ist dieser von der Anordnung zu unterrichten. Maßnahmen der zuständigen Überwachungsbehörde gemäß § 69 bleiben davon unberührt.

§ 63b
Dokumentations- und Meldepflichten

(1) Der Zulassungsinhaber hat ausführliche Unterlagen über alle Verdachtsfälle von Nebenwirkungen, die in der Gemeinschaft oder einem Drittland auftreten, sowie Angaben über die abgegebenen Mengen, bei Blutzubereitungen auch über die Anzahl der Rückrufe zu führen.

(2) Der Zulassungsinhaber hat ferner

1. jeden ihm bekannt gewordenen Verdachtsfall einer schwerwiegenden Nebenwirkung, der im Geltungsbereich dieses Gesetzes aufgetreten ist, zu erfassen und der zuständigen Bundesoberbehörde unverzüglich, spätestens aber innerhalb von 15 Tagen nach Bekanntwerden,
2. a) jeden ihm durch einen Angehörigen eines Gesundheitsberufes bekannt gewordenen Verdachtsfall einer schwerwiegenden unerwarteten Nebenwirkung, der nicht in einem Mitgliedstaat der Europäischen Union aufgetreten ist,

b) bei Arzneimitteln, die Bestandteile aus Ausgangsmaterial von Mensch oder Tier enthalten, jeden ihm bekannt gewordenen Verdachtsfall einer Infektion, die eine schwerwiegende Nebenwirkung ist und durch eine Kontamination dieser Arzneimittel mit Krankheitserregern verursacht wurde und nicht in einem Mitgliedstaat der Europäischen Union aufgetreten ist, unverzüglich, spätestens aber innerhalb von 15 Tagen nach Bekannt werden, der zuständigen Bundesoberbehörde sowie der Europäischen Agentur für die Beurteilung von Arzneimitteln, und

3. häufigen oder im Einzelfall in erheblichem Umfang beobachteten Missbrauch, wenn durch ihn die Gesundheit von Mensch oder Tier unmittelbar gefährdet werden kann, der zuständigen Bundesoberbehörde unverzüglich anzuzeigen.

Die Anzeigepflicht nach Satz 1 Nr. 1 und Nr. 2 Buchstabe a gilt entsprechend für Nebenwirkungen beim Menschen aufgrund der Anwendung eines zur Anwendung bei Tieren bestimmten Arzneimittels.

(3) Der Zulassungsinhaber, der die Zulassung im Wege der gegenseitigen Anerkennung erhalten hat, ist verpflichtet, jeden Verdachtsfall

1. einer schwerwiegenden Nebenwirkung oder
2. einer Nebenwirkung beim Menschen aufgrund der Anwendung eines zur Anwendung bei Tieren bestimmten Arzneimittels, der im Geltungsbereich dieses Gesetzes aufgetreten ist, unverzüglich auch der zuständigen Behörde des Mitgliedstaates anzuzeigen, dessen Zulassung Grundlage der Anerkennung war oder die im Rahmen eines Schiedsverfahrens nach Artikel 32 der Richtlinie 2001/83/EG oder Artikel 36 der Richtlinie 2001/82/EG Berichterstatter war.

(4) Der zuständigen Bundesoberbehörde sind alle zur Beurteilung von Verdachtsfällen oder beobachteten Missbrauchs vorliegenden Unterlagen sowie eine wissenschaftliche Bewertung vorzulegen.

(5) Der Zulassungsinhaber hat, sofern nicht durch Auflage oder in Satz 4 oder 5 anderes bestimmt ist, auf der Grundlage der in Absatz 1 und in § 63a Abs. 1 genannten Verpflichtungen der zuständigen Bundesoberbehörde einen regelmäßigen, aktualisierten Bericht über die Unbedenklichkeit des Arzneimittels unverzüglich nach Aufforderung oder mindestens alle sechs Monate während der ersten beiden Jahre nach der Zulassung, danach einmal jährlich in den folgenden beiden Jahren und danach bei der ersten Verlängerung der Zulassung vorzulegen. Danach hat er den Bericht zusammen mit dem Antrag auf Verlängerung der Zulassung in Abständen von fünf Jahren oder unverzüglich nach Aufforderung vorzulegen. Die regelmäßigen, aktualisierten Berichte über die Unbedenklichkeit von Arzneimitteln umfassen auch eine wissenschaftliche Beurteilung des Nutzens und der Risiken des betreffenden Arzneimittels. Die zuständige Bundesoberbehörde kann auf Antrag die Berichtsintervalle bis zu einer fünfjährigen Dauer verlängern. Bei Arzneimitteln, die nach § 36 Abs. 1 von der Zulassung freigestellt sind, bestimmt die zuständige Bundesoberbehörde den Zeitpunkt der Vorlage der regelmäßigen aktualisierten Berichte über die Unbedenklich-

keit des Arzneimittels in einer Bekanntmachung, die im Bundesanzeiger veröffentlicht wird. Bei Blutzubereitungen hat der Zulassungsinhaber auf der Grundlage der in Satz 1 genannten Verpflichtungen der zuständigen Bundesoberbehörde einen aktualisierten Bericht über die Unbedenklichkeit des Arzneimittels unverzüglich nach Aufforderung oder, soweit Rückrufe oder Fälle oder Verdachtsfälle schwerwiegender Nebenwirkungen betroffen sind, mindestens einmal jährlich vorzulegen.

(6) Die zuständige Bundesoberbehörde hat jeden ihr zur Kenntnis gegebenen Verdachtsfall einer schwerwiegenden Nebenwirkung, der im Geltungsbereich dieses Gesetzes aufgetreten ist, unverzüglich, spätestens aber innerhalb von 15 Tagen nach Bekanntwerden, an die Europäische Agentur für die Beurteilung von Arzneimitteln und erforderlichenfalls an den Zulassungsinhaber zu übermitteln.

(7) Die Verpflichtung nach den Absätzen 1 bis 4 gilt entsprechend für Registrierungsinhaber, trifft vor Erteilung der Zulassung den Antragsteller und besteht für den Zulassungsinhaber unabhängig davon, ob sich das Arzneimittel noch im Verkehr befindet. Die Absätze 1 bis 5 gelten entsprechend für einen pharmazeutischen Unternehmer, der nicht Zulassungsinhaber ist. Die Erfüllung der Verpflichtungen nach den Absätzen 1 bis 5 können durch schriftliche Vereinbarung zwischen dem Zulassungsinhaber und dem pharmazeutischen Unternehmer, der nicht Zulassungsinhaber ist, ganz oder teilweise auf den Zulassungsinhaber übertragen werden.

(8) Die Absätze 1 bis 7 finden keine Anwendung auf Arzneimittel, für die von der Kommission der Europäischen Gemeinschaften oder dem Rat der Europäischen Union eine Genehmigung für das Inverkehrbringen erteilt worden ist. Für diese Arzneimittel gelten die Verpflichtungen des pharmazeutischen Unternehmers nach der Verordnung (EWG) Nr. 2309/93 und seine Verpflichtungen nach der Verordnung (EG) Nr. 540/95 der Kommission der Europäischen Gemeinschaften oder des Rates der Europäischen Union zur Festlegung der Bestimmungen für die Mitteilung von vermuteten unerwarteten, nicht schwerwiegenden Nebenwirkungen, die innerhalb oder außerhalb der Gemeinschaft an gemäß der Verordnung (EWG) Nr. 2309/93 zugelassenen Human- oder Tierarzneimitteln festgestellt werden (ABl. EG Nr. L 55 S. 5) in der jeweils geltenden Fassung mit der Maßgabe, dass im Geltungsbereich des Gesetzes die Verpflichtung zur Mitteilung an die Mitgliedstaaten oder zur Unterrichtung der Mitgliedstaaten gegenüber der jeweils zuständigen Bundesoberbehörde besteht.

§ 67 Allgemeine Anzeigepflicht

(1) Betriebe und Einrichtungen, die Arzneimittel entwickeln, herstellen, klinisch prüfen oder einer Rückstandsprüfung unterziehen, prüfen, lagern, verpacken, in den Verkehr bringen oder sonst mit ihnen Handel treiben, haben dies vor der Aufnahme der Tätigkeiten der zuständigen Behörde, bei einer klinischen Prüfung bei Menschen auch der zuständigen Bundesoberbehörde, anzuzeigen. Die Entwicklung von Arzneimitteln ist anzuzeigen, soweit sie durch eine Rechtsverordnung nach § 54 geregelt

ist. Das gleiche gilt für Personen, die diese Tätigkeiten selbstständig und berufsmäßig ausüben, sowie für Personen oder Personenvereinigungen, die Arzneimittel für andere sammeln. In der Anzeige sind die Art der Tätigkeit und die Betriebsstätte anzugeben; werden Arzneimittel gesammelt, so ist das Nähere über die Art der Sammlung und über die Lagerstätte anzugeben. Ist nach Satz 1 eine klinische Prüfung bei Menschen anzuzeigen, so sind auch deren Sponsor, sofern vorhanden dessen Vertreter nach § 40 Abs. 1 Satz 3 Nr. 1 sowie sämtliche Prüfer, soweit erforderlich auch mit Angabe der Stellung als Hauptprüfer oder Leiter der klinischen Prüfung namentlich zu benennen. Die Sätze 1 bis 4 gelten entsprechend für Betriebe und Einrichtungen, die Wirkstoffe herstellen, in den Verkehr bringen oder sonst mit ihnen Handel treiben, soweit diese Tätigkeiten durch eine Rechtsverordnung nach § 54 geregelt sind.

(2) Ist die Herstellung von Arzneimitteln beabsichtigt, für die es einer Erlaubnis nach § 13 nicht bedarf, so sind die Arzneimittel mit ihrer Bezeichnung und Zusammensetzung anzuzeigen.

(3) Nachträgliche Änderungen sind ebenfalls anzuzeigen. Ist nach Absatz 1 der Beginn einer klinischen Prüfung bei Menschen anzuzeigen, so sind deren Verlauf, Beendigung und Ergebnisse der zuständigen Bundesoberbehörde mitzuteilen; das Nähere wird in der Rechtsverordnung nach § 42 bestimmt.

(4) Die Absätze 1 bis 3 gelten mit Ausnahme der Anzeigepflicht für die klinische Prüfung nicht für diejenigen, die eine Erlaubnis nach § 13, § 52a oder § 72 haben, und für Apotheken nach dem Gesetz über das Apothekenwesen. Absatz 2 gilt nicht für tierärztliche Hausapotheken.

(5) Wer als pharmazeutischer Unternehmer ein Arzneimittel, das nach § 36 Abs. 1 von der Zulassung freigestellt und für den Verkehr außerhalb der Apotheken nicht freigegeben ist, in den Verkehr bringt, hat dies unverzüglich der zuständigen Bundesoberbehörde anzuzeigen. In der Anzeige sind die verwendete Bezeichnung und die verwendeten nicht wirksamen Bestandteile anzugeben, soweit sie nicht in der Verordnung nach § 36 Abs. 1 festgelegt sind.

(6) Der pharmazeutische Unternehmer hat Untersuchungen, die dazu bestimmt sind, Erkenntnisse bei der Anwendung zugelassener oder registrierter Arzneimittel zu sammeln, den kassenärztlichen Bundesvereinigungen, den Spitzenverbänden der Krankenkassen sowie der zuständigen Bundesoberbehörde unverzüglich anzuzeigen. Dabei sind Ort, Zeit, Ziel der Anwendungsbeobachtung und beteiligte Ärzte anzugeben.

H3 Zuständige regionale Behörden für die Überwachung der klinischen Prüfung in Deutschland

Baden-Württemberg
Regierungspräsidium Freiburg
79098 Freiburg
Gartenstraße 25-27
Tel: 0761 2081742
Fax: 0761 2081080

Regierungspräsidium Karlsruhe
76131 Karlsruhe
Schloßplatz 4–6
Tel: 0721 9260
Fax: 0721 9266211

Regierungspräsidium Stuttgart
70565 Stuttgart
Ruppmannstraße 21
Tel: 0711 9040
Fax: 0711 9042408

Regierungspräsidium Tübingen
72072 Tübingen
Konrad-Adenauer-Straße 20
Tel: 07071 7570
Fax: 07071 7573190

Bayern
Regierung von Mittelfranken
91522 Ansbach
Promenade 27
Tel: 0981 530
Fax: 0981 53206

Regierung von Niederbayern
84028 Landshut
Gestütstraße10
Tel: 0871 80801
Fax: 0871 8081210

Regierung von Oberbayern
80538 München
Maximilianstraße 39
Tel: 089 21760
Fax: 089 21762914

Regierung von Oberfranken
95444 Bayreuth
Ludwigstraße 20
1320 95444 Bayreuth
Tel: 0921 6040
Fax: 0921 6041258

Regierung der Oberpfalz
93047 Regensburg
Emmeramsplatz 8
Tel: 0941 56800
Fax: 0941 5680199

Regierung von Schwaben
86152 Augsburg
Fronhof 10
Tel: 0821 32701
Fax: 0821 3272289

Regierung von Unterfranken
97070 Würzburg
Peterplatz 9
97070 Würzburg
Tel: 0931 3800
Fax: 0931 3802222

Berlin
Landesamt für Arbeitsschutz, Gesundheitsschutz und Technische Sicherheit
10315 Berlin
Alt Friederichsfelde 60
Tel: 030 90210
Fax: 030 90215303

Brandenburg
Landesamt für Soziales und Versorung
Abt. Landesgesundheitsamt
15838 Wünsdorf
Wünsdorfer Platz 3
Tel: 033702 71100
Fax: 033702 71101

Bremen
Senator für Arbeit, Frauen, Gesundheit, Jugend und Soziales
28195 Bremen
Bahnhofsplatz 29
Tel: 0421 3610
Fax: 0421 3619321

Hamburg
Behörde für Umwelt und Gesundheit
22083 Hamburg
Adolph-Schönfelder-Straße 5
Tel: 040 428630
Fax: 040 428632483

Hessen
Regierungspräsidium Darmstadt (Kassel/Gießen)
64283 Darmstadt
Luisenplatz 2
Tel: 06151 120
Fax: 06151 126347

Mecklenburg
Arzneimittelüberwachungs- und -prüfstelle Mecklenburg-Vorpommern
19055 Schwerin
Wismarsche Straße 298
Tel: 0385 590890
Fax: 0385 5908933

Niedersachsen
Bezirksregierung Braunschweig
38100 Braunschweig
Bohlweg 38
3247 38022
Tel: 0531 4840
Fax: 0531 4843216

Bezirksregierung Hannover
30169 Hannover
Am Waterlooplatz 11
Tel: 0511 1060
Fax: 0511 1062484

Bezirksregierung Lüneburg
21339 Lüneburg
Auf der Hude 2
Tel: 04131 150
Fax: 04131 152902

Bezirksregierung Weser-Ems
26122 Oldenburg
Theodor-Tantzen-Platz 8
Tel: 0441 7990
Fax: 0441 7992004

Nordrhein-Westfalen
Kreis Aachen
52249 Eschweiler
Steinstraße 87
Tel: 02403 8600
Fax: 02403 860111

Stadt Aachen
52062 Aachen
Vereinsstraße 25
Tel: 0241 4320
Fax: 0241 4322875

Stadt Bielefeld
33604 Bielefeld
Oststraße55
Tel: 0521 512657
Fax: 0521 513386

Stadtverwaltung Bochum
44777 Bochum
Westring 28
Tel: 0234 9100
Fax: 0234 9103214

Stadt Bonn
53111 Bonn
Engeltalstraße 6
Tel: 0228 771
Fax: 0228 773778

Kreis Borken
46325 Borken
Burloer Straße 93
Tel: 02861 820
Fax: 02861 822021

Bottrop
46236 Bottrop
Gladbecker Straße 66
Tel: 02041 701
Fax: 02041 703811

Kreis Coesfeld
48653 Coesfeld
Schützenwall 16
Tel: 02541 181
Fax: 02541 18210

Stadt Dortmund
44122 Dortmund
Hövelstraße 8
Tel: 0231 501
Fax: 0231 5023526

Gesundheitsamt Stadt Duisburg
47049 Duisburg
Lanfermannstraße1
Tel: 0203 2830
Fax: 0203 2834340

Kreis Düren
52348 Düren
Bismarckstraße 16
Tel: 02421 220
Fax: 02421 222016

Stadt Düsseldorf
40227 Düsseldorf
Kölner Straße 180
Tel: 0211 8992600
Fax: 0211 8929079

Ennepe-Ruhr-Kreis
58317 Schwelm
Hauptstraße 92
Tel: 02336 930
Fax: 02336 932440

Erftkreis
50354 Hürth
Friedrich-Ebert-Straße 11
Tel: 02271 830
Fax: 02271 833717

Stadt Essen
45121 Essen
Varnhorststraße 17
Tel: 0201 880
Fax: 0201 8853135

Kreis Euskirchen
53869 Euskirchen
Jülicher Ring 32
Tel: 02251 150
Fax: 02251 15497

Stadt Gelsenkirchen
45881 Gelsenkirchen
Kurt-Schumacher-Straße 4
Tel: 0209 1690
Fax: 0209 1693505

Kreis Gütersloh
33324 Gütersloh
Herzebrocker Straße 140
Tel: 05241 850
Fax: 05241 851717

Stadt Hagen
58095 Hagen
Grashofstraße 41
Tel: 02331 2073555
Fax: 02331 2072453

Stadt Hamm
59065 Hamm
Heinrich-Reinköster-Straße 8
Tel: 02381 171
Fax: 02381 172983

Kreis Heinsberg
52525 Heinsberg
Valkenburger Straße 45
Tel: 02452 130
Fax: 02452 135395

Kreis Herford
32045 Herford
Amtshausstraße 2
Tel: 05221 130
Fax: 05221 13172123

Stadt Herne
44621 Herne
Rathausstraße 6
Tel: 02323 160
Fax: 02323 163056

Hochsauerlandkreis
59870 Meschede
Steinstraße 7
Tel: 0291 940
Fax: 0291 941295

Kreis Höxter
37671 Höxter
Moltkestraße 12
Tel: 05271 9650
Fax: 05271 37926

Stadt Kleve
47533 Kleve
Nassauer Allee 15-23
Tel: 02821 851
Fax: 02821 85530

Stadt Köln
50667 Köln
Neumarkt 15–21
Tel: 0221 2210
Fax: 0221 22124775

Stadt Krefeld
47798 Krefeld
Gartenstraße 30-32
Tel: 02151 862732
Fax: 02151 863552

Stadt Leverkusen
51379 Leverkusen
Miselohestraße 4
Tel: 0214 4060
Fax: 0214 4065302

Kreis Lippe
32756 Detmold
Felix-Fechenbach-Straße 5
Tel: 05231 620
Fax: 05231 62234

Märkischer Kreis
58509 Lüdenscheid
Heedfelder Straße 45
Tel: 02351 96660
Fax: 02351 9666480

Kreis Mettmann
40822 Mettmann
Düsseldorfer Straße 26
Tel: 02104 992263
Fax: 02104 995253

Kreis Minden-Lübbecke
32423 Minden
Portastraße 13
Tel: 0571 8070
Fax: 0571 8072897

Stadt Mönchengladbach
41050 Mönchengladbach
Am Steinberg 55
Tel: 02161 250
Fax: 02161 256599

Stadt Mülheim
45466 Mülheim a. d. Ruhr
Heinrich-Melzer-Straße 3
Tel: 0208 4555370
Fax: 0208 455585305

Stadt Münster
48127 Münster
Stühmerweg 8
Tel: 0251 4925300
Fax: 0251 4927926

Kreis Neuss
41513 Grevenbroich
Auf der Schanze 1
Tel: 02181 6010
Fax: 02181 6015399

Oberbergischer Kreis
51643 Gummersbach
Am Wiedenhof 3
Tel: 02261 880
Fax: 02261 885312

Stadt Oberhausen
46045 Oberhausen
Tannenbergstraße11-13
Tel: 0208 8251
Fax: 0208 8255330

Kreis Olpe
57462 Olpe
Westfälische Straße 32
Tel: 02761 811
Fax: 02761 81215

Kreis Paderborn
33102 Paderborn
Aldegreverstraße 10-14
Tel: 05251 3080
Fax: 05251 308285

Kreis Recklinghausen
45770 Marl
Lehmbecker Pfad 31
Tel: 02361 531
Fax: 02361 534623

Stadt Remscheid
42855 Remscheid
Hastener Straße 15
Tel: 02191 160
Fax: 02191 163281

Rheinisch-Bergischer Kreis
51469 Bergisch Gladbach
Am Rübezahlwald 7
Tel: 02202 131
Fax: 02202 132699

Rhein-Sieg-Kreis
53721 Siegburg
Kaiser-Wilhelm-Platz 1
Tel: 02241 131
Fax: 02241 133082

Kreis Siegen-Wittgenstein
57072 Siegen
Koblenzer Straße 73
Tel: 0271 3330
Fax: 0271 3331330

Kreis Soest
59494 Soest
Hoher Weg 1–3
Tel: 02921 300
Fax: 02921 302378

Stadt Solingen
42651 Solingen
Dorper Straße 26
Tel: 0212 2900
Fax: 0212 2902509

Kreis Steinfurt
48565 Steinfurt
Tecklenburger Straße 10
Tel: 02551 690
Fax: 02551 692800

Kreis Unna
59425 Unna
Platanenallee 16
Tel: 02303 270
Fax: 02303 271399

Kreis Viersen
41747 Viersen
Rathausmarkt 3
Tel: 02162 3920
Fax: 02162 391848

Kreis Warendorf
48231 Warendorf
Waldenburger Straße 2
Tel: 02581 531
Fax: 02581 532452

Kreis Wesel
47441 Moers
Mühlenstraße 9–11
Tel: 02841 2020
Fax: 02841 202455

Stadt Wuppertal
42105 Wuppertal
Willy-Brandt-Platz 19
Tel: 0202 5631
Fax: 0202 5638041

Rheinland-Pfalz
Landesamt für Soziales, Jugend und Versorgung
56073 Koblenz
Baedekerstraße 2–10
Tel: 0261 40410
Fax: 0261 4041353

Saarland
Ministerium für Frauen, Arbeit, Gesundheit
und Soziales
66119 Saarbrücken
Franz-Josef-Röder-Straße 23
66119 Saarbrücken
Tel: 0681 5010
Fax: 0681 5013239

Sachsen
Regierungspräsidium Chemnitz
09120 Chemnitz
Altchemnitzer Straße 41
Tel: 0371 5320
Fax: 0371 5321929

Regierungspräsidium Dresden
01099 Dresden
Stauffenbergallee 2
Tel: 0351 8250
Fax: 0351 8259700

Regierungspräsidium Leipzig
04107 Leipzig
Braustraße 2
Tel: 0341 9770
Fax: 0341 9771199

Sachsen-Anhalt
Landesverwaltungsamt
Sachsen-Anhalt
06122 Halle/Saale
Neustädter Passage 15
Tel: 0345 69120
Fax: 0345 6912302

Schleswig-Holstein
Landesamt für Gesundheit und Arbeitssicherheit
des Landes Schleswig-Holstein
24143 Kiel
Adolf-Westphal-Straße 4
Tel: 0431 9880
Fax: 0431 9885416

Thüringen
Thüringer Landesamt
für Lebensmittelsicherheit und Verbraucherschutz
99423 Weimar
Weimarplatz 4
Tel: 0361 37800
Fax: 0361 37737502

H4 ICH Topic E 6
Guideline for Good Clinical Practice

Step 5, Consolidated Guideline 1.5.96

Note for Guidance on Good Clinical Practice

(CPMP/ICH/135/95)

including post Step 4 errata – Status: September 1997

INTRODUCTION

Good Clinical Practice (GCP) is an international ethical and scientific quality standard for designing, conducting, recording and reporting trials that involve the participation of human subjects. Compliance with this standard provides public assurance that the rights, safety and well-being of trials subjects are protected, consistent with the principles that have their origin in the Declaration of Helsinki, and that the clinical trial data are credible.

The objective of this ICH GCP Guideline is to provide a unified standard for the European Union (EU), Japan and the United States to facilitate the mutual acceptance of clinical data by the regulatory authorities in these jurisdictions.

The guideline was developed with consideration of the current good clinical practices of the European Union, Japan and the United States, as well as those of Australia, Canada, the Nordic countries and the World Health Organization (WHO).

This guideline should be followed when generating clinical trial data that are intended to be submitted to regulatory authorities.

The principles established in this guideline may also be applied to other clinical investigations that may have an impact on the safety and well-being of human subjects.

1. GLOSSARY

1.1 Adverse Drug Reaction (ADR)

In the pre-approval clinical experience with a new medicinal product or its new usages, particularly as the therapeutic dose(s) may not be established: all noxious and unintended responses to a medicinal product means that a causal relationship between a medicinal product and an adverse event is at least a reasonable possibility, i.e. the relationship cannot be ruled out.

Regarding marketed medicinal products: a response to a drug which is noxious and unintended and which occurs at doses normally used in man for prophylaxis, diagnosis, or therapy of diseases or for modification of physiological function (see the ICH Guideline for Clinical Safety Data Management: Definitions and Standards for Expedited Reporting).

1.2 Adverse Event (AE)

Any untoward medical occurrence in a patient or clinical investigation subject administered a pharmaceutical product and which does not necessarily have a causal relationship with this treatment. an adverse event (AE) can therefore be any unfavourable and unintended sign (including an abnormal laboratory finding), symptom, or disease temporally associated with the use of a medicinal (investigational) product, whether or not related to the medicinal (investigational) product (see the ICH guideline for Clinical Safety Data Management: Definitions and Standards for Expedited Reporting).

1.3 Amendment (to the protocol)

See Protocol Amendment.

1.4 Applicable Regulatory Requirement(s)

Any law(s) and regulation(s) addressing the conduct of clinical trials of investigational products.

1.5 Approval (in relation to Institutional Review Boards)

The affirmative decision of the IRB that the clinical trial has been reviewed and may be conducted at the institution site within the constraints set forth by the IRB, the institution, Good Clinical Practice (GCP), and the applicable regulatory requirements.

1.6 Audit

A systematic and independent examination of trial related activities and documents to determine whether the evaluated trial related activities were conducted, and the data were recorded, analyzed and accurately reported according to the protocol, sponsor's standard operating procedures (SOPs), Good Clinical Practice (GCP), and the applicable regulatory requirement(s).

1.7 Audit Certificate

A declaration of confirmation by the auditor that an audit has taken place.

1.8 Audit Report

A written evaluation by the sponsor's auditor of the results of the audit.

1.9 Audit Trail

Documentation that allows reconstruction of the course of events.

1.10 Blinding/Masking

A procedure in which one or more parties to the trial are kept unaware of the treatment assignment(s). Single-blinding usually refers to the subject(s) being unaware, and double-blinding usually refers to the subject(s), investigator(s), monitor, and, in some cases, data analyst(s) being unaware of the treatment assignment(s).

1.11 Case Report Form (CRF)

A printed, optical, or electronic document designed to record all of the protocol required information to be reported to the sponsor on each trial subject.

1.12 Clinical Trial/Study

Any investigation in human subjects intended to discover or verify the clinical, pharmacological and/or other pharmacodynamic effects of an investigational product(s), and /or identify any adverse reactions to an investigational product(s), and/or to study absorption, distribution, metabolism, and excretion of an investigational product(s) with the object of ascertaining its safety and/or efficacy. The terms clinical trial and clinical study are synonymous.

1.13 Clinical Trial/Study Report

A written description of a trial/study of any therapeutic, prophylactic, or diagnostic agent conducted in human subjects, in which the clinical and statistical description, presentations, and analyses are fully integrated into a single report (see the ICH Guideline for Structure and Content of Clinical Study Reports).

1.14 Comparator (Product)

An investigational or marketed product (i.e., active control), or placebo, used as a reference in a clinical trial.

1.15 Compliance (in relation to trials)

Adherence to all the trial-related requirements, Good Clinical Practice (GCP) requirements, and the applicable regulatory requirements.

1.16 Confidentiality

Prevention of disclosure, to other than authorized individuals, of a sponsor's proprietary information or of a subject's identity.

1.17 Contract

A written, dated, and signed agreement between two or more involved parties that sets out any arrangements on delegation and distribution of tasks and obligations and, if appropriate, on financial matters. The protocol may serve as the basis of a contract.

1.18 Coordinating Committee

A Committee that a sponsor may organize to coordinate the conduct of a multicentre trial.

1.19 Coordinating Investigator

An investigator assigned the responsibility for the coordination of investigators at different centres participating in a multicentre trial.

1.20 Contract Research Organization (CRO)

A person or an organization (commercial, academic, or other) contracted by the sponsor to perform one or more of a sponsor's trial-related duties and functions.

1.21 Direct Access

Permission to examine, analyze, verify, and reproduce any records and reports that are important to evaluation of a clinical trial. Any party (e.g., domestic and foreign regulatory authorities, sponsor's monitors and auditors) with direct access should take all reasonable precautions within the constraints of the applicable regulatory requirement(s) to maintain the confidentiality of subject's identities and sponsor's proprietary information.

1.22 Documentation

All records, in any form (including, but not limited to, written electronic, magnetic, and optical records, and scans, x-rays, and electrocardiograms) that describe or record the methods, conduct, and/or results of a trial, the factors affecting a trial, and the actions taken.

1.23 Essential Documents

Documents which individually and collectively permit evaluation of the conduct of a study and the quality of the data produced (see 8. Essential Documents for the Conduct of a Clinical Trial).

1.24 Good Clinical Practice (GCP)

A standard for the design, conduct, performance, monitoring, auditing, recording, analyses, and reporting of clinical trials that provides assurance that the data and reported results are credible and accurate, and the rights, integrity, and confidentiality of trial subjects are protected.

1.25 Independent Data-Monitoring Committee (IDMC) (Data and Safety Monitoring Board, Monitoring Committee, Data Monitoring Committee)

An independent data-monitoring committee that may be established by the sponsor to assess at intervals the progress of a clinical trial, the safety data, and the critical efficacy endpoints, and to recommend to the sponsor whether to continue, modify, or stop a trial.

1.26 Impartial Witness

A person, who is independent of the trial, who cannot be unfairly influenced by people involved with the trial, who attends the informed process if the subject or the subject's legally acceptable representative cannot read, and who reads the informed consent form and any other written information supplied to the subject.

1.27 Independent Ethics Committee (IEC)

An independent body (a review board or a committee, institutional, regional, national, or supranational), constituted of medical/scientific professionals and non medical/non scientific members, whose responsibility it is to ensure the protection of the rights, safety and well-being of human subjects involved in a trial and to provide public assurance of that protection, by, among other things, reviewing and approving/providing favourable opinion on, the trial protocol, the suitability of the investigator(s), facilities, and the methods and material to be used in obtaining and documenting informed consent of the trial subjects.
The legal status, composition, function, operations and regulatory requirements pertaining to Independent Ethics Committees may differ among countries, but should allow the Independent Ethics Committee to act in agreement with GCP as described in this guideline.

1.28 Informed Consent

A process by which a subject voluntarily confirms his or her willingness to participate in a particular trial, after having been informed of all aspects of the trial that are relevant to the subject's decision to participate. Informed consent is documented by means of a written, signed and dated informed consent form.

1.29 Inspection

The act by regulatory authority(ies) of conducting an official review of documents, facilities, records, and any other resources that are deemed by the authority(ies) to be related to the clinical trial and that may be located at the site of the trial, at the sponsor's and/or contract research organization's (CRO's) facilities, or at other establishments deemed appropriate by the regulatory authority(ies).

1.30 Institution (medical)

Any public or private entity or agency or medical or dental facility where clinical trials are conducted.

1.31 Institutional Review Board (IRB)

An independent body constituted of medical, scientific, and non-scientific members, whose responsibility is to ensure the protection of the rights, safety and well-being of human subjects involved in a trial by, among other things, reviewing, approving, and providing continuing review of trial protocol and amendments and of the methods and material to be used in obtaining and documenting informed consent of the trial subjects.

1.32 Interim Clinical Trial/Study Report

A report of intermediate results and their evaluation based on analyses performed during the course of a trial.

1.33 Investigational Product

A pharmaceutical form of an active ingredient or placebo being tested or used as a reference in a clinical trial, including a product with a marketing authorization when used or assembled (formulated or packaged) in a way different from the approved form, or when used for an unapproved indication, or when used to again further information about an approved use.

1.34 Investigator

A person responsible for the conduct of the clinical trial site. If a trial is conducted by a team of individuals at a trial site, the investigator is the responsible leader of the team and may be called the principal investigator. See also Subinvestigator.

1.35 Investigator / Institution

An expression meaning "the investigator and/or institution, where required by the applicable regulatory requirements".

1.36 Investigator's Brochure

A compilation of the clinical and nonclinical data on the investigational product(s) which is relevant to the study of the investigational product(s) in human subjects (see 7. Investigator's Brochure).

1.37 Legally Acceptable Representative

An individual or juridical or other body authorized under applicable law to consent, on behalf of a prospective subject, to the subject's participation in the clinical trial.

1.38 Monitoring

The act of overseeing the progress of a clinical trial, and of ensuring that it is conducted, recorded, and reported in accordance with the protocol, Standard Operating Procedures (SOPs), Good Clinical Practice (GCP), and the applicable regulatory requirement(s).

1.39 Monitoring Report

A written report from the monitor to the sponsor after each site visit and/or other trial-related communication according to the sponsor's SOPs.

1.40 Multicentre Trial

A clinical trial conducted according to a single protocol but at more than one site, and therefore, carried out by more than one investigator.

1.41 Nonclinical Study

Biomedical studies not performed on human subjects.

1.42 Opinion (in relation to Independent Ethics Committee)

The judgement and/or the advice provided by an Independent Ethics Committee (IEC)

1.43 Original Medical Record

See source Documents.

1.44 Protocol

A document that describes the objective(s), design, methodology, statistical considerations, and organization of a trial. The protocol usually also gives the background and rationale for the trial, but these could be provided in other protocol referenced documents. Throughout the ICH GCP Guideline the term protocol refers to protocol and protocol amendments.

1.45 Protocol Amendment

A written description of a change(s) to or formal clarification of a protocol.

1.46 Quality Assurance (QA)

All those planned and systematic actions that are established to ensure that the trial is performed and the data are generated, documented (recorded), and reported in compliance with Good Clinical Practice (GCP) and the applicable regulatory requirement(s).

1.47 Quality Control (QC)

The operational techniques and activities undertaken within the quality assurance system to verify that the requirements for quality of the trial-related activities have been fulfilled.

1.48 Randomization

The process of assigning trial subjects to treatment or control groups using an element of chance to determine the assignments in order to reduce bias.

1.49 Regulatory Authorities

Bodies having the power to regulate, In the ICH GCP guideline the expression Regulatory Authorities includes the authorities that review submitted clinical data and those that conduct inspections (see 1.29). These bodies are sometimes referred to as competent authorities.

1.50 Serious Adverse Event (SAE) or Serious Adverse Drug Reaction (Serious ADR)

Any untoward medical occurrence that at any dose:

- results in death,
- is life-threatening,
- requires inpatient hospitalization or prolongation of existing hospitalization,
- results in persistent or significant disability/incapacity,

or

- is a congenital anomaly/birth defect

(see the ICH Guideline for Clinical Safety Data Management: Definitions and Standards for Expedited Reporting).

1.51 Source Data

All information in original records and certified copies of original record s of clinical findings, observations, or other activities in a clinical trial necessary for the reconstruction and evaluation of the trial. Source data are contained in source documents (original records or certified copies).

1.52 Source Documents

Original documents, data, and records (e.g., hospital records, clinical and office charts, laboratory notes, memoranda, subjects' diaries or evaluation checklists, pharmacy dispensing records, recorded data from automated instruments, copies, microfiches, copies or transcriptions certified after verification as being accurate copies, microfiches, photographic negatives, microfilm or magnetic media, x-rays, subject files, and records kept at the pharmacy, at the laboratories and at medico-technical departments involved in the clinical trial).

1.53 Sponsor

An individual, company, institution, or organization which takes responsibility for the initiation, management, and/or financing of clinical trial.

1.54 Sponsor-Investigator

An individual who both initiates and conducts, alone or with others, a clinical trial, and under whose immediate direction the investigational product is administered to, dispensed to, or used by a subject. The term does not include any person other than an individual (e.g., it does not include a corporation or an agency). The obligations of a sponsor-investigator include both those of a sponsor and those of an investigator.

1.55 Standard Operating Procedures (SOPs)

Detailed, written instructions to achieve uniformity of the performance of a specific function.

1.56 Subinvestigator

Any individual member of the clinical trial team designated and supervised by the investigator at a trial site to perform critical trial-related procedures and/or to make important trial-related decisions (e.g., associates, residents, research fellows). See also Investigator.

1.57 Subject/Trial Subject

An individual who participates in a clinical trial, either as a recipient of the investigational product(s) or as a control.

1.58 Subject Identification Code

A unique assigned by the investigator to each trial subject to protect the subject's identity and used in lieu of the subject's name when the investigator reports adverse events and/or other trial related data.

1.59 Trial Site

The location(s) where trial-related activities are actually conducted.

1.60 Unexpected Adverse Drug Reaction

An adverse reaction, the nature or severity of which is not consistent with the applicable product information (e.g., Investigator's Brochure for an unapproved investigational product or package insert/summary of product characteristics for an approved product) (see the ICH Guideline for Clinical Safety Data Management: Definitions and Standards for Expedited Reporting).

1.61 Vulnerable Subjects

Individuals whose willingness to volunteer in a clinical trial may be unduly influenced by the expectation, whether justified or not, of benefits associated with participation, or of a retaliatory response from senior members of a hierarchy in case of refusal to participate. Examples are members of a group with a hierarchical structure, such as medical, pharmacy, dental, and nursing students, subordinate hospital and laboratory personnel, employers of the pharmaceutical industry, members of the armed forces, and persons kept in detention. Other vulnerable subjects include patients with incurable diseases, persons in nursing homes, unemployed or impoverished persons, patients in emergency situations, ethnic minority groups, homeless persons, nomads, refugees, minors, and those incapable of giving consent.

1.62 Well-being (of the trial subjects)

The physical and mental integrity of the subjects participating in a clinical trial.

2. THE PRINCIPLES OF ICH GCP

2.1 Clinical trials should be conducted in accordance with the ethical principles that have their origin in the Declaration of Helsinki, and that are consistent with GCP and the applicable regulatory requirement(s).

2.2 Before a trial is initiated, foreseeable risk and inconveniences should be weighed against the anticipated benefit for the individual trial subject and society. A trial should be initiated and continued only if the anticipated benefits justify the risk.

2.3 The rights, safety, and well-being of the trial subjects are the most important considerations and should prevail over interests of science and society.

2.4 The available nonclinical and clinical information on an investigational product should be adequate to support the proposed clinical trial.

2.5 Clinical trials should be scientifically sound, and described in a clear, detailed protocol.

2.6 A trial should be conducted in compliance with the protocol that has received prior institutional review board (IRB/independent ethics committee (IEC) approval/favourable opinion.

2.7 The medical care given to, and medical decisions made on behalf of, subjects should always be the responsibility of a qualified physicians or, when appropriate, of a qualified dentist.

2.8 Each individual involved in conducting a trial should be qualified by education, training, and experience to perform his or her respective task(s).

2.9 Freely given informed consent should be obtained from every subject prior to clinical trial participation.

2.10 All clinical trial information should be recorded, handled, and stored in a way that allows its accurate reporting, interpretation and verification.

2.11 The confidentiality of records that could identify subjects should be protected, respecting the privacy and confidentiality rules in accordance with the applicable regulatory requirement(s).

2.12 Investigational products should be manufactured, handled, and stored in accordance with applicable good manufacturing practice (GMP). They should be used in accordance with the approved protocol.

2.13 Systems with procedures that assure the quality of every aspect of the trial should be complemented.

3. INSTITUTIONAL REVIEW BOARD/INDEPENDENT ETHICS COMMITTEE (IRB/IEC)

3.1 Responsibilities

3.1.1 An IRB/IEC should safeguard the rights, safety, and well-being of all trial subjects. Special attention should be paid to trials that may include vulnerable subjects.

3.1.2 The IRB/IEC should obtain the following documents:
trial protocol(s)/amendment(s), written informed consent form(s) and consent form updates that the investigator proposes for use in the trial, subject recruitment procedures (e.g. advertisements), written information to be provided to subjects, Investigator's Brochure (IB), available safety information, information about payments and compensation available to subjects, the investigator's current curriculum vitae and/or other documentation evidencing qualifications, and any other documents that the IRB/IEC may to fulfil its responsibilities.
The IRB/IEC should review a proposed clinical trial within a reasonable time and document its views in writing, clearly identifying the trial, the documents reviewed and the dates for the following:
- approval/favourable opinion;
- modifications required prior to its approval/favourable opinion;
- disapproval / negative opinion; and
- termination/suspension of any prior approval/favourable opinion.

3.1.3 The IRB/IEC should consider the qualifications of the investigator for the proposed trial, as documented by a current curriculum vitae and/or by any other relevant documentation the IRB/IEC requests.

3.1.4 The IRB/IEC should conduct continuing review of each ongoing trial at intervals appropriate to the degree of risk to human subjects, but at least once per year.

3.1.5 The IRB/IEC may request more information than is outlined in paragraph 4.8.10 be given to subjects when, in the judgement of the IRB/IEC, the additional information would add meaningfully to the protection of the rights, safety and/or well-being of the subjects.

3.1.6 When a non-therapeutic trial is to be carried out with the consent of the subject's legally acceptable representative (see 4.8.12, 4.8.14), the IRB/IEC should determine that the proposed protocol and/or other document(s) adequately addresses relevant ethical concerns and meets applicable regulatory requirements for such trials.

3.1.7 Where the protocol indicates that prior consent of the trial subject or the subject's legally acceptable representative is not possible (see 4.8.15), the IRB/IEC should determine that the proposed protocol and/or other document(s) adequately addresses relevant ethical concerns and meets applicable regulatory requirements for such trials (i.e. in emergency situations).

3.1.8 The IRB/IEC should review both the amount and method of payment to subjects to assure that neither presents problems of coercion or undue influence on the trial subjects. Payments to a subject should be prorated and not wholly contingent on completion of the trial by the subject.

3.1.9 The IRB/IEC should ensure that information regarding payment to subjects, including the methods, amounts, and schedule of payment to trial subjects, is set forth in the written informed consent form and any other written information to be provided to subjects. The way payment will be prorated should be specified.

3.2 Composition, Functions and Operations

3.2.1 The IRB/IEC should consist of a reasonable number of members, who collectively have the qualifications and experience to review and evaluate the science, medical aspect, and ethics of the proposed trial. It is recommended that the IRB/IEC should include:

a) At least five members.

b) At least one member whose primary area of interest is in a nonscientific area.

c) At least one member who is independent of the institution/trial site.

Only those IRB/IEC members who are independent of the investigator and the sponsor of the trial should vote/provide opinion on a trial-related matter.

A list of IRB/IEC members and their qualifications should be maintained.

3.2.2 The IRB/IEC should perform its functions according to written operating procedures, should maintain written records of its activities and minutes of its meetings, and should comply with GCP and with the applicable requirement(s).

3.2.3 An IRB/IEC should make its decisions at announced meetings at which at least a quorum, as stipulated in its written operating procedures, is present.

3.2.4 Only members who participate in the IRB/IEC review and discussion should vote/provide their opinion and/or advise.

3.2.5 The investigator may provide information on any aspect of the trail, but should not participate in the deliberations of the IRB/IEC or in the vote/opinion of the IRB/IEC.

3.2.6 An IRB/IEC may invite nonmembers with expertise in special areas for assistance.

3.3 Procedures

The IRB/IEC should establish, document in writing, and follow its procedures, which should include:

3.3.1 Determining its composition /names and qualifications of the members) and the authority under which it is established.

3.3.2 Scheduling, notifying its members of, and conducting its meetings.

3.3.3 Conducting initial and continuing review of trials.

3.3.4 Determining the frequency of continuing review, as appropriate.

3.3.5 Providing, according to the applicable regulatory requirements, expedited review and approval/favourable opinion of minor change(s) in ongoing trials that have the approval/favourable opinion of the IRB/IEC.

3.3.6 Specifying that no subject should be admitted to a trial before the IRB/IEC issues its written approval/favourable opinion of the trial.

3.3.7 Specifying that no deviations from, or changes of, the protocol should be initiated without prior written IRB/IEC approval/Favourable opinion of an appropriate amendment, expect when necessary to eliminate immediate hazards to the subjects or when the change(s) involves only logistical or administrative aspects of the trial (e.g., change of monitor(s), telephone number(s)) (see 4.5.2)

3.3.8 Specifying that the investigator should promptly report to the IRB/IEC:
- a) Deviations from, or changes of, the protocol to eliminate immediate hazards to the trial subjects (see 3.3.7, 4.5.2, 4.5.4).
- b) Changes increasing the risk to subjects and/or affecting significantly the conduct of the trial (see 4.10.2).
- c) All adverse drug reactions (ADRs) that are both serious and unexpected.
- d) New information that may affect adversely the safety of the subjects or the conduct of the trial.

3.3.9 Ensuring that the IRB/IEC promptly notify in writing the investigator/institution concerning:
- a) Its trial-related decisions/opinions.
- b) The reasons for its decisions/opinions.
- c) Procedures for appeal of its decisions/opinions.

3.4 Records

The IRB/IEC should retain all relevant records (e.g., written procedures, membership lists, lists of occupations/affiliations of members, submitted documents, minutes of meetings, and correspondence) for a period of at least 3 years after completion of the trial and make them available upon request from the regulatory authority(ies). The IRB/IEC may be asked by investigators, sponsors or regulatory authorities to provide its written procedures and membership lists.

4. INVESTIGATOR

4.1 Investigator's Qualifications and Agreements

4.1.1 The investigator(s) should be qualified by education, training and experience to assume responsibility for the proper conduct of the trial, should meet all the qualifications specified by the applicable regulatory requirement(s), and should provide evidence of such qualifications through up-to-date curriculum vitae and/or other relevant documentation requested by the sponsor, the IRB/IEC, and/or the regulatory authority(ies).

4.1.2 The investigator should be thoroughly familiar with the appropriate use of the investigational product(s), as described in the protocol, in the current Investigator's Brochure, in the product information and in other information sources provided by the sponsor.

4.1.3 The investigator should be aware of, and should comply with, GCP and the applicable regulatory requirements.

4.1.4 Th investigator/institution should permit monitoring and auditing by the sponsor, and inspection by the appropriate regulatory authority(ies).

4.1.5 The investigator should maintain a list of appropriately qualified persons to whom the investigator has delegated significant trial-related duties.

4.2 Adequate Resources

4.2.1 The investigator should be able to demonstrate (e.g., based on retrospective data) a potential for recruiting the required number of suitable subjects within the agreed recruitment period.

4.2.2 The investigator should have sufficient time to properly conduct and complete the trial within the agreed trial period.

4.2.3 The investigator should have available an adequate number of qualified staff and adequate facilities for the foreseen duration of the trial to conduct the trial properly and safely.

4.2.4 The investigator should ensure that all persons assisting with the trial are adequately informed about the protocol, the investigational product(s), and their trial-related duties and functions.

4.3 Medical Care of Trial Subjects

4.3.1 A qualified physician (or dentist, when appropriate), who is an investigator or a sub-investigator for the trial, should be responsible for all trial-related medical (or dental) decisions.

4.3.2 During and following a subject's participation in a trial, the investigator/institutions should ensure that adequate medical care is provided to a subject for any adverse events, including clinically significant laboratory values, related to the trial. The investigator/institution should inform a subject when medical care is needed for intercurrent illness(es) of which the investigator becomes aware.

4.3.3 It is recommended that the investigator inform the subject's primary physician about the subject's participation in the trial if the subject has a primary physician and if the subject agrees to the primary physician being informed.

4.3.4 Although a subject is not obliged to give her/his reason(s) for withdrawing prematurely from a trial, the investigator should make a reasonable effort to ascertain the reason(s), while fully respecting the subject's rights.

4.4 Communication with IRB/IEC

4.4.1 Before initiating a trial, the investigator/institution should have written and dated approval/favourable opinion from the IRB/IEC for the trial protocol, written informed consent form, consent form updates, subject recruitment procedures (e.g., advertisements), and any other written information to be provided to subjects.

4.4.2 As part of the investigator's/institution's written application to the IRB/IEC, the investigator/institution should provide the IRB/IEC with a current copy of the Investigator's Brochure. If the Investigator's Brochure is updated during the trial, the investigator/institution should supply a copy of the updated Investigator's Brochure to the IRB/IEC.

4.4.3 During the trial the investigator/institution should provide to the IRB/IEC all documents subjects to review.

4.5 Compliance with Protocol

4.5.1 The investigator/institution should conduct the trial in compliance with the protocol agreed to by the sponsor and, if required, by the regulatory authority(ies) and which was given approval/favourable opinion by the IRB/IEC. The investigator/institution and the sponsor should sign the protocol, or an alternative contract, to confirm agreement.

4.5.2 The investigator should not implement any deviation from, or changes of the protocol without agreement by the sponsor and prior review and documented approval/favourable opinion from IRB/IEC of an amendment, except where necessary to eliminate an immediate hazard(s) to trial subjects, or when the change(s) involves only logistical or administrative aspects of the trial (e.g., change in monitor(s), change of telephone number(s)).

4.5.3 The investigator, or person designated by the investigator, should document and explain any deviation from the approved protocol.

4.5.4 The investigator may implement a deviation from, or a change of, the protocol to eliminate hazard(s) to trial subjects without prior IRB/IEC approval/favourable opinion. As soon as possible, the implemented deviation or change, the reasons for it, and, if appropriate, the protocol amendment(s) should be submitted:

a) to the IRB/IEC for review and approval/favourable opinion,
b) to the sponsor for agreement and, if required,
c) to the regulatory authority(ies).

4.6 Investigational Product(s)

4.6.1 Responsibility for investigational product(s) accountability at the trial site(s) rests with the investigator/institution.

4.6.2 Where allowed/required, the investigator/institution may/should assign some or all of the investigator's/institution's duties for investigational product(s) accountability at the trial site(s) to an appropriate pharmacist or another appropriate individual who is under the supervision of the investigator/institution.

4.6.3 The investigator/institution and/or a pharmacist or other appropriate individual, who is designated by the investigator/institution, should maintain records of the product's delivery to the trial site, the inventory at the site, the use by each subject, and the return to the sponsor or alternative disposition of unused product(s). These records should include dates, quantities, batch/serial numbers, expiration dates (if applicable), and the unique code numbers assigned to the investigational product(s) and trial subjects. Investigators should maintain records that document adequately that the subjects were provide the doses specified by the protocol and reconcile all investigational product(s) received from the sponsor.

4.6.4 The investigational product(s) should be stored as specified by the sponsor (see 5.13.2 and 5.14.3) and in accordance with applicable regulatory requirement(s).

4.6.5 The investigator should ensure that the investigational product(s) are used only in accordance with the approved protocol.

4.6.6 The investigator, or a person designated by the investigator/institution, should explain the correct use of the investigational product(s) to each subject and should check, at intervals appropriate for the trial, that each subject is following the instructions properly.

4.7 Randomization Procedures and Unblinding

The investigator should follow the trial's randomization procedures, if any, and should ensure that the code is broken only in accordance with the protocol. If the trial is blinded, the investigator should promptly document and explain to the sponsor any premature unblinding (e.g., accidental unblinding, unblinding due to a serious adverse event) of the investigational product(s).

4.8 Informed Consent of Trial Subjects

4.8.1 In obtaining and documenting informed consent, the investigator should comply with the applicable regulatory requirement(s), and should adhere to GCP and to the ethical principles that have their origin in the Declaration of Helsinki. Prior to the beginning of the trial, the investigator should have the IRB/IEC's written approval/favourable opinion of the written informed consent from and any other written information to be provided to subjects.

4.8.2 The Written informed consent from and any other written information to be provided to subjects should be revised whenever important new information becomes available that may be relevant to the subject's consent. Any revised written informed consent form, and written information should receive the IRB/IEC's approval/favourable opinion in advance of use. The subject or the subject's legally acceptable representative should be informed in a timely manner if new information becomes available that may be relevant to the subject's willingness to continue participation in the trial. The Communication of this information should be documented.

4.8.3 Neither the investigator, nor the trial staff, should coerce or unduly influence a subject to participate or to continue to participate in a trial.

4.8.4 None of the oral and written information concerning the trial, including the written informed consent form, should contain any language that causes the subject or the subject's legally acceptable representative to waive or to appear to waive any legal rights, or that releases or appears to release the investigator, the institution, the sponsor, or their agents from liability for negligence.

4.8.5 The investigator, or a person designated by the investigator, should fully inform the subject or, if the subject is unable to provide informed consent, the subject's legally acceptable representative, of all pertinent aspects of the trial including the written information given approv4enrolment of the subject should require measures described in the protocol and/or elsewhere, with documented approval/favourable to ensure compliance with applicable regulatory requirements. The subject or the subject's legally acceptable representative should be informed about the trial as soon as possible and consent to continue and other as appropriate (see 4.8.10) should be requested.

4.9 Records and Reports

4.9.1 The investigator should ensure the accuracy, completeness, legibility, and timeliness of the data reported to the sponsor in the CRFs and in all required reports.

4.9.2 Data reported on the CRF, that are derived from source documents, should be consistent with the source documents or the discrepancies should be explained.

4.9.3 Any change or correction to a CRF should be dated, initialled, and explained (if necessary) and should not obscure the original entry (i.e. an audit trail should be maintain); this applies to both written and electronic changes or corrections (see 5.18.4. (n)). Sponsors should provide guidance to investigators and /or the investigator's designated representatives on making such corrections. Sponsors should have written procedures to assure that changes or corrections in CRFs made by sponsor's designated representatives are documented, are necessary, and are endorsed by the investigator. The investigator should retain records of the changes and corrections.

4.9.4 The investigator/institution should maintain the trial documents as specified in Essential Documents for the Conduct of a Clinical Trial (see 8.) and as required by the applicable regulatory requirement(s). The investigator/institution should take measures to prevent accidental or premature of these documents.

4.9.5 Essential documents should be retained until at least 2 years after the last approval of a marketing application in an ICH region and until there are no pending or contemplated marketing applications in an ICH region or at least 2 Years have elapsed since the formal discontinuation of clinical development of the investigational product. These documents should be retained for a longer period however if required by the applicable regulatory requirements or by an agreement with the sponsor. It is the responsibility of the sponsor to be retained (see 5.5.12)

4.9.6 The financial aspect of the trial should be documented in an agreement between the sponsor and the investigator/institution.

4.9.7 Upon request of the monitor, auditor, IRB/IEC, or regulatory authority, the investigator/institution should make available for direct access all requested trial-related records.

4.10 Progress Reports

4.10.1 The investigator should submit written summaries of the trial status to the

IRB/IEC annually, or more frequently, if requested by the IRB/IEC.

4.10.2 The investigator should promptly provide written reports to the sponsor, the IRB/IEC (see 3.3.8) and, where applicable, the institution on any changes significantly affecting the conduct of the trial, and/or increasing the risk to subjects.

4.11 Safety Reporting

4.11.1 All serious adverse events (SAEs) should be reported immediately to the sponsor except for those SAEs that the protocol or other document (e.g., Investigator's Brochure) identifies as not needing immediate reporting. The immediate reports should be followed promptly by detailed, written reports. The immediate and follow-up reports should identify subjects by unique code numbers assigned to the trial subjects rather than by the subjects' names, personal identification numbers, and/or addresses. The investigator should also comply with the applicable regulatory requirement(s) related to the reporting of unexpected serious adverse drug reactions to the regulatory authority(ies) and the IRB/IEC.

4.11.2 Adverse events and /or laboratory abnormalities identified in the protocol as critical to safety evaluations should be reported to the sponsor according to the reporting requirements and within the time periods specified by the sponsor in the protocol.

4.11.3 For reported deaths, the investigator should supply the sponsor and the IRB/IEC with any additional request information (e.g., autopsy reports and terminal medical reports).

4.12 Premature Termination or Suspension of a Trial

If the trial is prematurely terminated or suspended for any reason, the investigator/institution should promptly inform the trial subjects, should assure appropriate therapy and follow-up for the subjects, and, where required by the applicable regulatory requirement(s), should inform the regulatory authority(ies). In addition:

4.12.1 If the investigator terminates or suspends a trial without prior agreement of the sponsor, the investigator should inform the institution where applicable, and the investigator/institution should promptly inform the sponsor and the IRB/IEC, and should provide the sponsor and the IRB/IEC a detailed written explanation of the termination or suspension.

4.12.2 If the sponsor terminates or suspends a trial (see 5.21), the investigator should promptly inform the institution where applicable and the investigator/institution should promptly inform IRB/IEC and provide the IRB/IEC a detailed written explanation of the termination or suspension.

4.12.3 If the IRB/IEC terminates or suspends its approval/favourable opinion of a trial (see 3.1.2 and 3.3.9), the investigator should inform the institution where applicable and the investigator/institution should promptly notify the sponsor and provide the sponsor with a detailed written explanation of the termination or suspension.

4.13 Final Reports(s) by Investigator

Upon completion of the trial, the investigator, where applicable, should inform the institution; the investigator/institution should provide the IRB/IEC with a summary of the trial's outcome, and the regulatory authority(ies) with any reports required.

5. SPONSOR

5.1 Quality Assurance and Quality Control

5.1.1 The sponsor is responsible for implementing and maintaining quality assurance and quality control system with written SOPs to ensure that trials are conducted and data are generated, documented (recorded), and reported in compliance with the protocol, GCP, and the applicable regulatory requirement(s).

5.1.2 The sponsor is responsible for securing agreement from all involved parties to ensure direct access (see 1.21) to all trial related sites, source data/documents, and reports for the purpose of monitoring and auditing by the sponsor, and inspection by domestic and foreign regulatory authorities.

5.1.3 Quality control should be applied to each stage of data handling to ensure that all data are reliable and have been processed correctly.

5.1.4 Agreements, made by the sponsor with the investigator/institution and any other parties involved with the clinical trial, should be in writing, as part of the protocol or in a separate agreement.

5.2 Contract Research Organization (CRO)

5.2.1 A Sponsor may transfer any or all of the sponsor's trial-related duties and functions to a CRO, but the ultimate responsibility for the quality and integrity of the trial data always resides with the sponsor. The CRO should implement quality assurance and quality control.

5.2.2 Any trial-related duty and function that is transferred to and assumed by CRO should be specified in writing.

5.2.3 Any trial-related duties and functions not specifically transferred to and assumed by a CRO are retained by the sponsor.

5.2.4 All references to a sponsor in this guideline also apply to a CRO to the extent that a CRO has assumed the trial related duties and functions of a sponsor.

5.3 Medical Expertise

The sponsor should designate appropriately qualified medical personnel who will be readily available to advise on trial related medical questions or problems. If necessary, outside consultant(s) may be appointed for this purpose.

5.4 Trial Design

5.4.1 The sponsor should utilize qualified individuals (e.g. biostatisticians, clinical pharmacologists, and physicians) as appropriate, throughout all stages of the trial process, from designing the protocol and CRFs and planning the analyses to analyzing and preparing interim and final clinical trial reports.

5.4.2 For further guidance: Clinical Trial Protocol and Protocol Amendment(s) (see 6.), the ICH Guideline for Structure and Content of Clinical Study Reports, and other appropriate ICH guidance on trial design, protocol and conduct.

5.5 Trial Management, Data Handling, and Record Keeping

5.5.1 The sponsor should utilize appropriately qualified individuals to supervise the overall conduct of the trial, to handle the data, to verify the data, to conduct the statistical analyses, and to prepare the trial reports.

5.5.2 The sponsor may consider establishing an independent data-monitoring committee (IDMC) to assess the progress of a clinical trial, including the safety data and the critical efficacy endpoints at intervals, and to recommend to the sponsor whether to continue, modify, or stop a trial. The IDMC should have written operating procedures and maintain written records of all its meetings.

5.5.3 When using electronic trial data handling and/or remote electronic trial data systems, the sponsor should:

a) Ensure and document that the electronic data processing system(s) conforms to the sponsor's established requirements for completeness, accuracy, reliability, and consistent intended performance (i.e. validation)
b) Maintains SOPs for using these systems.
c) Ensure that the systems are designed to permit data changes in such a way

that the data changes are documented and that there is no deletion of entered data (i.e. maintain an audit trail, data trail, edit trail).

d) Maintain a security system that prevents unauthorized access to the data.

e) Maintain a list of the individuals who are authorized to make data changes (see 4.1.5 and 4.9.3).

f) Maintain adequate backup of the data.

g) Safeguard the blinding, if any (e.g. maintain the blinding during data entry and processing).

5.5.4 If data are transformed during processing, it should always be possible to compare the original data and observations with the processed data.

5.5.5 The sponsor should use an unambiguous subject identification code (see 1.58) that allows identification of all the data reported for each subject.

5.5.6 The sponsor, or other owners of the data, should retain all of the sponsor-specific essential documents pertaining to the trial (see 8. Essential Documents for the Conduct of a Clinical Trial).

5.5.7 The sponsor should retain all sponsor-specific essential documents in conformance with the applicable regulatory requirement(s) of the country(ies) where the product is approved, and/or where the sponsor intends to apply for approval(s).

5.5.8 If the sponsor discontinues the clinical development of an investigational product (i.e. for any or all indications, routes of administration, or dosage forms), the sponsor should maintain all sponsor-specific essential documents for at least 2 years after formal discontinuation or in conformance with the applicable regulatory requirement(s).

5.5.9 If the sponsor discontinues the clinical development of an investigational product, the sponsor should notify all the trial investigator/institutions and all the regulatory authorities.

5.5.10 Any transfer of ownership of the data should be reported to the appropriate authority(ies), as required by the applicable requirement(s).

5.5.11 The sponsor specific essential documents should be retained until at least 2 years after the last approval of a marketing application in an ICH region and until there are no pending or contemplated marketing applications in an ICH region or at least 2 years have elapsed since the formal discontinuation of clinical development of the investigational product. These documents should be retained for a longer period however if required by the applicable regulatory requirement(s) or if needed by the sponsor.

5.5.12 The sponsor should inform the investigator(s)/institution(s) in writing of the need for record retention and should notify the investigator(s)/institution(s) in writing when the trial related records are no longer needed.

5.6 Investigator Selection

5.6.1 The sponsor is responsible for selecting the investigator(s)/institution(s). Each investigator should be qualified by training and experience and should have adequate resources (see 4.1, 4.2) to properly conduct the trial for which the investigator is selected. If organization of a coordinating committee and/or selection of coordinating investigator(s) are to be utilized in multicentre trials, their organization and/or selection are the sponsor's responsibility.

5.6.2 Before entering an agreement with an investigator/institution to conduct a trial, the sponsor should provide the investigator(s)/institution(s) with the protocol and an up-to-date Investigator's Brochure, and should provide sufficient time for the investigator/institution to review the protocol and the information provided.

5.6.3 The sponsor should obtain the investigator's/institution's agreement:

a) to conduct the trial in compliance with GCP, with the applicable regulatory requirement(s) (see 4.1.3), and with the protocol agreed to by the sponsor and given approval/favourable opinion by the IRB/IEC (see 4.5.1):
b) to comply with procedures for data recording/reporting;
c) to permit monitoring, auditing and inspection (see 4.1.4) and
d) to retain the trial related essential documents until the sponsor informs the investigator/institution these documents are no longer needed (see 4.9.4 and 5.5.12).

The sponsor and the investigator/institution should sign the protocol, or an alternative document, to confirm this agreement.

5.7 Allocation of Duties and Functions

Prior to initiating a trial, the sponsor should define, establish, and allocate all trial-related duties and functions.

5.8 Compensation to Subjects and Investigators

5.8.1 If required by the applicable regulatory requirement(s), the sponsor should provide insurance or should indemnify (legal and financial coverage) the investigator/the institution against claims arising from the trial, expect for claims that arise from malpractice and/or negligence.

5.8.2 The sponsor's policies and procedures should address the costs of treatment of trial subjects in the event of trial-related injuries in accordance with the applicable regulatory requirement(s).

5.8.3 When trial subjects receive compensation, the method and manner of compensation should comply with applicable regulatory requirement(s).

5.9 Financing

The financial aspects of the trial should be documented in an agreement between the sponsor and the investigator/institution.

5.10 Notification/Submission to Regulatory Authority(ies)

Before initiating the clinical trial(s), the sponsor (or the sponsor and the investigator, if required by the applicable regulatory requirement(s)) should submit any required application(s) to the appropriate authority(ies) for review, acceptance, and/or permission (as required by the applicable regulatory requirement(s)) to begin the trial(s). Any notification/submission should be dated and contain sufficient information to identify the protocol.

5.11 Confirmation of Review by IRB/IEC

5.11.1 The sponsor should obtain from the investigator/institution:
a) The name and address of the investigator's/institution's IRB/IEC.
b) A statement obtained from the IRB/IEC that it is organized and operates according to GCP and the applicable laws and regulations.
c) Documented IRB/IEC approval/-favourable opinion and, if requested by the sponsor, a current copy of protocol, written informed consent form(s) and any other written information to be provided to Subjects, subject recruiting procedures, and documents related to payments and compensation available to the subjects, and any other documents that the IRB/IEC may have requested.

5.11.2 If the IRB/IEC conditions its approval/favourable opinion upon change(s) in any aspect of the trial, such as modification(s) of the protocol, written informed consent form and any other written information to be provided to subjects, and/or other procedures, the sponsor should obtain from the investigator/institution a copy of the modification(s) made and the date approval/favourable opinion was given by the IRB/IEC.

5.11.3 The sponsor should obtain from the investigator/institution documentation and dates of any IRB/IEC reapprovals/re-evaluations with favourable opinion, and of any withdrawals or suspensions of approval/favourable opinion.

5.12 Information on Investigational Product(s)

5.12.1 When planning trials, the sponsor should ensure that sufficient safety and efficacy data from nonclinical studies and/or clinical trials are available to support human exposure by the route, at the dosages, for the duration, and in the trial population to be studied.

5.12.2 The sponsor should update the Investigator's Brochure as significant new information becomes available (see 7. Investigator's Brochure).

5.13 Manufacturing, Packaging, Labelling, and Coding Investigational Product(s)

5.13.1 The sponsor should ensure that the investigational product(s) (including active comparator(s) and placebo, if applicable) is characterized as appropriate to the stage of development of the product(s), is manufactured in accordance with any applicable GMP, and is coded and labelled in a manner that protects the blinding, if applicable. In addition, the labelling should comply with applicable regulatory requirement(s).

5.13.2 The sponsor should determine, for the investigational product(s), acceptable storage temperatures, storage conditions (e.g. protection from light), storage times, reconstitution fluids and procedures, and devices for product infusion, if any. The sponsor should inform all involved parties (e.g. monitors, investigators, pharmacists, storage managers) of these determinations.

5.13.3 The investigational product(s) should be packaged to prevent contamination and unacceptable deterioration during transport and storage.

5.13.4 In blinded trials, the coding system for the investigational product(s) should include a mechanism that permits rapid identification of the product(s) in case of a medical emergency, but does not permit undetectable breaks of the blinding.

5.13.5 If significant formulation changes are made in the investigational or comparator product(s) during the course of clinical development, the results of any additional studies of the formulated product(s) (e.g. stability, dissolution rate, bioavailability) needed to assess whether these changes would significantly alter the pharmacokinetic profile of the product should be available prior to the use of the new formulation in clinical trials.

5.14 Supplying and Handling Investigational Product(s)

5.14.1 The sponsor is responsible for supplying the investigator(s)/institution(s) with the investigational product(s).

5.14.2 The sponsor should not supply an investigator/institution with the investigational product(s) until the sponsor obtains all required documentation (e.g. approval/favourable opinion from IRB/IEC and regulatory authority(ies)).

5.14.3 The sponsor should ensure that written procedures include instructions that the investigator/institution should follow for the handling and storage of investigational product(s) for the trial and documentation thereof. The procedures should address adequate and safe receipt, handling, storage, dispensing, retrieval of unused product from subjects, and return of unused investigational product(s) to the sponsor (or alternative disposition if authorized by the sponsor and in compliance with the applicable regulatory requirement(s)).

5.14.4 The sponsor should:

a) Ensure timely delivery of investigational product(s) to the investigator(s).

b) Maintain records that document shipment, receipt, disposition, return, and destruction of the investigational product(s) (see 8. Essential Documents for the Conduct of a Clinical Trial).

c) Maintain a system for retrieving investigational products and documenting this retrieval (e.g. for deficient product recall, reclaim after trial completion, expired product reclaim).

d) Maintain a system for the disposition of unused investigational product(s) and for the documentation of this disposition.

5.14.5 The sponsor should:

a) Take steps to ensure that the investigational product(s) are stable over the period of use.

b) Maintain sufficient quantities of the investigational product(s) used in the trials to reconfirm specifications, should this become necessary, and maintain records of batch sample analyses and characteristics. To the extent stability permits, samples should be retained either until the analyses of the trial data are complete or as required by the applicable regulatory requirement(s), whichever represents the longer retention period.

5.15 Record Access

5.15.1 The sponsor should ensure that it is specified in the protocol or other written agreement that the investigator(s)/institution(s) provide direct access to source data/documents for trial-related monitoring, audits, IRB/IEC review, and regulatory inspection.

5.15.2 The sponsor should verify that each subject has consented, in writing, to direct access to his/her original medical records for trial-related monitoring, audit, IRB/IEC review, and regulatory inspection.

5.16 Safety Information

5.16.1 The sponsor is responsible for the ongoing safety of the investigational product(s).

5.16.2 The sponsor should promptly notify all concerned investigator(s)/institution(s) and the regulatory authority(ies) of finding that could affect adversely the safety of subjects, impact the conduct of the trial, or alter the IRB/IEC's approval/favourable opinion to continue the trial.

5.17 Adverse Drug Reaction Reporting

5.17.1 The sponsor should expedite the reporting to all concerned investigator(s)/institution(s), to the IRB(s)/IEC(s), where required, and to the regulatory authority(ies) of all adverse drug reactions (ADRs) that are both serious and unexpected.

5.17.2 Such expedited reports should comply with the applicable regulatory requirement(s) and with the ICH Guideline for Clinical Safety Data Management: Definitions and Standards for Expedited Reporting.

5.17.3 The sponsor should submit to the regulatory authority(ies) all safety updates and periodic reports, as required by applicable regulatory requirement(s).

5.18 Purpose

5.18.1 The purposes of trial monitoring are to verify that:

a) The rights and well-being of human subjects are protected.

b) The reported trial data are accurate, complete, and verifiable from source documents.

c) The conduct of the trial is in compliance with the currently approved protocol/amendment(s), with GCP, and with the applicable regulatory requirement(s).

5.18.2 Selection and Qualification of Monitors

a) Monitors should be appointed by the sponsor.

b) Monitors should be appropriately trained, and should have the scientific and/or clinical knowledge needed to monitor the trial adequately. A monitor's qualifications should be documented.

c) Monitors should be thoroughly familiar with the investigational product(s), the protocol, written informed consent form and any other written information to be provided to subjects, the sponsor's SOPs, GCP, and the applicable regulatory requirement(s).

5.18.3 Extent and Nature Monitoring

The sponsor should ensure that the trials are adequately monitored. The sponsor should determine the appropriate extent and nature of monitoring. The determination of the extent and nature of monitoring should be based on considerations such as the objectives, purpose, design, complexity, blinding, size, and endpoints of the trial. In general there is a need for on-site monitoring, before, during, and after the trial; however in exceptional circumstances the sponsor may determine that central monitoring in conjunction with procedures such as investigators' training and meetings, and extensive written guidance can assure appropriate conduct of the trial in accordance with GCP. Statistically controlled sampling may be an acceptable method for selecting the data to be verified.

5.18.4 Monitor's Responsibilities

The monitor(s) in accordance with the sponsor's requirements should ensure that the trial is conducted and documented properly by carrying out the following activities when relevant and necessary to the trial and the trial site:

a) Acting as the main line of communication between the sponsor and the investigator.
b) Verifying that the investigator has adequate qualifications and resources (see 4 1, 4.2, 5.6) and remain adequate throughout the trial period, that facilities, including laboratories, equipment, and staff, are adequate to safely and properly conduct the trial and remain adequate throughout the trial period.
c) Verifying, for the investigational product(s):
   i) That storage times and conditions are acceptable, and that supplies are sufficient throughout the trial.
   ii) That the investigational product(s) are supplied only to subjects who are eligible to receive it and at the protocol specified dose(s).
   iii) That subjects are provide with necessary instruction on properly using, handling storing, and returning the investigational product(s).
   iv) That the receipt, use, and return of the investigational product(s) at the trial sites are controlled and documented adequately.
   v) That the disposition of unused investigational product(s) at the trial sites complies with applicable regulatory requirement(s) and is in accordance with the sponsor.
d) Verifying that the investigator follows the approved protocol and all approved amendment(s), if any.
e) Verifying that written informed consent was obtained before each subject's participation in the trial.
f) Ensuring that the investigator receives the current Investigator's Brochure, all documents, and all trial supplies needed to conduct the trial properly and to comply with the applicable regulatory requirement(s).
g) Ensuring that the investigator and the investigator's trial staff are adequately informed about the trial.
h) Verifying that the investigator and the investigator's trial staff are performing the specified trial functions, in accordance with the protocol and any other written agreement between the sponsor and the investigator/institution, and have not delegated these functions to unauthorized individuals.
i) Verifying that the investigator is enrolling only eligible subjects.
j) Reporting the subject recruitment rate.
k) Verifying that source documents and other trial records are accurate, complete, kept up-to-date and maintained.
l) Verifying that the investigator provides all the required reports, notifications, applica-

tions, and submissions, and that these documents are accurate, complete, timely, legible, dated, and identify the trial.

m) Checking the accuracy and completeness of the CRF entries, source documents and other trial-related records against each other. The monitor specifically should verify that:

   i) The data required by the protocol are reported accurately on the CRFs and are consistent with the source documents.
   ii) Any dose and/or therapy modifications are well documented for each of the trial subjects.
   iii) Adverse events, concomitant medications and intercurrent illnesses are reported in accordance with the protocol on the CRFs.
   iv) Visits that the subjects fail to make, tests that are not conducted, and examinations that are not performed are clearly reported as such on the CRFs.
   v) All withdrawals and dropouts of enrolled subjects from the trial are reported and explained on the CRFs.

n) Informing the investigator of any CRF entry error, omission, or illegibility. The monitor should ensure that appropriate corrections, additions, or deletions are made, dated, explained (if necessary), and initialled by the investigator or by a member of the investigator's trial staff who is authorized to initial CRF changes for the investigator. This authorization should be documented.

o) Determining whether all adverse events (AEs) are appropriately reported within the time periods required by GCP, the protocol, the IRB/IEC, the sponsor, and the applicable regulatory requirement(s).

p) Determining whether the investigator is maintaining the essential documents (see 8. Essential Documents for the Conduct of a Clinical Trial).

q) Communicating deviations from the protocol, SOPs, GCP, and the applicable regulatory requirements to the investigator and taking appropriate action designed to prevent recurrence of the detected deviations.

5.18.5 Monitoring Procedures

The monitor(s) should follow the sponsor's established written SOPs as well as those procedures that are specified by the sponsor for monitoring a specific trial.

5.18.6 Monitoring Report

a) The monitor should submit a written report to the sponsor after each trial-site visit or trial-related communication.

b) Reports should include the date, site, name of the monitor, and name of the investigator or other individual(s) contacted.

c) Reports should include a summary of what the monitor reviewed and the monitor's statements concerning the significant findings/facts, deviations and deficiencies, conclusions, actions taken or to be taken and/or actions recommended to secure compliance.

d) The review and follow-up of the monitoring report with the sponsor should be documented by the sponsor's designated representative.

5.19 Audit

If or when sponsors perform audits, as part of implementing quality assurance, They should consider:

5.19.1 Purpose

The purpose of a sponsor's audit, which is independent of and separate from routine monitoring or quality control functions, should be to evaluate trial conduct and compliance with the protocol, SOPs, GCP, and the applicable regulatory requirements.

5.19.2 Selection and Qualification of Auditors

a) The sponsor should appoint individuals, who are independent of the clinical trials/systems, to conduct audits.

b) The sponsor should ensure that the auditors are qualified by training and experience to conduct audits properly. An auditor's qualifications should be documented.

5.19.3 Auditing Procedures

a) The sponsor should ensure that the auditing of clinical trials/systems is conducted in accordance with the sponsor's written procedures on what to audit, how to audit, the frequency of audits, and the form and content of audit reports.

b) The sponsor's audit plan and procedures for the trial audit should be guided by the importance of the trial to submissions to regulatory authorities, the number of subjects in the trial, the type and complexity of the trial, the level of risks to the trial subjects, and any identified problem(s).

c) The observations and findings of the auditor(s) should be documented.

d) To preserve the independence and value of the audit function, the regulatory authority(ies) should not routinely request the audit reports. Regulatory authority(ies may seek access to an audit report on a case by case basis when evidence of serious GCP noncompliance exists, or in the course of legal proceedings.

e) When required by applicable law or regulation, the sponsor should provide an audit certificate.

5.20 Noncompliance

5.20.1 Noncompliance with the protocol, SOPs, GCP, and/or applicable regulatory requirement(s) by an investigator/institution, or by member(s9 of the sponsor's staff should lead to prompt action by the sponsor to secure compliance.

5.20.2 If the monitoring and/or auditing identifies serious and/or persistent noncompliance on the part of an investigator/institution, the sponsor should terminate the investigator's/institution's participation in the trial. When an investigator's/institution's participation is terminated because of noncompliance, the sponsor should notify promptly the regulatory authority(ies).

5.21 Premature Termination or Suspension of a Trial

If a trial is prematurely terminated or suspended, the sponsor should promptly inform the investigators/institutions, and the regulatory authority(ies) of the termination or suspension and the reason(s) for the termination or suspension. The IRB/IEC should also be informed promptly and provided the reason(s) for the termination or suspension by the sponsor or by the investigator/institution, as specified by the applicable regulatory requirement(s).

5.22 Clinical Trial/Study Reports

Whether the trial is completed or prematurely terminated, the sponsor should ensure that the clinical trial reports are prepared and provided to the regulatory agency(ies) as required by the applicable regulatory requirement(s). The sponsor should also ensure that the clinical trial reports in marketing applications meet the standards of the ICH Guideline for Structure and Content of Clinical Study Reports. (NOTE: The ICH Guideline for Structure and Content of Clinical Study Reports specifies that abbreviated study reports may be acceptable in certain cases.)

5.23 Multicentre Trials

For multicentre trials, the sponsor should ensure that:

5.23.1 All investigators conduct the trial in strict compliance with the protocol agreed to by the sponsor and, if required, by the regulatory authority(ies), and given approval/favourable opinion by IRB/IEC.

5.23.2 The CRFs are designed to capture the required data at all multicentre trial sites. For those investigators who are collecting additional data, supplemental CRFs should also be provided that are designed to capture the additional data.

5.23.3 The responsibilities of coordinating investigator(s) and the other participating investigators are documented prior to the start of the trial.

5.23.4 All investigators are given instructions on following the protocol, on complying with a uniform set of standards for the assessment of clinical and laboratory findings, and on completing the CRFs.

5.23.5 Communication between investigators is facilitated.

6. CLINICAL TRIAL PROTOCOL AND PROTOCOL AMENDMENT(S)

The contents of a trial protocol should generally include the following topics. However, site specific information may be provided on separate protocol page(s), or addressed in a separate agreement, and some of the information listed below may be contained in other protocol referenced documents, such as an Investigator's Brochure.

6.1 General Information

6.1.1 Protocol title, protocol identifying number, and date. Any amendment(s) should also bear the amendment number(s) and date(s).

6.1.2 Name and address of the sponsor and monitor (if other than the sponsor).

6.1.3 Name and title of the person(s) authorized to sign the protocol and the protocol amendment(s) for the sponsor.

6.1.4 Name, title, address, and telephone number(s) of the sponsor's medical expert (or dentist when appropriate) for the trial.

6.1.5 Name and title of the investigator(s) who is (are) responsible for conducting the trial, and the address and telephone number(s) of the trial site(s).

6.1.6 Name, titles, address, and telephone number(s) of the qualified physician (or dentist, if applicable), who is responsible for all trial-site related medical (or dental) decisions (if other than investigator).

6.1.7 Name(s) and address(es) of the clinical laboratory(ies) and other medical and/or technical department(s) and/or institutions involved in the trial.

6.2 Background Information

6.2.1 Name and description of the investigational product(s).

6.2.2 A summary of findings from nonclinical studies that potentially have clinical significance and from clinical trials that are relevant to the trial.

6.2.3 Summary of the known and potential risks and benefits, if any, to human subjects.

6.2.4 Description of and justification for the route of administration, dosage, dosage regimen, and treatment period(s).

6.2.5 A statement that the trial will be conducted in compliance with the protocol, GCP and the applicable regulatory requirement(s).

6.2.6 Description of the population to be studied.

6.2.7 References to literature and data relevant to the trial, and that provide background for the trial.

6.3 Trial Objectives and Purpose

A detailed description of the objectives and the purpose of the trial.

6.4 Trial Design

The scientific integrity of the trial and the credibility of the data from the trial depend substantially on the trial design. A description of the trial design, should include:

6.4.1 A specific statement of the primary endpoints and the secondary endpoints, if any, to be measured during the trial.

6.4.2 A description of the type/design of trial to be conducted (e.g. double-blind, placebo-controlled, parallel design) and a schematic diagram of trial design, procedures and stages.

6.4.3 A description of the measures taken to minimize/avoid bias, including:
a) Randomization.
b) Blinding.

6.4.4 A description of the trial treatment(s) and the dosage and dosage regimen of the investigational product(s). Also include a description of the dosage form, packaging, and labelling of the investigational product(s).

6.4.5 The expected duration of subject participation, and a description of the sequence and duration of all trial periods, including follow-up, if any.

6.4.6 A description of the "stopping rules" or "discontinuation criteria" for individual subjects, parts of trial and entire trial.

6.4.7 Accountability procedures for the investigational product(s), including the placebo(s) and comparator(s), if any.

6.4.8 Maintenance of trial treatment randomization codes and procedures for breaking codes.

6.4.9 The identification of any data to be recorded directly on the CRFs (i.e. no prior written or electronic record of data), and to be considered to be source data.

6.5 Selection and Withdrawal of Subjects

6.5.1 Subject inclusion criteria

6.5.2 Subject exclusion criteria.

6.5.3 Subject withdrawals criteria (i.e. terminating investigational product treatment/trial treatment) and procedures specifying:
a) When and how to withdraw subjects from the trial/investigational product treatment.
b) The type and timing of the data to be collected for withdrawn subjects.
c) Whether and how subjects are to be replaced.
d) The followed-up for subjects withdrawn from investigational product treatment/trial treatment.

6.6 Treatment of Subjects

6.6.1 The treatment(s) to be administered, including the name(s) of all the product(s), the dose(s), the dosing schedule(s), the route/mode(s) of administration, and the treatment period(s), including the follow-up period(s) for subjects for each investigational product treatment/trial treatment group/arm of the trial.

6.6.2 Medication(s)/treatment(s) permitted (including rescue medication) and not permitted before and/or during the trial.

6.6.3 Procedures for monitoring subject compliance.

6.7 Assessment of Efficacy

6.7.1 Specification of the efficacy parameters.

6.7.2 Methods and timing for assessing, recording, and analysing of efficacy parameters.

6.8 Assessment of Safety

6.8.1 Specification of Safety parameters.

6.8.2 The methods and timing for assessing, recording, and analysing safety parameters.

6.8.3 Procedures for eliciting reports of and for recording and reporting adverse event and intercurrent illnesses.

6.8.4 The type and duration of the follow-up of subjects after adverse events.

6.9 Statistics

6.9.1 A description of the statistical methods to be employed, including timing of any planned interim analysis(ses).

6.9.2 The number of subjects planned to be enrolled. In multicentre trials. the numbers of enrolled subjects projected for each trial site should be specified. Reason for choice of sample size, including reflections on (or calculations of) the power of the trial and clinical justification.

6.9.3 The level of significance to be used.

6.9.4 Criteria for the termination of the trial.

6.9.5 Procedure for accounting for missing, unused, and spurious data.

6.9.6 Procedures for reporting any deviation(s) from the original statistical plan (any deviation(s) from the original statistical plan should be described and justified in protocol and/or in the final report, as appropriate).

6.9.7 The selection of subjects to be included in the analyses (e.g. all randomized subjects, all dosed subjects, evaluable subjects.)

6.10 Direct Access to Source Data/Documents

The sponsor should ensure that it is specified in the protocol or other written agreement that the investigator(s)/institution(s) will permit trial-related monitoring, audits, IRB/IEC review, and regulatory inspection(s), providing direct access to source data/documents.

6.11 Quality Control and Quality Assurance

6.12 Ethics

Description of ethical considerations relating to the trial.

6.13 Data Handling and Record Keeping

6.14 Financing and Insurance

Financing and insurance if not addressed in a separate agreement.

6.15 Publication Policy

Publication policy, if not addressed in a separate agreement.

6.16 Supplements

(NOTE: Since the protocol and the clinical trial/study report are closely related, further relevant information can be found in the ICH Guideline for Structure and Content of Clinical Study Reports.)

7. INVESTIGATOR'S BROCHURE

7.1 Introduction

The Investigator's Brochure (IB) is a compilation of the clinical and nonclinical data on the investigational product(s) that are relevant to the study of the product(s) in human subjects. Its purpose is to provide the investigators and others involved in the trial with the information to facilitate their understanding of the rationale for, and their compliance with, many key features of the protocol, such as the dose, dose frequency/interval, methods of administration: and safety monitoring procedures. The IB also provides insight to support the clinical management of the study subjects during the course of the clinical trial. The information should be presented in a concise, simple, objective, balanced, and non-promotional form that enables a clinician, or potential investigator, to understand it and make his/her own unbiased risk-benefit assessment of the appropriateness of the proposed trial. For this reason, a medically qualified person should generally participate in the editing of an IB, but the contents of the IB should be approved by the disciplines that generated the described data.

This guideline delineates the minimum information that should be included in an IB and provides suggestions for its layout. It is expected that the type and extent of information available will vary with the stage of development of the investigational product. If the investigational product is marketed and its pharmacology is widely understood by medical practitioners, an extensive IB may not be necessary. Where permitted by regulatory authorities, a basic product information brochure, package leaflet, or labelling may be an appropriate alternative, provided that it includes current, comprehensive, and detailed information on all aspects of the investigational product that might be of importance to the investigator. If a marketed product is being studied for a new use (i.e., a new indication), an IB specific to that new use should be prepared. The IB should be reviewed at least annually and revised as necessary in compliance with a sponsor's written procedures. More frequent revision may be appropriate depending on the stage of development and the generation of relevant new information. However, in accordance with Good Clinical Practice, relevant new information may be so important that it should be communicated to the investigators, and possibly to the Institutional Review Boards (IRBs)/Independent Ethics Committees (IECs) and/or regulatory authorities before it is included in a revised IB.

Generally, the sponsor is responsible for ensuring that an up-to-date IB is made available to the investigator(s) and the investigators are responsible for providing the up-to-date IB to the responsible IRBs/IECs. In the case of an investigator sponsored trial, the sponsor-investigator should determine whether a brochure is available from the commercial manufacturer. If the investigational product is provided by the sponsor-investigator, then he or she should provide the necessary information to the trial personnel. In cases where preparation of a formal IB is impractical, the sponsor-investigator should provide, as a substitute, an expanded background information section in the trial protocol that contains the minimum current information described in this guideline.

7.2 General Considerations

The IB should include:

7.2.1 Title Page

This should provide the sponsor's name, the identity of each investigational product (i.e., research number, chemical or approved generic name, and trade name(s) where legally permissible and desired by the sponsor), and the release date. It is also suggested that an edition number, and a reference to the number and date of the edition it supersedes, be provided. An example is given in Appendix 1.

7.2.2 Confidentiality Statement

The sponsor may wish to include a statement instructing the investigator/recipients to treat the IB as a confidential document for the sole information and use of the investigator's team and the IRB/IEC.

7.3 Contents of the Investigator's Brochure

The IB should contain the following sections, each with literature references where appropriate:

7.3.1 Table of Contents

An example of the Table of Contents is given in Appendix 2

7.3.2 Summary

A brief summary (preferably not exceeding two pages) should be given, highlighting the significant physical, chemical, pharmaceutical, pharmacological, toxicological, pharmacokinetic, metabolic, and clinical information available that is relevant to the stage of clinical development of the investigational product.

7.3.3 Introduction

A brief introductory statement should be provided that contains the chemical name (and generic and trade name(s) when approved) of the investigational product(s), all active ingredients, the investigational product (s) pharmacological class and its expected position within this class (e.g. advantages), the rationale for performing research with the investigational product(s), and the anticipated prophylactic, therapeutic, or diagnostic indication(s). Finally, the introductory statement should provide the general approach to be followed in evaluating the investigational product.

7.3.4 Physical, Chemical, and Pharmaceutical Properties and Formulation

A description should be provided of the investigational product substance(s) (including the chemical and/or structural formula(e)), and a brief summary should be given of the relevant physical, chemical, and pharmaceutical properties.

To permit appropriate safety measures to be taken in the course of the trial, a description of the formulation(s) to be used, including excipients, should be provided and justified if clinically relevant. Instructions for the storage and handling of the dosage form(s) should also be given.

Any structural similarities to other known compounds should be mentioned.

7.3.5 Nonclinical Studies

Introduction:

The results of all relevant nonclinical pharmacology, toxicology, pharmacokinetic, and investigational product metabolism studies should be provided in summary form. This summary should address the methodology used, the results, and a discussion of the relevance of the findings to the investigated therapeutic and the possible unfavourable and unintended effects in humans.

The information provided may include the following, as appropriate, if known/available:

- Species tested
- Number and sex of animals in each group
- Unit dose (e.g., milligram/kilogram (mg/kg))
- Dose interval
- Route of administration
- Duration of dosing
- Information on systemic distribution
- Duration of post-exposure follow-up
- Results, including the following aspects:
  - Nature and frequency of pharmacological or toxic effects
  - Severity or intensity of pharmacological or toxic effects
  - Time to onset of effects
  - Reversibility of effects
  - Duration of effects
  - Dose response

Tabular format/listings should be used whenever possible to enhance the clarity of the presentation.

The following sections should discuss the most important findings from the studies, including the dose response of observed effects, the relevance to humans, and any aspects to be studied in humans. If applicable, the effective and non-toxic dose findings in the same animal species should be compared (i.e., the therapeutic index should be discussed). The relevance of this information to the proposed human dosing should be addressed. Whenever possible, comparisons should be made in terms of blood/tissue levels rather than on a mg/kg basis.

a) Nonclinical Pharmacology

A summary of the pharmacological aspects of the investigational product and, where appropriate, its significant metabolites studied in animals, should be included. Such a summary should incorporate studies that assess potential therapeutic activity (e.g. efficacy models, receptor binding, and specificity) as well as those that assess safety (e.g., special studies to assess pharmacological actions other than the intended therapeutic effect(s)).

b) Pharmacokinetics and Product Metabolism in Animals

A summary of the pharmacokinetics and biological transformation and disposition of the investigational product in all species studied should be given. The discussion of the findings should address the absorption and the local and systemic bioavailability of the investigational product and its metabolites, and their relationship to the pharmacological and toxicological findings in animal species.

c) Toxicology

A summary of the toxicological effects found in relevant studies conducted in different animal species should be described under the following headings where appropriate:

- Single dose
- Repeated dose
- Carcinogenicity
- Special studies (e.g. irritancy and sensitisation)
- Reproductive toxicity
- Genotoxicity (mutagenicity)

7.3.6 Effects in Humans

Introduction:

A thorough discussion of the known effects of the investigational product(s) in humans should be provided, including information on pharmacokinetics, metabolism, pharmacodynamics, dose response, safety, efficacy, and other pharmacological activities. Where possible, a summary of each completed clinical trial should be provided. Information should also be provided regarding results of any use of the investigational product(s) other than from in clinical trials, such as from experience during marketing.

a) Pharmacokinetics and Product Metabolism in Humans
- A summary of information on the pharmacokinetics of the investigational product(s) should be presented, including the following, if available:
- Pharmacokinetics (including metabolism, as appropriate, and absorption, plasma protein binding, distribution, and elimination).
- Bioavailability of the investigational product (absolute, where possible, and/or relative) using a reference dosage form.
- Population subgroups (e.g., gender, age, and impaired organ function).
- Interactions (e.g., product-product interactions and effects of food).
- Other pharmacokinetic data (e.g., results of population studies performed within clinical trial(s).

b) Safety and Efficacy
A summary of information should be provided about the investigational product's/product's (including metabolites, where appropriate) safety, pharmacodynamics, efficacy, and dose response that were obtained from preceding trials in humans (healthy volunteers and/or patients). The implications of this information should be discussed. In cases where a number of clinical trials have been completed, the use of summaries of safety and efficacy across multiple trials by indications in subgroups may provide a clear presentation of the data. Tabular summaries of adverse drug reactions for all the clinical trials (including those for all the studied indications) would be useful. Important differences in adverse drug reaction patterns/incidences across indications or subgroups should be discussed.
The IB should provide a description of the possible risks and adverse drug reactions to be anticipated on the basis of prior experiences with the product under investigation and with related products. A description should also be provided of the precautions or special monitoring to be done as part of the investigational use of the product(s).

c) Marketing Experience
The IB should identify countries where the investigational product has been marketed or approved. Any significant information arising from the marketed use should be summarised (e.g., formulations, dosages, routes of administration, and adverse product reactions). The IB should also identify all the countries where the investigational product did not receive approval/registration for marketing or was withdrawn from marketing/registration.

7.3.7 Summary of Data and Guidance for the Investigator
This section should provide an overall discussion of the nonclinical and clinical data, and should summarise the information from various sources on different aspects of the investigational product(s), wherever possible. In this way, the investigator can be provided with the most informative interpretation of the available data and with an assessment of the implications of the information for future clinical trials.
Where appropriate, the published reports on related products should be discussed. This could help the investigator to anticipate adverse drug reactions or other problems in clinical trials.

The overall aim of this section is to provide the investigator with a clear understanding of the possible risks and adverse reactions, and of the specific tests, observations, and precautions that may be needed for a clinical trial. This under-

standing should be based on the available physical, chemical, pharmaceutical, pharmacological, toxicological, and clinical information on the investigational product(s). Guidance should also be provided to the clinical investigator on the recognition and treatment of possible overdose and adverse drug reactions that is based on previous human experience and on the pharmacology of the investigational product.

7.4 APPENDIX 1:

TITLE PAGE (Example)

SPONSOR'S NAME ....

Product: ....

Research Number: ....

Name(s): Chemical, Generic (if approved)
Trade Name(s)
(if legally permissible and desired by the sponsor)

INVESTIGATOR'S BROCHURE

Edition Number: ....

Release Date: ....

Replaces Previous
Edition Number: ....

Date: ....

7.5 APPENDIX 2:

TABLE OF CONTENTS OF INVESTIGATOR'S BROCHURE (Example)

NB: References on 1. Publications
2. Reports

These references should be found at the end of each chapter

Appendices (if any)

8. ESSENTIAL DOCUMENTS FOR THE CONDUCT OF A CLINICAL TRIAL

8.1 Introduction

Essential Documents are those documents which individually and collectively permit evaluation of the conduct of a trial and the quality of the data produced. These documents serve to demonstrate the compliance of the investigator, sponsor and monitor with the standards of Good Clinical Practice and with all applicable regulatory requirements.

Essential Documents also serve a number of other important purposes. Filing essential documents at the investigator/institution and sponsor sites in a timely manner can greatly assist in the successful management of a trial by the investigator, sponsor and monitor. These documents are also the ones which are usually audited by the sponsor's independent audit function and inspected by the regulatory authority(ies) as part of the process to confirm the validity of the trial conduct and the integrity of data collected.

The minimum list of essential documents which has been developed follows. The various documents are grouped in three sections according to the stage of the trial during which they will normally be generated: 1) before the clinical phase of the trial commences, 2) during the clinical conduct of the trial, and 3) after completion or termination of the trial. A description is given of the purpose of each document, and whether it should be filed in either the investigator/institution or sponsor files, or both. It is acceptable to combine some of the documents, provided the individual elements are readily identifiable.

Trial master files should be established at the beginning of the trial, both at the investigator/-institution's site and at the sponsor's office. A final close-out of a trial can only be done when the monitor has reviewed both investigator/institution and sponsor files and confirmed that all necessary documents are in the appropriate files.

Any or all of the documents addressed in this guideline may be subject to, and should be available for, audit by the sponsor's auditor and inspection by the regulatory authority(ies).

	Title of Document	Purpose	Located in Files of Investigator/ Institution	Located in Files of Sponsor
8.2	**Before the Clinical Phase of the Trial Commences** During this planning stage the following documents should be generated and should be on file before the trial formally starts			
8.2.1	INVESTIGATOR'S BROCHURE	To document that relevant and current scientific information about the investigational product has been provided to the investigator	X	X
8.2.2	SIGNED PROTOCOL AND AMENDMENTS, IF ANY, AND SAMPLE CASE REPORT FORM (CRF)	To document investigator and sponsor agreement to the protocol/ amendment(s) and CRF	X	X
8.2.3	INFORMATION GIVEN TO TRIAL SUBJECT		X	X
	– INFORMED CONSENT FORM (including all applicable translations)	To document the informed consent		
	– ANY OTHER WRITTEN INFORMATION	To document that subjects will be given appropriate written information (content and wording) to support their ability to give fully informed consent	X	X
	– ADVERTISEMENT FOR SUBJECT RECRUITMENT (if used)	To document that recruitment measures are appropriate and not coercive	X	
8.2.4	FINANCIAL ASPECTS OF THE TRIAL between the investigator/institution and the sponsor for the trial	To document the financial agreement	X	X
8.2.5	INSURANCE STATEMENT (where required)	To document that compensation to subject(s) for trial-related injury will be available	X	X
8.2.6	SIGNED AGREEMENT BETWEEN INVOLVED PARTIES, e.g.:	To document agreements		
	– investigator/institution and sponsor		X	X
	– investigator/institution and CRO		X	X (where required)
	– sponsor and CRO			X
	– investigator/institution and authority(ies) (where required)		X	X
8.2.7	DATED, DOCUMENTED APPROVAL/ FAVOURABLE OPINION OF INSTITUTIONAL REVIEW BOARD (IRB)/ INDEPENDENT ETHICS COMMITTEE (IEC) OF THE FOLLOWING: – protocol and any amendments – CRF (if applicable) – informed consent form(s) – any other written information to be provided to the subject(s)	To document that the trial has been subject to IRB/IEC review and given approval/favourable opinion. To identify the version number and date of the document(s)	X	X

	Title of Document	Purpose	Located in Files of	
			Investigator/ Institution	Sponsor
	– advertisement for subject recruitment (if used) – subject compensation (if any) – any other documents given approval/ favourable opinion			
8.2.8	INSTITUTIONAL REVIEW BOARD/INDEPENDENT ETHICS COMMITTEE COMPOSITION	To document that the IRB/IEC is constituted in agreement with GCP	X	X (where required)
8.2.9	REGULATORY AUTHORITY(IES) AUTHORISATION/APPROVAL/ NOTIFICATION OF PROTOCOL (where required)	To document appropriate authori-sation/approval/ notification by the regulatory authority(ies) has been obtained prior to initiation of the trial in compliance with the applicable regulatory requirement(s)	X (where required)	X (where required)
8.2.10	CURRICULUM VITAE AND/OR OTHER RELEVANT DOCUMENTS EVIDENCING QUALIFICATIONS OF INVESTIGATOR(S) AND SUB-INVESTIGATOR(S)	To document qualifications and eligibility to conduct trial and/or provide medical supervision of subjects	X	X
8.2.11	NORMAL VALUE(S)/RANGE(S) FOR MEDICAL/LABORATORY/TECHNICAL PROCEDURE(S) AND/OR TEST(S) INCLUDED IN THE PROTOCOL	To document normal values and/or ranges of the tests	X	X
8.2.12	MEDICAL/LABORATORY/TECHNICAL PROCEDURES/TESTS – certification or – accreditation or – established quality control and/or external – quality assessment or – other validation (where required)	To document competence of facility to perform required test(s) and support reliability of results	X (where required)	X
8.2.13	SAMPLE OF LABEL(S) ATTACHED TO INVESTIGATIONAL PRODUCT CONTAINER(S)	To document compliance with applicable labelling regulations and appropriateness of instructions provided to the subjects		X
8.2.14	INSTRUCTIONS FOR HANDLING OF INVESTIGATIONAL PRODUCT(S) AND TRIAL-RELATED MATERIALS (if not included in protocol or Investigator's Brochure)	To document instructions needed to ensure proper storage, packaging, dispensing and disposition of investigational products and trial-related materials	X	X
8.2.15	SHIPPING RECORDS FOR INVESTI-GATIONAL PRODUCT(S) AND TRIAL-RELATED MATERIALS	To document shipment dates, batch numbers and method of shipment of investigational product(s) and trial-related materials. Allows tracking of product batch, review of shipping conditions, and accountability	X	X

	Title of Document	Purpose	Located in Files of	
			Investigator/ Institution	Sponsor
8.2.16	CERTIFICATE(S) OF ANALYSIS OF INVESTIGATIONAL PRODUCT(S) SHIPPED	To document identity, purity, and strength of investigational product(s) to be used in the trial		X
8.2.17	DECODING PROCEDURES FOR BLINDED TRIALS	To document how, in case of an emergency, identity of blinded investigational product can be revealed without breaking the blind for the remaining subjects' treatment	X	X (third party if applicable)
8.2.18	MASTER RANDOMISATION LIST	To document method for randomisation of trial population		X (third party if applicable)
8.2.19	PRE-TRIAL MONITORING REPORT	To document that the site is suitable for the trial (may be combined with 8.2.20)		X
8.2.20	TRIAL INITIATION MONITORING REPORT	To document that trial procedures were reviewed with the investigator and the investigator's trial staff (may be combined with 8.2.19)	X	X

8.3 DURING THE CLINICAL CONDUCT OF THE TRIAL

In addition to having on file the above documents, the following should be added to the files during the trial as evidence that all new relevant information is documented as it becomes available

	Title of Document	Purpose	Investigator/ Institution	Sponsor
8.3.1	INVESTIGATOR'S BROCHURE UPDATES	To document that investigator is informed in a timely manner of relevant information as it becomes available	X	X
8.3.2	ANY REVISION TO: – protocol/amendment(s) and CRF – informed consent form – any other written information provided to subjects – advertisement for subject recruitment (if used)	To document revisions of these trial related documents that take effect during trial	X	X

8.3.3	DATED, DOCUMENTED APPROVAL/ FAVOURABLE OPINION OF INSTITUTIONAL REVIEW BOARD (IRB) / INDEPENDENT ETHICS COMMITTEE (IEC) OF THE FOLLOWING:
	– protocol amendment(s)
	– revision(s) of:
	  – informed consent form
	  – any other written information to be provided to the subject
	  – advertisement for subject recruitment (if used)
	– any other documents given approval/favourable opinion
	– continuing review of trial (where required)
		To document that the amendment(s) and/or revision(s) have been subject to IRB/IEC review and were given approval/favourable opinion.
		To identify the version number and date of the document(s).
			X	X

	Title of Document	Purpose	Located in Files of	
			Investigator/ Institution	Sponsor
8.3.4	REGULATORY AUTHORITY(IES) AUTHORISATIONS/APPROVALS/ NOTIFICATIONS WHERE REQUIRED FOR: – protocol amendment(s) and other documents	To document compliance with applicable regulatory requirements	X (where required)	X
8.3.5	CURRICULUM VITAE FOR NEW INVESTIGATOR(S) AND/OR SUBINVESTIGATOR(S)	(see 8.2.10)	X	X
8.3.6	UPDATES TO NORMAL VALUE(S)/ RAGE(S) FOR MEDICAL/LABORATORY/TECHNICAL PROCEDURE(S)/ TEST(S) INCLUDED IN THE PROTOCOL	To document normal values and ranges that are revised during the trial (see 8.2.11)	X	X
8.3.7	UPDATES OF MEDICAL/LABORATORY/ TECHNICAL PROCEDURES/ TESTS – certification or – accreditation or – established quality control and/or external quality assessment or – other validation (where required)	To document that tests remain adequate throughout the trial period (see 8.2.12)	X (where required)	X
8.3.8	DOCUMENTATION OF INVESTIGATIONAL PRODUCT(S) AND TRIAL-RELATED MATERIALS SHIPMENT	(see 8.2.15)	X	X
8.3.9	CERTIFICATE(S) OF ANALYSIS FOR NEW BATCHES OF INVESTIGATIONAL PRODUCTS	(see 8.2.16)		X
8.3.10	MONITORING VISIT REPORTS	To document site visits by, and findings of, the monitor		X
8.3.11	RELEVANT COMMUNICATIONS OTHER THAN SITE VISITS – letters – meeting notes – notes of telephone calls	To document any agreements or significant discussions regarding trial administration, protocol violations, trial conduct, adverse event (AE) reporting	X	X
8.3.12	SIGNED INFORMED CONSENT FORMS	To document that consent is obtained in accordance with GCP and protocol and dated prior to participation of each subject in trial. Also to document direct access permission (see 8.2.3)	X	
8.3.13	SOURCE DOCUMENTS	To document the existence of the subject and substantiate integrity of trial data collected. To include original documents related to the trial, to medical treatment, and history of subject	X	

	Title of Document	Purpose	Located in Files of	
			Investigator/ Institution	Sponsor
8.3.14	SIGNED, DATED AND COMPLETED CASE REPORT FORMS (CRF)	To document that the investigator or authorised member of the investigator's staff confirms the observations recorded	X (copy)	X (original)
8.3.15	DOCUMENTATION OF CRF CORRECTIONS	To document all changes/additions or corrections made to CRF after initial data were recorded	X (copy)	X (original)
8.3.16	NOTIFICATION BY ORIGINATING INVESTIGATOR TO SPONSOR OF SERIOUS ADVERSE EVENTS AND RELATED REPORTS	Notification by originating investigator to sponsor of serious adverse events and related reports in accordance with 4.11	X	X
8.3.17	NOTIFICATION BY SPONSOR AND/OR INVESTIGATOR, WHERE APPLICABLE, TO REGULATORY AUTHORITY(IES) AND IRB(S)/IEC(S) OF UNEXPECTED SERIOUS ADVERSE DRUG REACTIONS AND OF OTHER SAFETY INFORMATION	Notification by sponsor and/or investigator, where applicable, to regulatory authorities and IRB(s)/ IEC(s) of unexpected serious adverse drug reactions in accordance with 5.17 and 4.11.1 and of other safety information in accordance with 5.16.2	X (where required)	X
8.3.18	NOTIFICATION BY SPONSOR TO INVESTIGATORS OF SAFETY INFORMATION	Notification by sponsor to investigators of safety information in accordance with 5.16.2	X	X
8.3.19	INTERIM OR ANNUAL REPORTS TO IRB/IEC AND AUTHORITY(IES)	Interim or annual reports provided to IRB/IEC in accordance with 4.10 and to authority(ies) in accordance with 5.17.3	X	X (where required)
8.3.20	SUBJECT SCREENING LOG	To document identification of subjects who entered pre-trial screening	X	X (where required)
8.3.21	SUBJECT IDENTIFICATION CODE LIST	To document that investigator/ institution keeps a confidential list of names of all subjects allocated to trial numbers on enrolling in the trial. Allows investigator/institution to reveal identity of any subject		X
8.3.22	SUBJECT ENROLMENT LOG	To document chronological enrolment of subjects by trial number	X	
8.3.23	INVESTIGATIONAL PRODUCTS ACCOUNTABILITY AT THE SITE	To document that investigational product(s) have been used according to the protocol	X	X
8.3.24	SIGNATURE SHEET	To document signatures and initials of all persons authorised to make entries and/or corrections on CRFs	X	X

	Title of Document	Purpose	Located in Files of	
			Investigator/ Institution	Sponsor
8.3.25	RECORD OF RETAINED BODY FLUIDS/TISSUE SAMPLES (IF ANY)	To document location and identification of retained samples if assays need to be repeated	X	X

8.4 AFTER COMPLETION OR TERMINATION OF THE TRIAL

After completion or termination of the trial, all of the documents identified in sections 8.2 and 8.3 should be in the file together with the following

	Title of Document	Purpose	Investigator/ Institution	Sponsor
8.4.1	INVESTIGATIONAL PRODUCT(S) ACCOUNTABILITY AT SITE	To document that the investigational product(s) have been used according to the protocol. To documents the final accounting of investigational product(s) received at the site, dispensed to subjects, returned by the subjects, and returned to sponsor	X	X
8.4.2	DOCUMENTATION OF INVESTIGATIONAL PRODUCT DESTRUCTION	To document destruction of unused investigational products by sponsor or at site	X (if destroyed at site)	X
8.4.3	COMPLETED SUBJECT IDENTIFICATION CODE LIST	To permit identification of all subjects enrolled in the trial in case follow-up is required. List should be kept in a confidential manner and for agreed upon time	X	
8.4.4	AUDIT CERTIFICATE (if available)	To document that audit was performed		X
8.4.5	FINAL TRIAL CLOSE-OUT MONITORING REPORT	To document that all activities required for trial close-out are completed, and copies of essential documents are held in the appropriate files		X
8.4.6	TREATMENT ALLOCATION AND DECODING DOCUMENTATION	Returned to sponsor to document any decoding that may have occurred		X
8.4.7	FINAL REPORT BY INVESTIGATOR TO IRB/IEC WHERE REQUIRED, AND WHERE APPLICABLE, TO THE REGULATORY AUTHORITY(IES)	To document completion of the trial	X	
8.4.8	CLINICAL STUDY REPORT	To document results and interpretation of trial	X (if applicable)	X

H 5 (Muster-) Berufsordnung für die deutschen Ärztinnen und Ärzte – MBO-Ä 1997*

in der Fassung der Beschlüsse des 100. Deutschen Ärztetages 1997 in Eisenach
geändert durch die Beschlüsse des 103. Deutschen Ärztetages 2000 in Köln**
geändert durch die Beschlüsse des 105. Deutschen Ärztetages 2002 in Rostock**
geändert durch die Beschlüsse des 106. Deutschen Ärztetages 2003 in Köln**
geändert durch die Beschlüsse des 107. Deutschen Ärztetages 2004 in Bremen**

Inhaltsübersicht

* Bei der hier abgedruckten „Berufsordnung" handelt es sich um die (Muster-) Berufsordnung, wie sie von dem 100. Deutschen Ärztetag beschlossen und vom 103. Deutschen Ärztetag, 105. Deutschen Ärztetag, 106. Deutschen Ärztetag sowie 107. Deutschen Ärztetag novelliert wurde. Rechtswirkung entfaltet die Berufsordnung, wenn sie durch die Kammerversammlungen der Ärztekammern als Satzung beschlossen und von den Aufsichtsbe-hörden genehmigt wurde.

** geänderte Vorschriften

Gelöbnis

Für jeden Arzt gilt folgendes Gelöbnis:

„Bei meiner Aufnahme in den ärztlichen Berufsstand gelobe ich, mein Leben in den Dienst der Menschlichkeit zu stellen.

Ich werde meinen Beruf mit Gewissenhaftigkeit und Würde ausüben.

Die Erhaltung und Wiederherstellung der Gesundheit meiner Patienten soll oberstes Gebot meines Handelns sein.

Ich werde alle mir anvertrauten Geheimnisse auch über den Tod des Patienten hinaus wahren.

Ich werde mit allen meinen Kräften die Ehre und die edle Überlieferung des ärztlichen Berufes aufrechterhalten und bei der Ausübung meiner ärztlichen Pflichten keinen Unterschied machen, weder nach Religion, Nationalität, Rasse, noch nach Parteizugehörigkeit oder sozialer Stellung.

Ich werde jedem Menschenleben von der Empfängnis an Ehrfurcht entgegenbringen und selbst unter Bedrohung meine ärztliche Kunst nicht in Widerspruch zu den Geboten der Menschlichkeit anwenden.

Ich werde meinen Lehrern und Kollegen die schuldige Achtung erweisen.

Dies alles verspreche ich auf meine Ehre."

A. PRÄAMBEL

Die auf der Grundlage der Kammer- und Heilberufsgesetze beschlossene Berufsordnung stellt die Überzeugung der Ärzteschaft zum Verhalten von Ärztinnen und Ärzten gegenüber den Patientinnen und Patienten, den Kolleginnen und Kollegen, den anderen Partnerinnen und Partnern im Gesundheitswesen sowie zum Verhalten in der àffentlichkeit dar. Dafür geben sich die deutschen Ärztinnen und Ärzte die nachstehende Berufsordnung. Mit der Festlegung von Berufspflichten der Ärztinnen und Ärzte dient die Berufsordnung zugleich dem Ziel,

- das Vertrauen zwischen Ärztinnen und Ärzten und Patientinnen und Patienten zu erhalten und zu fördern;
- die Qualität der ärztlichen Tätigkeit im Interesse der Gesundheit der Bevölkerung sicherzustellen;
- die Freiheit und das Ansehen des Arztberufes zu wahren;
- berufswürdiges Verhalten zu fördern und berufsunwürdiges Verhalten zu verhindern.

B.
REGELN ZUR BERUFSAUSÜBUNG

I. Grundsätze

§ 1 Aufgaben der Ärztinnen und Ärzte

(1) Ärztinnen und Ärzte dienen der Gesundheit des einzelnen Menschen und der Bevölkerung. Der ärztliche Beruf ist kein Gewerbe. Er ist seiner Natur nach ein freier Beruf.

(2) Aufgabe der Ärztinnen und Ärzte ist es, das Leben zu erhalten, die Gesundheit zu schützen und wiederherzustellen, Leiden zu lindern, Sterbenden Beistand zu leisten und an der Erhaltung der natürlichen Lebensgrundlagen im Hinblick auf ihre Bedeutung für die Gesundheit der Menschen mitzuwirken.

§ 2 Allgemeine ärztliche Berufspflichten

(1) Ärztinnen und Ärzte üben ihren Beruf nach ihrem Gewissen, den Geboten der ärztlichen Ethik und der Menschlichkeit aus. Sie dürfen keine Grundsätze anerkennen und keine Vorschriften oder Anweisungen beachten, die mit ihren Aufgabe nicht vereinbar sind oder deren Befolgung sie nicht verantworten können.

(2) Ärztinnen und Ärzte haben ihren Beruf gewissenhaft auszuüben und dem ihnen bei ihrer Berufsausübung entgegengebrachten Vertrauen zu entsprechen.

(3) Zur gewissenhaften Berufsausübung gehören auch die Grundsätze korrekter ärztlicher Berufsausübung in Kapitel C.

(4) Ärztinnen und Ärzte dürfen hinsichtlich ihrer ärztlichen Entscheidungen keine Weisungen von Nichtärzten entgegennehmen.

(5) Ärztinnen und Ärzte sind verpflichtet, sich über die für die Berufsausübung geltenden Vorschriften unterrichtet zu halten.

(6) Unbeschadet der in den nachfolgenden Vorschriften geregelten besonderen Auskunfts- und Anzeigepflichten haben Ärztinnen und Ärzte auf Anfragen der Ärztekammer, welche diese zur Erfüllung ihrer gesetzlichen Aufgaben bei der Berufsaufsicht an die Ärztinnen und Ärzte richtet, in angemessener Frist zu antworten.

§ 3 Unvereinbarkeiten

(1) Ärztinnen und Ärzten ist neben der Ausübung ihres Berufs die Ausübung einer anderen Tätigkeit untersagt, welche mit den ethischen Grundsätzen des ärztlichen Berufs nicht vereinbar ist. Ärztinnen und Ärzten ist auch verboten, ihren Namen in Verbindung mit einer ärztlichen Berufsbezeichnung in unlauterer Weise für gewerbliche Zwecke herzugeben. Ebenso wenig dürfen sie zulassen, dass von ihrem Namen oder vom beruflichen Ansehen der Ärztinnen und Ärzte in solcher Weise Gebrauch gemacht wird.

(2) Ärztinnen und Ärzten ist untersagt, im Zusammenhang mit der Ausübung ihrer ärztlichen Tätigkeit Waren und andere Gegenstände abzugeben oder unter ihrer Mitwirkung abgeben zu lassen sowie gewerbliche Dienstleistungen zu erbringen oder erbringen zu lassen, soweit nicht die Abgabe des Produkts oder die Dienstleistung wegen ihrer Besonderheiten notwendiger Bestandteil der ärztlichen Therapie sind.

§ 4 Fortbildung

(1) Ärztinnen und Ärzte, die ihren Beruf ausüben, sind verpflichtet, sich in dem Umfange beruflich fortzubilden, wie es zur Erhaltung und Entwicklung der zu ihrer Berufsausübung erforderlichen Fachkenntnisse notwendig ist.

(2) Auf Verlangen müssen Ärztinnen und Ärzte ihre Fortbildung nach Absatz 1 gegenüber der Ärztekammer durch ein Fortbildungszertifikat einer Ärztekammer nachweisen.

§ 5 Qualitätssicherung

Ärztinnen und Ärzte sind verpflichtet, an den von der Ärztekammer eingeführten Maßnahmen zur Sicherung der Qualität der ärztlichen Tätigkeit teilzunehmen und der Ärztekammer die hierzu erforderlichen Auskünfte zu erteilen.

§ 6 Mitteilung von unerwünschten Arzneimittelwirkungen

Ärztinnen und Ärzte sind verpflichtet, die ihnen aus ihrer ärztlichen Behandlungstätigkeit bekannt werdenden unerwünschten Arzneimittelwirkungen der Arzneimittelkommission der deutschen Ärzteschaft mitzuteilen (Fachausschuss der Bundesärztekammer).

II. Pflichten gegenüber Patientinnen und Patienten

§ 7 Behandlungsgrundsätze und Verhaltensregeln

(1) Jede medizinische Behandlung hat unter Wahrung der Menschenwürde und unter Ach-

tung der Persönlichkeit, des Willens und der Rechte der Patientinnen und Patienten, insbesondere des Selbstbestimmungsrechts, zu erfolgen.

(2) Ärztinnen und Ärzte achten das Recht ihrer Patientinnen und Patienten, die Ärztin oder den Arzt frei zu wählen oder zu wechseln. Andererseits sind – von Notfällen oder besonderen rechtlichen Verpflichtungen abgesehen – auch Ärztinnen und Ärzte frei, eine Behandlung abzulehnen. Den begründeten Wunsch der Patientin oder des Patienten, eine weitere Ärztin oder einen weiteren Arzt zuzuziehen oder einer anderen Ärztin oder einem anderen Arzt überwiesen zu werden, soll die behandelnde Ärztin oder der behandelnde Arzt in der Regel nicht ablehnen.

(3) Ärztinnen und Ärzte dürfen individuelle ärztliche Behandlung, insbesondere auch Beratung, weder ausschließlich brieflich noch in Zeitungen oder Zeitschriften noch ausschließlich über Kommunikationsmedien oder Computerkommunikationsnetze durchführen.

(4) Angehörige von Patientinnen und Patienten und andere Personen dürfen bei der Untersuchung und Behandlung anwesend sein, wenn die verantwortliche Ärztin oder der verantwortliche Arzt und die Patientin oder der Patient zustimmen.

§ 8 [1] Aufklärungspflicht

Zur Behandlung bedürfen Ärztinnen und Ärzte der Einwilligung der Patientin oder des Patienten. Der Einwilligung hat grundsätzlich die erforderliche Aufklärung im persönlichen Gespräch vorauszugehen.

§ 9 Schweigepflicht

(1) Ärztinnen und Ärzte haben über das, was ihnen in ihrer Eigenschaft als Ärztin oder Arzt anvertraut oder bekannt geworden ist – auch über den Tod der Patientin oder des Patienten hinaus – zu schweigen. Dazu gehören auch schriftliche Mitteilungen der Patientin oder des Patienten, Aufzeichnungen über Patientinnen und Patienten, Röntgenaufnahmen und sonstige Untersuchungsbefunde.

(2) Ärztinnen und Ärzte sind zur Offenbarung befugt, soweit sie von der Schweigepflicht entbunden worden sind oder soweit die Offenbarung zum Schutze eines höherwertigen Rechtsgutes erforderlich ist. Gesetzliche Aussage- und Anzeigepflichten bleiben unberührt. Soweit gesetzliche Vorschriften die Schweigepflicht der Ärztin oder des Arztes einschränken, soll die Ärztin oder der Arzt die Patientin oder den Patienten darüber unterrichten.

(3) Ärztinnen und Ärzte haben ihre Mitarbeiterinnen und Mitarbeiter und die Personen, die zur Vorbereitung auf den Beruf an der ärztlichen Tätigkeit teilnehmen, über die gesetzliche Pflicht zur Verschwiegenheit zu belehren und dies schriftlich festzuhalten.

(4) Wenn mehrere Ärztinnen und Ärzte gleichzeitig oder nacheinander dieselbe Patientin oder denselben Patienten untersuchen oder behandeln, so sind sie untereinander von der Schweigepflicht insoweit befreit, als das Einverständnis der Patientin oder des Patienten vorliegt oder anzunehmen ist.

§ 10 Dokumentationspflicht

(1) Ärztinnen und Ärzte haben über die in Ausübung ihres Berufes gemachten Feststellungen und getroffenen Maßnahmen die erforderlichen Aufzeichnungen zu machen. Diese sind nicht nur Gedächtnisstützen für die Ärztin oder den Arzt, sie dienen auch dem Interesse der Patientin oder des Patienten an einer ordnungsgemäßen Dokumentation.

(2) Ärztinnen und Ärzte haben Patientinnen und Patienten auf deren Verlangen grundsätzlich in die sie betreffenden Krankenunterlagen Einsicht zu gewähren; ausgenommen sind diejenigen Teile, welche subjektive Eindrücke oder Wahrnehmungen der Ärztin oder des Arztes enthalten. Auf Verlangen sind der Patientin oder dem Patienten Kopien der Unterlagen gegen Erstattung der Kosten herauszugeben.

(3) Ärztliche Aufzeichnungen sind für die Dauer von zehn Jahren nach Abschluss der Behandlung aufzubewahren, soweit nicht nach gesetzlichen Vorschriften eine längere Aufbewahrungspflicht besteht.

---

1 Die zu § 2 (Muster-) Berufsordnung in der Fassung des 98. Deutschen Ärztetages (jetzt § 8) niedergelegten „Empfehlungen zur Patientenaufklärung" sind in Heft 16 des Deutschen Ärzteblattes vom 19. April 1990 erschienen.

(4) Nach Aufgabe der Praxis haben Ärztinnen und Ärzte ihre ärztlichen Aufzeichnungen und Untersuchungsbefunde gemäß Absatz 3 aufzubewahren oder dafür Sorge zu tragen, dass sie in gehörige Obhut gegeben werden. Ärztinnen und Ärzte, denen bei einer Praxisaufgabe oder Praxisübergabe ärztliche Aufzeichnungen über Patientinnen und Patienten in Obhut gegeben werden, müssen diese Aufzeichnungen unter Verschluss halten und dürfen sie nur mit Einwilligung der Patientin oder des Patienten einsehen oder weitergeben.

(5) Aufzeichnungen auf elektronischen Datenträgern oder anderen Speichermedien bedürfen besonderer Sicherungs- und Schutzmaßnahmen, um deren Veränderung, Vernichtung oder unrechtmäßige Verwendung zu verhindern. Ärztinnen und Ärzte haben hierbei die Empfehlungen der Ärztekammer zu beachten.

§ 11 Ärztliche Untersuchungs- und Behandlungsmethoden

(1) Mit Übernahme der Behandlung verpflichten sich Ärztinnen und Ärzte den Patientinnen und Patienten gegenüber zur gewissenhaften Versorgung mit geeigneten Untersuchungs- und Behandlungsmethoden.

(2) Der ärztliche Berufsauftrag verbietet es, diagnostische oder therapeutische Methoden unter missbräuchlicher Ausnutzung des Vertrauens, der Unwissenheit, der Leichtgläubigkeit oder der Hilflosigkeit von Patientinnen und Patienten anzuwenden. Unzulässig ist es auch, Heilerfolge, insbesondere bei nicht heilbaren Krankheiten, als gewiss zuzusichern.

§ 12 Honorar und Vergütungsabsprachen

(1) Die Honorarforderung muss angemessen sein. Für die Bemessung ist die Amtliche Gebührenordnung (GOÄ) die Grundlage, soweit nicht andere gesetzliche Vergütungsregelungen gelten. Ärztinnen und Ärzte dürfen die Sätze nach der GOÄ nicht in unlauterer Weise unterschreiten. Bei Abschluss einer Honorarvereinbarung haben Ärztinnen und Ärzte auf die Einkommens- und Vermögensverhältnisse der oder des Zahlungspflichtigen Rücksicht zu nehmen.

(2) Ärztinnen und Ärzte können Verwandten, Kolleginnen und Kollegen, deren Angehörigen und mittellosen Patientinnen und Patienten das Honorar ganz oder teilweise erlassen.

(3) Auf Antrag eines Beteiligten gibt die Ärztekammer eine gutachterliche Äußerung über die Angemessenheit der Honorarforderung ab.

III. Besondere medizinische Verfahren und Forschung

§ 13 [2] Besondere medizinische Verfahren

(1) Bei speziellen medizinischen Maßnahmen oder Verfahren, die ethische Probleme aufwerfen und zu denen die Ärztekammer Empfehlungen zur Indikationsstellung und zur Ausführung festgelegt hat, haben Ärztinnen und Ärzte die Empfehlungen zu beachten.

(2) Soweit es die Ärztekammer verlangt, haben Ärztinnen und Ärzte die Anwendung solcher Maßnahmen oder Verfahren der Ärztekammer anzuzeigen.

(3) Vor Aufnahme entsprechender Tätigkeiten haben Ärztinnen und Ärzte auf Verlangen der Ärztekammer den Nachweis zu führen, dass die persönlichen und sachlichen Voraussetzungen entsprechend den Empfehlungen erfüllt werden.

§ 14 Erhaltung des ungeborenen Lebens und Schwangerschaftsabbruch

(1) Ärztinnen und Ärzte sind grundsätzlich verpflichtet, das ungeborene Leben zu erhalten. Der Schwangerschaftsabbruch unterliegt den gesetzlichen Bestimmungen. Ärztinnen und Ärzte können nicht gezwungen werden, einen Schwangerschaftsabbruch vorzunehmen oder ihn zu unterlassen.

(2) Ärztinnen und Ärzte, die einen Schwangerschaftsabbruch durchführen oder eine Fehlgeburt betreuen, haben dafür Sorge zu tragen, dass die tote Leibesfrucht keiner missbräuchlichen Verwendung zugeführt wird.

2 Ein besonderes medizinisches Verfahren stellt z.B. die assistierte Reproduktion dar; die hierzu verfassten Richtlinien sind in Heft 45 des Deutschen Ärzteblattes vom 24. Dezember 1998 erschienen.

§ 15 [3] Forschung

(1) Ärztinnen und Ärzte müssen sich vor der Durchführung biomedizinischer Forschung am Menschen – ausgenommen bei ausschließlich epidemiologischen Forschungsvorhaben – durch eine bei der Ärztekammer oder bei einer Medizinischen Fakultät gebildeten Ethik-Kommission über die mit seinem Vorhaben verbundenen berufsethischen und berufsrechtlichen Fragen beraten lassen. Dasselbe gilt vor der Durchführung gesetzlich zugelassener Forschung mit vitalen menschlichen Gameten und lebendem embryonalen Gewebe.

(2) Zum Zwecke der wissenschaftlichen Forschung und Lehre dürfen der Schweigepflicht unterliegende Tatsachen und Befunde grundsätzlich nur soweit offenbart werden, als dabei die Anonymität der Patientin oder des Patienten gesichert ist oder diese oder dieser ausdrücklich zustimmt.

(3) In Publikationen von Forschungsergebnissen sind die Beziehungen der Ärztin oder des Arztes zum Auftraggeber und dessen Interessen offenzulegen.

(4) Ärztinnen und Ärzte beachten bei der Forschung am Menschen die in der Deklaration von Helsinki des Weltärztebundes niedergelegten ethischen Grundsätze für die medizinische Forschung am Menschen.

§ 16 Beistand für Sterbende

Ärztinnen und Ärzte dürfen – unter Vorrang des Willens der Patientin oder des Patienten – auf lebensverlängernde Maßnahmen nur verzichten und sich auf die Linderung der Beschwerden beschränken, wenn ein Hinausschieben des unvermeidbaren Todes für die sterbende Person lediglich eine unzumutbare Verlängerung des Leidens bedeuten würde. Ärztinnen und Ärzte dürfen das Leben der oder des Sterbenden nicht aktiv verkürzen. Sie dürfen weder ihr eigenes noch das Interesse Dritter über das Wohl der Patientin oder des Patienten stellen.

IV. Berufliches Verhalten

1. Berufsausübung

§ 17 Niederlassung und Ausübung der Praxis

(1) Die Ausübung ambulanter ärztlicher Tätigkeit außerhalb von Krankenhäusern einschließlich konzessionierter Privatkliniken ist an die Niederlassung in einer Praxis (Praxissitz) gebunden, soweit nicht gesetzliche Vorschriften etwas anderes zulassen.

(2) Ärztinnen und Ärzten ist es gestattet, über den Praxissitz hinaus an zwei weiteren Orten ärztlich tätig zu sein. Ärztinnen und Ärzte haben Vorkehrungen für eine ordnungsgemäße Versorgung ihrer Patientinnen und Patienten an jedem Ort ihrer Tätigkeiten zu treffen.

(3) Die Ausübung ambulanter ärztlicher Tätigkeit im Umherziehen ist berufsrechtswidrig. Zum Zwecke der aufsuchenden medizinischen Gesundheitsversorgung kann die Ärztekammer auf Antrag der Ärztin oder des Arztes von der Verpflichtung nach Absatz 1 Ausnahmen gestatten, wenn sichergestellt ist, dass die beruflichen Belange nicht beeinträchtigt werden und die Berufsordnung beachtet wird.

(4) Der Praxissitz ist durch ein Praxisschild kenntlich zu machen. Ärztinnen und Ärzte haben auf ihrem Praxisschild

- den Namen,
- die (Fach-) Arztbezeichnung,
- die Sprechzeiten sowie
- ggf. die Zugehörigkeit zu einer Berufsausübungsgemeinschaft gem. § 18 a anzugeben.

Ärztinnen und Ärzte, welche nicht unmittelbar patientenbezogen tätig werden, können von der Ankündigung ihres Praxissitzes durch ein Praxisschild absehen, wenn sie dies der Ärztekammer anzeigen.

(5) Ort und Zeitpunkt der Aufnahme der Tätigkeiten am Praxissitz sowie die Aufnahme weiterer Tätigkeiten und jede Veränderung haben Ärztinnen und Ärzte der Ärztekammer unverzüglich mitzuteilen.

§ 18 Berufliche Kooperationen

(1) Ärztinnen und Ärzte dürfen sich zu Berufsausübungsgemeinschaften – auch beschränkt auf einzelne Leistungen –, zu Organisationsgemeinschaften, zu medizinischen Kooperations-

3 Empfehlungen zur Anwendung des § 3 Absatz 7 (Muster)-Berufsordnung in der Fassung des 94. Deutschen Ärztetages (jetzt § 15) – Schweigepflicht und medizinische Forschung – sind vom Vorstand der Bundesärztekammer in seiner Sitzung am 8. März 1991 beschlossen worden.

gemeinschaften und Praxisverbünden zusammenschließen.

(2) Ärztinnen und Ärzte dürfen ihren Beruf einzeln oder gemeinsam in allen für den Arztberuf zulässigen Gesellschaftsformen ausüben, wenn ihre eigenverantwortliche, medizinisch unabhängige sowie nicht gewerbliche Berufausübung gewährleistet ist. Bei beruflicher Zusammenarbeit, gleich in welcher Form, hat jede Ärztin und jeder Arzt zu gewährleisten, dass die ärztlichen Berufspflichten eingehalten werden.

(3) Die Zugehörigkeit zu mehreren Berufausübungsgemeinschaften ist zulässig. Die Berufsausübungsgemeinschaft erfordert einen gemeinsamen Praxissitz. Eine Berufsausübungsgemeinschaft mit mehreren Praxissitzen ist zulässig, wenn an dem jeweiligen Praxissitz verantwortlich mindestens ein Mitglied der Berufsausübungsgemeinschaft hauptberuflich tätig ist.

(4) Bei allen Formen der ärztlichen Kooperation muss die freie Arztwahl gewährleistet bleiben.

(5) Soweit Vorschriften dieser Berufsordnung Regelungen des Partnerschaftsgesellschaftsgesetzes (Gesetz über Partnerschaftsgesellschaften Angehöriger Freier Berufe [PartGG] vom 25.07.1994 – BGBl. I S. 1744) einschränken, sind sie vorrangig aufgrund von § 1 Absatz 3 PartGG.

(6) Alle Zusammenschlüsse nach Absatz 1 sowie deren Änderung und Beendigung sind der zuständigen Ärztekammer anzuzeigen. Sind für die beteiligten Ärztinnen und Ärzte mehrere Ärztekammern zuständig, so ist jede Ärztin und jeder Arzt verpflichtet, die für ihn zuständige Kammer auf alle am Zusammenschluss beteiligten Ärztinnen und Ärzte hinzuweisen.

§ 18 a Ankündigung von Berufsausübungsgemeinschaften und sonstige Kooperationen

(1) Bei Berufsausübungsgemeinschaften von Ärztinnen und Ärzten sind – unbeschadet des Namens einer Partnerschaftsgesellschaft oder einer juristischen Person des Privatrechts – die Namen und Arztbezeichnungen aller in der Gemeinschaft zusammengeschlossenen Ärztinnen und Ärzte sowie die Rechtsform anzukündigen. Bei mehreren Praxissitzen ist jeder Praxissitz gesondert anzukündigen. § 19 Absatz 4 gilt entsprechend. Die Fortführung des Namens einer/eines nicht mehr berufstätigen, einer/eines ausgeschiedenen oder verstorbenen Partnerin/Partners ist unzulässig.

(2) Bei Kooperationen gemäß § 23 b muss sich die Ärztin oder der Arzt in ein gemeinsames Praxisschild mit den Kooperationspartnern aufnehmen lassen. Bei Partnerschaften gemäß § 23 c darf die Ärztin oder der Arzt, wenn die Angabe seiner Berufsbezeichnung vorgesehen ist, nur gestatten, dass die Bezeichnung „Ärztin“ oder „Arzt“ oder eine andere führbare Bezeichnung angegeben wird.

(3) Zusammenschlüsse zu Organisationsgemeinschaften dürfen angekündigt werden. Die Zugehörigkeit zu einem Praxisverbund gemäß § 23 d kann durch Hinzufügen des Namens des Verbundes angekündigt werden.

§ 19 Beschäftigung angestellter Praxisärztinnen und -ärzte

(1) Ärztinnen und Ärzte müssen die Praxis persönlich ausüben. Die Beschäftigung ärztlicher Mitarbeiterinnen und Mitarbeiter in der Praxis setzt die Leitung der Praxis durch die niedergelassene Ärztin oder den niedergelassenen Arzt voraus. Die Ärztin oder der Arzt hat die Beschäftigung der ärztlichen Mitarbeiterin oder des Mitarbeiters der Ärztekammer anzuzeigen.

(2) In Fällen, in denen der Behandlungsauftrag der Patientin oder des Patienten regelmäßig nur von Ärztinnen und Ärzten verschiedener Fachgebiete gemeinschaftlich durchgeführt werden kann, darf eine Fachärztin oder ein Facharzt als Praxisinhaberin oder Praxisinhaber die für sie oder ihn fachgebietsfremde ärztliche Leistung auch durch eine angestellte Fachärztin oder einen angestellten Facharzt des anderen Fachgebiets erbringen.

(3) Ärztinnen und Ärzte dürfen nur zu angemessenen Bedingungen beschäftigt werden. Angemessen sind insbesondere Bedingungen, die der beschäftigten Ärztin oder dem beschäftigten Arzt eine angemessene Vergütung gewähren sowie angemessene Zeit zur Fortbildung einräumen und bei der Vereinbarung von Wettbewerbsverboten eine angemessene Ausgleichszahlung vorsehen.

(4) Über die in der Praxis tätigen angestellten Ärztinnen und Ärzte müssen die Patientinnen und Patienten in geeigneter Weise informiert werden.

§ 20 Vertretung

(1) Niedergelassene Ärztinnen und Ärzte sollen grundsätzlich zur gegenseitigen Vertretung bereit sein; übernommene Patientinnen und Patienten sind nach Beendigung der Vertretung zurückzuüberweisen. Ärztinnen und Ärzte dürfen sich grundsätzlich nur durch eine Fachärztin oder einen Facharzt desselben Fachgebiets vertreten lassen.

(2) Die Beschäftigung einer Vertreterin oder eines Vertreters in der Praxis ist der Ärztekammer anzuzeigen, wenn die Vertretung in der Praxisausübung insgesamt länger als drei Monate innerhalb von zwölf Monaten dauert.

(3) Die Praxis einer verstorbenen Ärztin oder eines verstorbenen Arztes kann zugunsten ihres Witwers oder seiner Witwe oder eines unterhaltsberechtigten Angehörigen in der Regel bis zur Dauer von drei Monaten nach dem Ende des Kalendervierteljahres, in dem der Tod eingetreten ist, durch eine andere Ärztin oder einen anderen Arzt fortgesetzt werden.

§ 21 Haftpflichtversicherung

Ärztinnen und Ärzte sind verpflichtet, sich hinreichend gegen Haftpflichtansprüche im Rahmen ihrer beruflichen Tätigkeit zu versichern.

§ 22 und § 22 a werden aufgehoben.

§ 23 Ärztinnen und Ärzte im Beschäftigungsverhältnis

(1) Die Regeln dieser Berufsordnung gelten auch für Ärztinnen und Ärzte, welche ihre ärztliche Tätigkeit im Rahmen eines privatrechtlichen Arbeitsverhältnisses oder öffentlich-rechtlichen Dienstverhältnisses ausüben.

(2) Auch in einem Arbeits- oder Dienstverhältnis darf eine Ärztin oder ein Arzt eine Vergütung für ihre oder seine ärztliche Tätigkeit nicht dahingehend vereinbaren, dass die Vergütung die Ärztin oder den Arzt in der Unabhängigkeit ihrer oder seiner medizinischen Entscheidungen beeinträchtigt.

§ 23 a Ärztegesellschaften

(1) Ärztinnen und Ärzte können auch in der Form der juristischen Person des Privatrechts ärztlich tätig sein. Gesellschafter einer Ärztegesellschaft können nur Ärztinnen und Ärzte und Angehörige der in § 23 b Absatz 1 Satz 1 genannten Berufe sein. Sie müssen in der Gesellschaft beruflich tätig sein. Gewährleistet sein muss zudem, dass

a) die Gesellschaft verantwortlich von einer Ärztin oder einem Arzt geführt wird; Geschäftsführer müssen mehrheitlich Ärztinnen und Ärzte sein,
b) die Mehrheit der Gesellschaftsanteile und der Stimmrechte Ärztinnen und Ärzten zustehen,
c) Dritte nicht am Gewinn der Gesellschaft beteiligt sind,
d) eine ausreichende Berufshaftpflichtversicherung für jede/jeden in der Gesellschaft tätige Ärztin / tätigen Arzt besteht.

(2) Der Name der Ärztegesellschaft des Privatrechts darf nur die Namen der in der Gesellschaft tätigen ärztlichen Gesellschafter enthalten. Unbeschadet des Namens der Gesellschaft können die Namen und Arztbezeichnungen aller ärztlichen Gesellschafter und der angestellten Ärztinnen und Ärzte angezeigt werden.

§ 23 b Medizinische Kooperationsgemeinschaft zwischen Ärztinnen und Ärzten und Angehörigen anderer Fachberufe

(1) Ärztinnen und Ärzte können sich auch mit selbständig tätigen und zur eigenverantwortlichen Berufsausübung befugten Berufsangehörigen anderer akademischer Heilberufe im Gesundheitswesen oder staatlicher Ausbildungsberufe im Gesundheitswesen sowie anderen Naturwissenschaftlerinnen und Naturwissenschaftlern und Angehörigen sozialpädagogischer Berufe – auch beschränkt auf einzelne Leistungen – zur kooperativen Berufsausübung zusammenschließen (medizinische Kooperationsgemeinschaft). Die Kooperation ist in der Form einer Partnerschaftsgesellschaft nach dem PartGG oder aufgrund eines schriftlichen Vertrages über die Bildung einer Kooperationsgemeinschaft in der Rechtsform einer Gesellschaft bürgerlichen Rechts oder einer juristischen Person des Privatrechts gem. § 23 a gestattet. Ärztinnen und Ärzten ist ein solcher Zusammenschluss im Einzelnen nur mit solchen anderen Berufsangehörigen und in der Weise erlaubt, dass diese in ihrer Verbindung mit der Ärztin oder dem Arzt

einen gleichgerichteten oder integrierenden diagnostischen oder therapeutischen Zweck bei der Heilbehandlung, auch auf dem Gebiete der Prävention und Rehabilitation, durch räumlich nahes und koordiniertes Zusammenwirken aller beteiligten Berufsangehörigen erfüllen können. Darüber hinaus muss der Kooperationsvertrag gewährleisten, dass

a) die eigenverantwortliche und selbständige Berufsausübung der Ärztin oder des Arztes gewahrt ist;
b) die Verantwortungsbereiche der Partner gegenüber den Patientinnen und Patienten getrennt bleiben;
c) medizinische Entscheidungen, insbesondere über Diagnostik und Therapie, ausschließlich die Ärztin oder der Arzt trifft, sofern nicht die Ärztin oder der Arzt nach ihrem oder seinem Berufsrecht den in der Gemeinschaft selbständig tätigen Berufsangehörigen eines anderen Fachberufs solche Entscheidungen überlassen darf;
d) der Grundsatz der freien Arztwahl gewahrt bleibt;
e) die behandelnde Ärztin oder der behandelnde Arzt zur Unterstützung in seinen diagnostischen Maßnahmen oder zur Therapie auch andere als die in der Gemeinschaft kooperierenden Berufsangehörigen hinzuziehen kann;
f) die Einhaltung der berufsrechtlichen Bestimmungen der Ärztinnen und Ärzte, insbesondere die Pflicht zur Dokumentation, das Verbot der berufswidrigen Werbung und die Regeln zur Erstellung einer Honorarforderung, von den übrigen Partnerinnen und Partnern beachtet wird;
g) sich die medizinische Kooperationsgemeinschaft verpflichtet, im Rechtsverkehr die Namen aller Partnerinnen und Partner und ihre Berufsbezeichnungen anzugeben und – sofern es sich um eine eingetragene Partnerschaftsgesellschaft handelt – den Zusatz „Partnerschaft" zu führen.

Die Voraussetzungen der Buchstaben a – f gelten bei der Bildung einer juristischen Person des Privatrechts entsprechend. Der Name der juristischen Person muss neben dem Namen einer ärztlichen Gesellschafterin oder eines ärztlichen Gesellschafters die Bezeichnung „Medizinische Kooperationsgemeinschaft" enthalten. Unbeschadet des Namens sind die Berufsbezeichnungen aller in der Gesellschaft tätigen Berufe anzukündigen.

(2) Die für die Mitwirkung der Ärztin oder des Arztes zulässige berufliche Zusammensetzung der Kooperation im einzelnen richtet sich nach dem Gebot des Absatzes 1 Satz 3; es ist erfüllt, wenn Angehörige aus den vorgenannten Berufsgruppen kooperieren, die mit der Ärztin oder dem Arzt entsprechend ihrem oder seinem Fachgebiet einen gemeinschaftlich erreichbaren medizinischen Zweck nach der Art ihrer beruflichen Kompetenz zielbezogen erfüllen können.

§ 23 c Beteiligung von Ärztinnen und Ärzten an sonstigen Partnerschaften

Ärztinnen und Ärzten ist es gestattet, in Partnerschaften gemäß § 1 Absatz 1 und Absatz 2 PartGG mit Angehörigen anderer Berufe als den in § 23 b beschriebenen zusammenzuarbeiten, wenn sie in der Partnerschaft nicht die Heilkunde am Menschen ausüben. Der Eintritt in eine solche Partnerschaftsgesellschaft ist der Ärztekammer anzuzeigen.

§ 23 d Praxisverbund

(1) Ärztinnen und Ärzte dürfen, auch ohne sich zu einer Berufsausübungsgemeinschaft zusammenzuschließen, eine Kooperation verabreden (Praxisverbund), welche auf die Erfüllung eines durch gemeinsame oder gleichgerichtete Maßnahmen bestimmten Versorgungsauftrags oder auf eine andere Form der Zusammenarbeit zur Patientenversorgung, z. B. auf dem Felde der Qualitätssicherung oder Versorgungsbereitschaft, gerichtet ist. Die Teilnahme soll allen dazu bereiten Ärztinnen und Ärzten ermöglicht werden; soll die Möglichkeit zur Teilnahme beschränkt werden, z. B. durch räumliche oder qualitative Kriterien, müssen die dafür maßgeblichen Kriterien für den Versorgungsauftrag notwendig und nicht diskriminierend sein und der Ärztekammer gegenüber offengelegt werden. Ärztinnen und Ärzte in einer zulässigen Kooperation dürfen die medizinisch gebotene oder von der Patientin oder dem Patienten gewünschte Überweisung an nicht dem Verbund zugehörige Ärztinnen und Ärzte nicht behindern.

(2) Die Bedingungen der Kooperation nach Absatz 1 müssen in einem schriftlichen Vertrag

niedergelegt werden, der der Ärztekammer vorgelegt werden muss.

(3) In eine Kooperation nach Absatz 1 können auch Krankenhäuser, Vorsorge- und Rehakliniken und Angehörige anderer Gesundheitsberufe nach § 23 b einbezogen werden, wenn die Grundsätze nach § 23 b gewahrt sind.

§ 24 Verträge über ärztliche Tätigkeit

Ärztinnen und Ärzte sollen alle Verträge über ihre ärztliche Tätigkeit vor ihrem Abschluss der Ärztekammer vorlegen, damit geprüft werden kann, ob die beruflichen Belange gewahrt sind.

§ 25 Ärztliche Gutachten und Zeugnisse

Bei der Ausstellung ärztlicher Gutachten und Zeugnisse haben Ärztinnen und Ärzte mit der notwendigen Sorgfalt zu verfahren und nach bestem Wissen ihre ärztliche Überzeugung auszusprechen. Gutachten und Zeugnisse, zu deren Ausstellung Ärztinnen und Ärzte verpflichtet sind oder die auszustellen sie übernommen haben, sind innerhalb einer angemessenen Frist abzugeben. Zeugnisse über Mitarbeiterinnen und Mitarbeitern sowie Ärztinnen und Ärzten in Weiterbildung müssen grundsätzlich innerhalb von drei Monaten nach Antragstellung, bei Ausscheiden unverzüglich, ausgestellt werden.

§ 26 Ärztlicher Notfalldienst

(1) Niedergelassene Ärztinnen und Ärzte sind verpflichtet, am Notfalldienst teilzunehmen. Auf Antrag einer Ärztin oder eines Arztes kann aus schwerwiegenden Gründen eine Befreiung vom Notfalldienst ganz, teilweise oder vorübergehend erteilt werden. Dies gilt insbesondere:

- wenn sie oder er wegen körperlicher Behinderung hierzu nicht in der Lage ist,
- wenn ihr oder ihm aufgrund besonders belastender familiärer Pflichten die Teilnahme nicht zuzumuten ist,
- wenn sie oder er an einem klinischen Bereitschaftsdienst mit Notfallversorgung teilnimmt,
- für Ärztinnen ab dem Zeitpunkt der Bekanntgabe ihrer Schwangerschaft und bis zu 12 Monaten nach der Entbindung sowie für weitere 24 Monate, soweit nicht der andere Elternteil die Versorgung des Kindes gewährleistet,
- für Ärzte ab dem Tag der Geburt des Kindes für einen Zeitraum von 36 Monaten, soweit nicht der andere Elternteil die Versorgung des Kindes gewährleistet,
- für Ärztinnen und Ärzte über 65 Jahre.

(2) Für die Einrichtung und Durchführung eines Notfalldienstes im einzelnen sind die von der Ärztekammer erlassenen Richtlinien maßgebend. Die Verpflichtung zur Teilnahme am Notfalldienst gilt für den festgelegten Notfalldienstbereich.

(3) Die Einrichtung eines Notfalldienstes entbindet die behandelnden Ärztinnen und Ärzten nicht von ihrer Verpflichtung, für die Betreuung ihrer Patientinnen und Patienten in dem Umfange Sorge zu tragen, wie es deren Krankheitszustand erfordert.

(4) Ärztinnen und Ärzte haben sich auch für den Notfalldienst fortzubilden, wenn sie gemäß Absatz 1 nicht auf Dauer von der Teilnahme am Notfalldienst befreit ist.

2. Berufliche Kommunikation

§ 27 [4] Erlaubte Information und berufswidrige Werbung

(1) Zweck der nachstehenden Vorschriften der Berufordnung ist die Gewährleistung des Patientenschutzes durch sachgerechte und angemessene Information und die Vermeidung einer dem Selbstverständnis der Ärztin oder des Arztes zuwiderlaufenden Kommerzialisierung des Arztberufs.

(2) Auf dieser Grundlage sind Ärztinnen und Ärzte sachliche berufsbezogene Informationen gestattet.

(3) Berufswidrige Werbung ist Ärztinnen und Ärzten untersagt. Berufswidrig ist insbesondere eine anpreisende, irreführende oder vergleichende Werbung. Ärztinnen und Ärzte dürfen eine solche Werbung durch andere weder veranlassen noch dulden. Werbeverbote aufgrund anderer gesetzlicher Bestimmungen bleiben unberührt.

(4) Ärztinnen und Ärzte können

1. nach der Weiterbildungsordnung erworbene Bezeichnungen,

4 Hinweise und Erläuterungen zu den §§ 27ff. der (Muster-) Berufsordnung, beschlossen von den Berufsordnungsgremien der Bundesärztekammer am 12.08.2003, sind in Heft 5 des Deutschen Ärzteblattes vom 30. Januar 2004 erschienen.

2. nach sonstigen öffentlich-rechtlichen Vorschriften erworbene Qualifikationen,
3. Tätigkeitsschwerpunkte und
4. organisatorische Hinweise ankündigen.

Die nach Nr. 1 erworbenen Bezeichnungen dürfen nur in der nach der Weiterbildungsordnung zulässigen Form geführt werden. Ein Hinweis auf die verleihende Ärztekammer ist zulässig. Andere Qualifikationen und Tätigkeitsschwerpunkte dürfen nur angekündigt werden, wenn diese Angaben nicht mit solchen nach geregeltem Weiterbildungsrecht erworbenen Qualifikationen verwechselt werden können.

(5) Die Angaben nach Absatz 4 Nr. 1 bis 3 sind nur zulässig, wenn die Ärztin oder der Arzt die umfassten Tätigkeiten nicht nur gelegentlich ausübt.

(6) Ärztinnen und Ärzte haben der Ärztekammer auf deren Verlangen die zur Prüfung der Voraussetzungen der Ankündigung erforderlichen Unterlagen vorzulegen. Die Ärztekammer ist befugt, ergänzende Auskünfte zu verlangen.

§ 28 Verzeichnisse

Ärztinnen und Ärzte dürfen sich in Verzeichnisse eintragen lassen, wenn diese folgenden Anforderungen gerecht werden:

1. sie müssen allen Ärztinnen und Ärzten, die die Kriterien des Verzeichnisses erfüllen, zu denselben Bedingungen gleichermaßen mit einem kostenfreien Grundeintrag offen stehen,
2. die Eintragungen müssen sich auf die ankündigungsfähigen Informationen beschränken und
3. die Systematik muss zwischen den nach der Weiterbildungsordnung und nach sonstigen öffentlich-rechtlichen Vorschriften erworbenen Qualifikationen einerseits und Tätigkeitsschwerpunkten andererseits unterscheiden.

3. Berufliche Zusammenarbeit mit Ärztinnen und Ärzten

§ 29 Kollegiale Zusammenarbeit

(1) Ärztinnen und Ärzte haben sich untereinander kollegial zu verhalten. Die Verpflichtung der Ärztin oder des Arztes, in einem Gutachten, auch soweit es die Behandlungsweise einer anderen Ärztin oder eines anderen Arztes betrifft, nach bestem Wissen ihre ärztliche Überzeugung auszusprechen, bleibt unberührt. Unsachliche Kritik an der Behandlungsweise oder dem beruflichen Wissen einer Ärztin oder eines Arztes sowie herabsetzende Äußerungen über deren oder dessen Person sind berufsunwürdig.

(2) Es ist berufsunwürdig, eine Kollegin oder einen Kollegen aus ihrer oder seiner Behandlungstätigkeit oder als Mitbewerberin oder Mitarbeiter um eine berufliche Tätigkeit durch unlautere Handlungen zu verdrängen. Es ist insbesondere berufsunwürdig, wenn sich Ärztinnen und Ärzte innerhalb eines Zeitraums von einem Jahr ohne Zustimmung der Praxisinhaberin oder des Praxisinhabers im Einzugsbereich derjenigen Praxis niederlassen, in welcher sie in der Aus- oder Weiterbildung mindestens drei Monate tätig waren. Ebenso ist es berufsunwürdig, in unlauterer Weise eine Kollegin oder einen Kollegen ohne angemessene Vergütung oder unentgeltlich zu beschäftigen oder eine solche Beschäftigung zu bewirken, oder zu dulden.

(3) Ärztinnen und Ärzte, die andere Ärztinnen und Ärzte zu ärztlichen Verrichtungen bei Patientinnen und Patienten heranziehen, denen gegenüber nur sie einen Liquidationsanspruch haben, sind verpflichtet, diesen Ärztinnen und Ärzten eine angemessene Vergütung zu gewähren. Erbringen angestellte Ärztinnen und Ärzte für liquidationsberechtigte Ärztinnen und Ärzte abrechnungsfähige Leistungen, so ist der Ertrag aus diesen Leistungen in geeigneter Form an die beteiligten Mitarbeiterinnen und Mitarbeiter abzuführen.

(4) In Gegenwart von Patientinnen und Patienten oder Nichtärzten sind Beanstandungen der ärztlichen Tätigkeit und zurechtweisende Belehrungen zu unterlassen. Das gilt auch für Ärztinnen und Ärzte als Vorgesetzte und Untergebene und für den Dienst in den Krankenhäusern.

(5) Die zur Weiterbildung befugten Ärztinnen und Ärzte haben im Rahmen der gegebenen Möglichkeiten ärztlichen Mitarbeiterinnen und Mitarbeitern unbeschadet deren Pflicht, sich selbst um eine Weiterbildung zu bemühen, in dem gewählten Weiterbildungsgang nach Maßgabe der Weiterbildungsordnung weiterzubilden.

4. Wahrung der ärztlichen Unabhängigkeit bei der Zusammenarbeit mit Dritten

§ 30 Zusammenarbeit von Ärztinnen und Ärzten mit Dritten

(1) Die nachstehenden Vorschriften dienen dem Patientenschutz durch Wahrung der ärztlichen Unabhängigkeit gegenüber Dritten.

(2) Ärztinnen und Ärzte ist es nicht gestattet, zusammen mit Personen, die weder Ärztinnen oder Ärzte sind, noch zu ihren berufsmäßig tätigen Mitarbeiterinnen und Mitarbeitern gehören, zu untersuchen oder zu behandeln. Dies gilt nicht für Personen, welche sich in der Ausbildung zum ärztlichen Beruf oder zu einem medizinischen Assistenzberuf befinden.

(3) Die Zusammenarbeit mit Angehörigen anderer Gesundheitsberufe ist zulässig, wenn die Verantwortungsbereiche der Ärztin oder des Arztes und des Angehörigen des Gesundheitsberufs klar erkennbar voneinander getrennt bleiben.

§ 31 Unerlaubte Zuweisung von Patienten gegen Entgelt

Ärztinnen und Ärzten ist es nicht gestattet, für die Zuweisung von Patientinnen und Patienten oder Untersuchungsmaterial ein Entgelt oder andere Vorteile sich versprechen oder gewähren zu lassen oder selbst zu versprechen oder zu gewähren.

§ 32 Annahme von Geschenken und anderen Vorteilen

Ärztinnen und Ärzten ist es nicht gestattet, von Patientinnen und Patienten oder Anderen Geschenke oder andere Vorteile für sich oder Dritte zu fordern, sich oder Dritten versprechen zu lassen oder anzunehmen, wenn hierdurch der Eindruck erweckt wird, dass die Unabhängigkeit der ärztlichen Entscheidung beeinflusst wird. Eine Beeinflussung liegt dann nicht vor, wenn der Wert des Geschenkes oder des anderen Vorteils geringfügig ist.

§ 33[5] Ärzteschaft und Industrie

(1) Soweit Ärztinnen und Ärzte Leistungen für die Hersteller von Arznei-, Heil- und Hilfsmitteln oder Medizinprodukten erbringen (z.B. bei der Entwicklung, Erprobung und Begutachtung), muss die hierfür bestimmte Vergütung der erbrachten Leistung entsprechen. Die Verträge über die Zusammenarbeit sind schriftlich abzuschließen und sollen der Ärztekammer vorgelegt werden.

(2) Die Annahme von Werbegaben oder anderen Vorteilen ist untersagt, sofern der Wert nicht geringfügig ist.

(3) Ärztinnen und Ärzten ist es nicht gestattet, für den Bezug der in Absatz 1 genannten Produkte, Geschenke oder andere Vorteile für sich oder einen Dritten zu fordern. Diese dürfen sie auch nicht sich oder Dritten versprechen lassen oder annehmen, es sei denn, der Wert ist geringfügig.

(4) Die Annahme von geldwerten Vorteilen in angemessener Höhe für die Teilnahme an wissenschaftlichen Fortbildungsveranstaltungen ist nicht berufswidrig. Der Vorteil ist unangemessen, wenn er die Kosten der Teilnahme (notwendige Reisekosten, Tagungsgebühren) der Ärztin oder des Arztes an der Fortbildungsveranstaltung übersteigt oder der Zweck der Fortbildung nicht im Vordergrund steht. Satz 1 und 2 gelten für berufsbezogene Informationsveranstaltungen von Herstellern entsprechend.

§ 34 Verordnungen, Empfehlungen und Begutachtung von Arznei-, Heil- und Hilfsmitteln

(1) Ärztinnen und Ärzten ist es nicht gestattet, für die Verordnung von Arznei-, Heil- und Hilfsmitteln oder Medizinprodukten eine Vergütung oder andere Vorteile für sich oder Dritte zu fordern, sich oder Dritten versprechen zu lassen oder anzunehmen.

(2) Ärztinnen und Ärzten dürfen Ärztemuster nicht gegen Entgelt weitergeben.

(3) Ärztinnen und Ärzten ist es nicht gestattet, über Arznei-, Heil- und Hilfsmittel, Körperpflegemittel oder ähnliche Waren Werbevorträge zu halten oder zur Werbung bestimmte Gutachten zu erstellen.

(4) Ärztinnen und Ärzte dürfen einer missbräuchlichen Anwendung ihrer Verschreibung keinen Vorschub leisten.

---

5 Hinweise und Erläuterungen zu § 33 (Muster-)Berufsordnung, beschlossen von den Berufsordnungsgremien der Bundesärztekammer am 12.08.2003, sind in Heft 5 des Deutschen Ärzteblattes vom 30. Januar 2004 erschienen.

(5) Ärztinnen und Ärzten ist nicht gestattet, Patientinnen oder Patienten ohne hinreichenden Grund an bestimmte Apotheken, Geschäfte oder Anbieter von gesundheitlichen Leistungen zu verweisen.

§ 35 Fortbildungsveranstaltungen und Sponsoring

Werden Art, Inhalt und Präsentation von Fortbildungsveranstaltungen allein von einem ärztlichen Veranstalter bestimmt, so ist die Annahme von Beiträgen Dritter (Sponsoring) für Veranstaltungskosten in angemessenem Umfang erlaubt. Beziehungen zum Sponsor sind bei der Ankündigung und Durchführung offen darzulegen.

C.
VERHALTENSREGELN

(Grundsätze korrekter ärztlicher Berufsausübung)

Nr. 1 Umgang mit Patientinnen und Patienten

Eine korrekte ärztliche Berufsausübung verlangt, dass Ärztinnen und Ärzte beim Umgang mit Patientinnen und Patienten

- ihre Würde und ihr Selbstbestimmungsrecht respektieren,
- ihre Privatsphäre achten,
- über die beabsichtigte Diagnostik und Therapie, ggf. über ihre Alternativen und über ihre Beurteilung des Gesundheitszustandes in für die Patientinnen und Patienten verständlicher und angemessener Weise informieren und insbesondere auch das Recht, empfohlene Untersuchungs- und Behandlungsmaßnahmen abzulehnen, respektieren,
- Rücksicht auf die Situation der Patientinnen und Patienten nehmen,
- auch bei Meinungsverschiedenheiten sachlich und korrekt bleiben,
- den Mitteilungen der Patientinnen und Patienten gebührende Aufmerksamkeit entgegenbringen und einer Patientenkritik sachlich begegnen.

Nr. 2 Behandlungsgrundsätze

Übernahme und Durchführung der Behandlung erfordern die gewissenhafte Ausführung der gebotenen medizinischen Maßnahmen nach den Regeln der ärztlichen Kunst. Dazu gehört auch

- rechtzeitig andere Ärztinnen und Ärzte hinzuziehen, wenn die eigene Kompetenz zur Lösung der diagnostischen und therapeutischen Aufgabe nicht ausreicht,
- rechtzeitig die Patientin oder den Patienten an andere Ärztinnen und Ärzte zur Fortsetzung der Behandlung zu überweisen,
- dem Wunsch von Patientinnen und Patienten nach Einholung einer Zweitmeinung sich nicht zu widersetzen,
- für die mit- oder weiterbehandelnden Ärztinnen und Ärzte die erforderlichen Patientenberichte zeitgerecht zu erstellen.

Nr. 3 Umgang mit nichtärztlichen Mitarbeiterinnen und Mitarbeitern

Eine korrekte ärztliche Berufsausübung verlangt auch, dass Ärztinnen und Ärzte bei der Ausübung ihrer ärztlichen Tätigkeit

- nichtärztliche Mitarbeiterinnen und Mitarbeiter nicht diskriminieren und insbesondere die arbeitsrechtlichen Bestimmungen beachten.

D.
ERGÄNZENDE BESTIMMUNGEN ZU EINZELNEN ÄRZTLICHEN BERUFSPFLICHTEN

I. Regeln der beruflichen Kommunikation, insbesondere zulässiger Inhalt und Umfang sachlicher Informationen über die berufliche Tätigkeit

Nrn. 1 – 6: aufgehoben

II. Formen der Zusammenarbeit (Gemeinschaftspraxis, Partnerschaft, Medizinische Kooperationsgemeinschaft, Praxisverbund)

Nrn. 7 – 11: aufgehoben

III. Pflichten bei grenzüberschreitender ärztlicher Tätigkeit

Nr. 12 Praxen deutscher Ärztinnen und Ärzte in anderen EU-Mitgliedstaaten

Führen Ärztinnen und Ärzte neben ihrer Niederlassung oder neben ihrer ärztlichen Berufstätigkeit im Geltungsbereich dieser Berufsordnung in einem anderen Mitgliedstaat der Europäischen Union eine Praxis oder üben sie dort eine weitere ärztliche Berufstätigkeit aus, so haben sie dies der Ärztekammer anzuzeigen. Ärztinnen und Ärzte haben Vorkehrungen für eine ordnungsgemäße Versorgung ihrer Patientinnen und Patienten am Ort ihrer Berufsausübung im Geltungsbereich dieser Berufsordnung während ihrer Tätigkeit in den anderen Mitgliedstaaten zu treffen. Die Ärztekammer kann verlangen, dass Ärztinnen und Ärzte die Zulässigkeit der Eröffnung der weiteren Praxis nach dem Recht des betreffenden Mitgliedstaats der Europäischen Union nachweisen.

Nr. 13 Grenzüberschreitende ärztliche Tätigkeit von Ärzten und Ärztinnen aus anderen EU-Mitgliedstaaten

Werden Ärztinnen und Ärzte, die in einem anderen Mitgliedstaat der Europäischen Union niedergelassen sind oder dort ihre berufliche Tätigkeit entfalten, vorübergehend im Geltungsbereich dieser Berufsordnung grenzüberschreitend ärztlich tätig, ohne eine Niederlassung zu begründen, so haben sie die Vorschriften dieser Berufsordnung zu beachten. Dies gilt auch, wenn Ärztinnen und Ärzte sich darauf beschränken wollen, im Geltungsbereich dieser Berufsordnung auf ihre Tätigkeit aufmerksam zu machen; die Ankündigung ihrer Tätigkeit ist ihnen nur in dem Umfang gestattet, als sie nach dieser Berufsordnung erlaubt ist.

IV. Pflichten in besonderen medizinischen Situationen

Nr. 14 Schutz des menschlichen Embryos

Die Erzeugung von menschlichen Embryonen zu Forschungszwecken sowie der Gentransfer in Embryonen und die Forschung an menschlichen Embryonen und totipotenten Zellen sind verboten. Verboten sind diagnostische Maßnahmen an Embryonen vor dem Transfer in die weiblichen Organe; es sei denn, es handelt sich um Maßnahmen zum Ausschluss schwerwiegender geschlechtsgebundener Erkrankungen im Sinne des § 3 Embryonenschutzgesetz.

Nr. 15 In-vitro-Fertilisation, Embryotransfer

(1) Die künstliche Befruchtung einer Eizelle außerhalb des Mutterleibes und die anschließende Einführung des Embryos in die Gebärmutter oder die Einbringung von Gameten oder Embryonen in den Eileiter der genetischen Mutter sind als Maßnahme zur Behandlung der Sterilität ärztliche Tätigkeiten und nur nach Maßgabe des § 13 zulässig. Die Verwendung fremder Eizellen (Eizellenspende) ist bei Einsatz dieser Verfahren verboten.

(2) Ärztinnen und Ärzte können nicht verpflichtet werden, an einer In-vitro-Fertilisation oder einem Embryotransfer mitzuwirken.

H6 Empfehlungen zur Planung, Durchführung und Auswertung von Anwendungsbeobachtungen

Bekanntmachung über die Zulassung und Registrierung von Arzneimitteln (Empfehlungen zur Planung und Durchführung von Anwendungsbeobachtungen)

Vom 12. November 1998 (aus BAnz. Nr. 229 vom 4. Dezember 1998, Seite 16884).

Das Bundesinstitut für Arzneimittel und Medizinprodukte (BfArM) kann nach § 28 Absatz 3a Arzneimittelgesetz (AMG) anordnen, dass nach der Zulassung eines Arzneimittels Erkenntnisse bei der Anwendung systematisch gesammelt, dokumentiert und ausgewertet werden. Nach § 67 Absatz 6 AMG hat der pharmazeutische Unternehmer Untersuchungen, die dazu bestimmt sind, Erkenntnisse bei der Anwendung zugelassener oder registrierter Arzneimittel zu sammeln, den kassenärztlichen Bundesvereinigungen sowie der zuständigen Bundesoberbehörde unverzüglich anzuzeigen. Derartige Anwendungsbeobachtungen können, soweit sie wissenschaftlich geplant und sorgfältig durchgeführt wurden, als anderes wissenschaftliches Erkenntnismaterial im Sinne von § 22 Absatz 3 AMG, in die Nutzen-/Risiko-Bewertung bekannter Arzneimittel einbezogen werden. Die Verordnung nach § 26 AMG über die Arzneimittel-Prüfrichtlinien (BAnz. Nr. 96a vom 20. Mai 1995) führt im 5. Abschnitt Nr. 1 aus, dass neue Untersuchungen nicht zu fordern sind, wenn sich die für eine Beurteilung von Wirksamkeit und Unbedenklichkeit notwendigen Angaben aus dem anderen wissenschaftlichen Erkenntnismaterial, darunter auch Anwendungsbeobachtungen, entnehmen lassen.

Ergebnisse von Anwendungsbeobachtungen sind allerdings nur dann im Zulassungs- oder Nachzulassungsverfahren als wissenschaftliches Erkenntnismaterial verwertbar, wenn Planung und Durchführung wissenschaftlich nachvollziehbaren Kriterien entsprechen. Das BfArM hat daher, unter Berücksichtigung der im Rahmen von Zulassungs- und Nachzulassungsverfahren gewonnenen Erfahrungen, in Zusammenarbeit mit Sachverständigen aus den Kommissionen nach § 25 Absatz 6 und Absatz 7 AMG sowie unter wesentlicher Mitarbeit von Sachverständigen der Deutschen Gesellschaft für Medizinische Informatik, Biometrie und Epidemiologie (GMDS) Empfehlungen zur Planung und Durchführung von Anwendungsbeobachtungen erstellt. Die Empfehlungen sollen bei der Planung und Durchführung neuer Anwendungsbeobachtungen berücksichtigt werden. Abweichungen sind ausreichend zu begründen.

Bereits früher durchgeführte Anwendungsbeobachtungen können als anderes wissenschaftliches Erkenntnismaterial anerkannt werden, wenn an Hand der Kriterien dargelegt wird, dass sich die erforderlichen Informationen aus diesen Untersuchungen ergaben.
Die Empfehlungen werden nachfolgend bekanntgemacht.

Berlin, den 12. November 1998
22-A-12510-24302/97

Bundesinstitut
für Arzneimittel und Medizinprodukte
Prof. Dr. A. Hildebrandt

Empfehlungen zur Planung, Durchführung und Auswertung von Anwendungsbeobachtungen

Vom 12. November 1998

Präambel

In der Folge der 1985 vorgenommenen Anfügung von Abs. 6 an § 67 Arzneimittelgesetz (AMG)[1] wurden Untersuchungen verschiedenster Zielsetzung mit dem Begriff „Anwendungsbeobachtung" belegt. Explizit verwendet wurde der Begriff in behördlichen Regelungen zum ersten Mal 1989 im Abschnitt 5.1 der Arzneimittelprüfrichtlinien bei der Aufzählung der Formen möglichen wissenschaftlichen Erkenntnismaterials bei der behördlichen Beurteilung der Wirksamkeit und Unbedenklichkeit von Arzneimitteln mit bekanntem Wirkstoff. Anwendungsbeobachtungen (AWB) sind aus dem Regelungsbereich der Richtlinien zur Guten Klinischen Praxis (Vorschlag für eine Richtlinie des Europäischen Parlaments und des Rates vom 3. September 1997, KOM(97) 369) ausdrücklich ausgenommen. Es ist somit eine einheitliche Definition der AWB und der mit diesem Instrument erreichbaren Erkenntnisziele nötig.

Die folgenden Ausführungen haben das Ziel, unter Berücksichtigung nationaler und internationaler Vorlagen den Begriff „Anwendungsbeobachtung" zu präzisieren sowie Empfehlungen für die Planung, Durchführung und Auswertung derartiger Untersuchungen zu geben.

1. Begriffsbestimmung

Anwendungsbeobachtungen (AWB) sind Beobachtungsstudien, die dazu bestimmt sind, Erkenntnisse bei der Anwendung verkehrsfähiger Arzneimittel zu sammeln. Ihr besonderes Charakteristikum ist die weitestgehende Nichtbeeinflussung des behandelnden Arztes[2] in Bezug auf Indikationsstellung sowie Wahl und Durchführung der Therapie im Einzelfall. Ziel ist die Beobachtung von Behandlungsmaßnahmen in der routinemäßigen Anwendung durch Arzt und Patient (im Rahmen dieser Empfehlungen sind hierunter auch gesunde Personen zu verstehen, etwa bei AWB von Impfungen). Eine AWB kann ohne Vergleichsgruppe, z. B. arzneimittelorientiert, oder mit zwei oder mehr zu vergleichenden Gruppen, z. B. indikationsorientiert, angelegt sein. Sie wird mit Handelsware durchgeführt.

Eine AWB ist keine klinische Prüfung gemäß §§ 40, 41 AMG. Soweit Indikationsvorgaben gemacht werden, müssen diese der zugelassenen Indikation entsprechen.

2. Generelle Anforderungen an AWB

AWB erfordern eine Planung, Durchführung, Aus- und Bewertung nach dem Stand der wissenschaftlichen Erkenntnis der beteiligten Disziplinen. Sie müssen eine medizinisch-wissenschaftliche Zielsetzung (Abschnitt 4) verfolgen, die als präzise Fragestellung vorab formuliert sein muss. Das gewählte Design (Basis eines Vergleichs, zeitlicher Umfang und Untersuchungsumfang beim einzelnen Patienten, Patientenzahl) und die geplanten Methoden (Datenerhebung und Auswertung) müssen zur Beantwortung dieser Frage geeignet sein. Eine AWB ist prospektiv, ggf. mit zurückverlegtem Anfangspunkt, durchzuführen und orientiert sich in Anlage und Durchführung an einer Kohortenstudie. Sie kann auch auf geeigneten pharmakoepidemiologischen Datenbeständen basieren.

3. Methodische Einordnung von AWB

AWB sind eines von mehreren methodischen Instrumenten, um Erkenntnisse zu auf dem Markt verfügbaren Arzneimitteln zu gewinnen. Andere Instrumente der Therapieforschung nach der Zulassung sind klinische Prüfungen der Phase IV sowie Fall-Kontroll-Studien, Querschnittstudien, Korrelationsstudien mit aggre-

---

[1] § 67 Abs. 6 AMG: „Der pharmazeutische Unternehmer hat Untersuchungen, die dazu bestimmt sind, Erkenntnisse bei der Anwendung zugelassener oder registrierter Arzneimittel zu sammeln, den kassenärztlichen Vereinigungen sowie der zuständigen Bundesbehörde unverzüglich anzuzeigen."

[2] Bei Arzneimitteln, die nicht der Verschreibungspflicht unterliegen, sind Anwendungsbeobachtungen auch bei anderen Heilberufen möglich.

gierten Daten, Auswertungen von Registern und Spontan-Meldesysteme.

Die Wahl des geeigneten Instruments wird durch das Erkenntnisziel bestimmt. Für eine bestimmte Fragestellung ist deshalb zu begründen, dass das gewählte Instrument methodisch adäquat, aussagekräftig und effizient (Patientenzahl) zur Beantwortung der Frage ist.

4. Ziele von AWB

Mögliche Ziele von AWB sind:

a) das Gewinnen von Erkenntnissen über Verordnungsverhalten und Verschreibungsgewohnheiten, Beachtung der Fach- und Gebrauchsinformationen, Akzeptanz und Compliance, Praktikabilität, Beachtung von Zulassungsauflagen etc.;

b) das Vertiefen von Erkenntnissen zu bekannten unerwünschten Arzneimittelwirkungen (UAW) unter routinemäßiger Anwendung (z. B. Überprüfung der zu erwartenden UAW, Häufigkeitsabschätzungen, Wechselwirkungen);
das Gewinnen von Erkenntnissen zu bisher unbekannten, insbesondere seltenen UAW sowie zu Wechselwirkungen;

c) das Erweitern von Erkenntnissen zur Wirksamkeit (z. B. unter Bedingungen der routinemäßigen Anwendung; in Gruppen, die in klinischen Prüfungen nicht eingeschlossen wurden, in Subgruppen: zur Charakterisierung von Nonrespondern; etc.).

Ein Nachweis der Wirksamkeit allein durch AWB ist bis auf besonders begründete Ausnahmefälle nicht möglich.[3)]

5. Nichtintervention

Die Nichtintervention im Rahmen von AWB bezieht sich darauf, dass dem behandelnden Arzt keine studienspezifischen Vorgaben dazu gemacht werden,

a) ob überhaupt oder mit welchem Arzneimittel zu therapieren ist;
b) wie die Modalitäten der Behandlung sind (Dosis, Applikationsart);
c) unter welchen Umständen die Therapie abgesetzt bzw. geändert wird.

Ein Arzneimittel darf nicht zu dem Zweck verschrieben werden, einen Patienten in eine AWB einzuschließen. Verordnung eines Arzneimittels und Einschluss des Patienten in eine AWB sind zwei Aspekte, die getrennt gesehen werden müssen. Diese Trennung ist z. B. dann realisiert, wenn der Patient erst für die Studie identifiziert wurde, nachdem die Entscheidung über die Therapie getroffen worden ist.

Das für einen Erkenntnisgewinn notwendige systematische Beobachten erfordert jedoch zusätzliche Vorgaben zur Erhebung von Daten sowie zu Art und Umfang der Dokumentation und deren Kontrolle; hier sind also in Abhängigkeit vom Erkenntnisziel Vorgaben bei dem behandelnden Arzt unumgänglich, um eine ausreichende Beobachtungsgleichheit und eine ausreichend hohe Qualität bzgl. Güte und Vollständigkeit der erhobenen Daten zu erreichen.

6. Unterschiedliche AWB-Formen

Unterschiedliche Ziele (4a–4c) erfordern unterschiedliche Designs und Formen von AWB. Grundsätzlich sind hier Fallserien, einarmige und mehrarmige Kohortenstudien zu unterscheiden. Für 4c, teilweise auch für 4b, haben vergleichende AWB i. S. mehrarmiger Kohortenstudien gegenüber AWB mit nur einer Behandlung die größere Aussagekraft.

Je nach Fragestellung werden die Vorgaben für die Beobachtung unterschiedlich sein. Für die unter 4a formulierten Ziele ist ein weitestgehender Verzicht auf solche Vorgaben anzustreben; hier sollte auch an die Erhebung von Daten über bereits in der Vergangenheit erfolgte oder begonnene Behandlungen gedacht werden. Für die unter 4b und 4c formulierten Ziele sind Maßnahmen zur standardisierten Erhebung der Zielgrößen nötig; dabei sollten Empfehlungen für die Durchführung diagnostischer Maßnahmen gegeben oder auf publizierte Empfehlungen (z. B. Leitlinien) hingewiesen werden.

---

3) Soweit bei bekannten Arzneimitteln umfangreiches und nachvollziehbar dokumentiertes, plausibles Erfahrungswissen vorliegt, kann eine sorgfältig geplante AWB allerdings die Akzeptanz von Indikationszusagen ermöglichen.

7. Studienplan

Vor Beginn einer AWB ist ein Studienplan zu erstellen, der dem aktuellen Stand der medizinischen und biometrischen Wissenschaft entspricht. Seine wesentlichen Bestandteile sind der Beobachtungs- sowie der Auswertungsplan: Der Beobachtungsplan sollte sich am routinemäßigen Vorgehen ausrichten. Er soll eine strukturierte, systematische Beobachtung ermöglichen. Bei Zielsetzung nach 4b und 4c soll er das Ziel der Beobachtungsgleichheit unterstützen.

Der Studienplan soll mindestens folgende Angaben enthalten:

- Formulierung einer (oder mehrerer) präzisen(r) Fragestellung(en) sowie eine Begründung, dass die AWB für ihre Beantwortung das geeignete Instrument ist;
- Beschreibung des Patientenzugangs und ggf. des Vorgehens zur Auswahl der beteiligten Ärzte (Zentren);
- Definition der einzubeziehenden Patienten sowie gegebenenfalls Beschreibung des Vorgehens für den Patienteneinschluss und -ausschluss;
- Beschreibung der Maßnahmen zum Erreichen von Repräsentativität (für Ärzte und Patienten);
- Festlegung der zu erhebenden Merkmale, eine Beschreibung ihrer Relevanz sowie ihrer Stellung für die Beantwortung der Fragestellung (Zielgröße, Einflussgröße, Störgröße);
- Diskussion möglicher Störgrößen und Beschreibung von Maßnahmen zu ihrer Kontrolle;
- Zeitraster der Beobachtung;
- Dauer der Studie und Abbruchkriterien;
- Beschreibung der für die Beobachtung benötigten Erhebungsinstrumente (z. B. Dokumentationsbogen);
- Begründung der Zahl einzubeziehender Patienten;
- Beschreibung von Art und Umfang der Dokumentation;
- Regelung der Berichtswege zu UAW unter Berücksichtigung der jeweils geltenden gesetzlichen Bestimmungen;
- Beschreibung von Maßnahmen zur Qualitätssicherung;
- Beschreibung der statistischen Auswertung;
- Regelung der Verantwortlichkeiten (Leitung und Koordination der Beobachtungsstudie, Biometrie, Sponsor etc.);
- Regelungen für Berichterstellung einschließlich biometrischer und medizinischer Bewertung.

8. Qualitätssicherung

Die für epidemiologische Studien üblichen Qualitätsanforderungen gelten auch für AWB. Ziel der Qualitätssicherung ist es, mögliche Verzerrungen durch ein entsprechendes Studiendesign und/oder eine adäquate Datenanalyse zu minimieren, Vollständigkeit und Validität der Daten zu sichern sowie Mängel frühzeitig zu erkennen und zu beseitigen.

9. Repräsentativität

Da AWB in Ergänzung zu klinischen Prüfungen Ergebnisse bei der routinemäßigen Anwendung von Arzneimitteln liefern sollen, muss durch geeignete Maßnahmen dafür Sorge getragen werden, dass die in eine AWB einbezogenen Patienten und Ärzte sowie das therapeutische Vorgehen ein möglichst repräsentatives Abbild der medizinischen Praxis geben.

10. Statistische Auswertung

Die Auswertung der Daten einer AWB erfolgt mit problemadäquaten biometrischen Methoden. Das geplante Vorgehen ist im Studienplan vorab festzulegen; Abweichungen von diesem Vorgehen bei der Auswertung sind zu begründen.

11. Patientenaufklärung und -einwilligung

Bezüglich der Therapieentscheidung ist eine über die übliche ärztliche Aufklärungspflicht hinausgehende Information des Patienten nicht notwendig. Gleiches gilt für die Dokumentation, soweit die Daten im Sinne des Datenschutzes gehandhabt werden. Jedoch kann bzgl. des Umgangs mit Patientendaten (z. B. Maßnahmen zur Qualitätssicherung) sowie bzgl. zusätzlicher Vorgaben in der Beobachtung ergänzender Aufklärungsbedarf bestehen. Das Einholen der Einwilligung des Patienten ist dann erforderlich.

12. Interessenkonflikte, Ethik

AWB bergen eine Reihe möglicher Interessenkonflikte im Spannungsfeld zwischen Datenschutz, Schutz des Patienten, Schutz und Haftung des Arztes, Interesse des Sponsors. Die Beratung durch eine Ethikkommission kann im Falle solcher Interessenkonflikte hilfreich sein.

Im Übrigen wird auf einschlägige Verordnungen (Berufsordnungen) und Gesetze sowie insbesondere auf in den einzelnen Bundesländern unterschiedliche Regelungen im Arztrecht verwiesen.

13. Anzeigepflichten

Gemäß § 67 Abs. 6 AMG besteht für Anwendungsbeobachtungen eine unverzügliche Anzeigepflicht. Die gemäß § 29 Abs. 1 AMG bestehenden Anzeigepflichten gelten uneingeschränkt auch bei der Durchführung von AWB.

14. Bericht, Archivierung

Über die Durchführung und Ergebnisse einer AWB ist innerhalb angemessener Frist ein Abschlussbericht zu erstellen, der eine biometrische Auswertung und eine Bewertung aus medizinischer Sicht enthält.

Es wird empfohlen, alle Unterlagen einer AWB für spätere Zugriffe und Auswertungen mindestens 10 Jahre zu archivieren.

15. Erstattung und Honorierung

Die Beteiligung an einer AWB ist eine ärztliche Tätigkeit. Ein über die Regelversorgung hinaus durch die AWB entstehender Aufwand ist in Anlehnung an die ärztliche Gebührenordnung zu honorieren. Die Honorierung soll sich am Zeitaufwand für zusätzlich erforderliche Dokumentations- und andere Maßnahmen orientieren. Die Erstattung von über die Routine hinausgehenden Leistungen ist gesondert zu klären. Erstattungsfragen dürfen die wissenschaftliche Zielsetzung und die Auswahl der einzubeziehenden Patienten nicht beeinflussen.

H 7 Kodex der Mitglieder des Vereins „Freiwillige Selbstkontrolle für die Arzneimittelindustrie e.V." („FS Arzneimittelindustrie"-Kodex)

vom 16.02.2004,
bekannt gemacht im Bundesanzeiger vom 22.04.2004, BAnz. Nr. 76, S. 8732

(Abdruck mit freundlicher Genehmigung des Bundesverbandes Medizinprodukteindustrie e. V. (BVMed), Wiesbaden)

Einleitung

Die Gesundheit ist das höchste Gut des Menschen. Arzneimittel tragen ganz wesentlich zur Gesundheit und zum Wohlbefinden bei. Die Erforschung, Entwicklung, Herstellung und der Vertrieb von Arzneimitteln stellen an die Unternehmen der pharmazeutischen Industrie hohe Anforderungen. Der Patient steht dabei im Mittelpunkt der Bemühungen, durch wirksame Arzneimittel Krankheiten vorzubeugen, diese zu heilen oder deren Folgen zu lindern.

Das vertrauensvolle Verhältnis zwischen Arzt und Patient ist die Basis jeder Therapie. Die Therapieentscheidung liegt in der alleinigen Verantwortung der Ärzteschaft. Die Mitglieder des Vereins „Freiwillige Selbstkontrolle für die Arzneimittelindustrie e.V." sehen es als ihre Aufgabe, durch wissenschaftliche Informationen über Arzneimittel das Wissen zu vermitteln, das für eine sachgerechte Arzneimittelauswahl erforderlich ist. Darüber hinaus ist sowohl die Erforschung als auch die Entwicklung wirksamer Arzneimittel ohne eine enge fachliche Zusammenarbeit mit Ärzten nicht vorstellbar.

Dabei gilt für die Mitglieder des Vereins „Freiwillige Selbstkontrolle für die Arzneimittelindustrie e.V." der Grundsatz, dass sich alle Maßnahmen bei der Vermittlung von Informationen und der Zusammenarbeit mit Ärzten in einem angemessenen Rahmen und in den Grenzen der geltenden Gesetze zu halten haben. Hierbei markieren die Grundsätze der Trennung, der Transparenz, der Dokumentation und bei gegenseitigen Leistungen zudem der Äquivalenz, wie sie im „Gemeinsamen Standpunkt" der Verbände (Gemeinsamer Standpunkt der Verbände zur strafrechtlichen Bewertung der Zusammenarbeit zwischen Industrie, medizinischen Einrichtungen und deren Mitarbeitern) für den Klinikbereich niedergelegt sind, auch wertvolle Orientierungspunkte für die Zusammenarbeit der pharmazeutischen Industrie mit Ärzten im niedergelassenen Bereich.

Mit dem Ziel, ein diesen Grundsätzen entsprechendes Verhalten zu fördern und einen lauteren Wettbewerb bei der Zusammenarbeit mit den Ärzten sicherzustellen, hat die Mitgliederversammlung des Vereins „Freiwillige Selbstkontrolle für die Arzneimittelindustrie e.V." nachstehenden

Kodex der Mitglieder des Vereins „Freiwillige Selbstkontrolle für die Arzneimittelindustrie e.V."

für die Zusammenarbeit der pharmazeutischen Industrie mit Ärzten beschlossen.

1. Abschnitt: Anwendungsbereich

§ 1 Anwendungsbereich

(1) Der Kodex findet Anwendung auf die Zusammenarbeit der Mitgliedsunternehmen mit in Deutschland tätigen Ärzten im Bereich von Forschung, Entwicklung, Herstellung und Vertrieb von Arzneimitteln.

(2) Darüber hinaus gelten die nachfolgenden Regelungen auch für die mit den Mitgliedsunternehmen verbundenen Unternehmen, sofern die verbundenen Unternehmen die Verbindlichkeit des „FS Arzneimittelindustrie"-Kodex durch eine gesonderte schriftliche Vereinbarung anerkannt haben.

2. Abschnitt: Zusammenarbeit mit Ärzten

§ 2 Grundsätze

(1) Bei der Zusammenarbeit mit Ärzten sind die geltenden Gesetze, insbesondere die Vorschriften des Arzneimittelgesetzes (AMG), des Heilmittelwerbegesetzes (HWG) und des Strafgesetzbuches (StGB), die allgemein anerkannten Grundsätze des ärztlichen Berufsrechts sowie die hierauf beruhenden Verhaltensempfehlungen der beteiligten Verbände der pharmazeutischen Industrie zu beachten.

(2) Für die Zusammenarbeit mit Ärzten ist das Unternehmen auch dann verantwortlich, wenn es andere (z. B. Werbeagenturen, Marktforschungsunternehmen) damit beauftragt, sie zu gestalten oder durchzuführen.

§ 3 Verbot unlauterer Vorteile

(1) Die Ärzte dürfen in ihren Therapie-, Verordnungs- und Beschaffungsentscheidungen nicht in unlauterer Weise beeinflusst werden. Es ist daher verboten, ihnen oder einem Dritten unlautere Vorteile anzubieten, zu versprechen oder zu gewähren. Insbesondere dürfen die nachfolgend im Einzelnen beschriebenen möglichen Formen der Zusammenarbeit nicht in unlauterer Weise dazu missbraucht werden, die Freiheit der Ärzte in ihren Therapie-, Verordnungs- und Beschaffungsentscheidungen zu beeinflussen.

(2) Unlauter sind insbesondere Vorteile, die unter Verstoß gegen das Heilmittelwerbegesetz, das Gesetz gegen den unlauteren Wettbewerb (UWG), das Strafgesetzbuch oder die allgemein anerkannten Grundsätze des ärztlichen Berufsrechts gewährt werden.

§ 4 Vertragliche Zusammenarbeit mit Ärzten

(1) Leistungen von Ärzten für Unternehmen (z. B. für Vortragstätigkeit, Beratung, klinische Prüfungen, Anwendungsbeobachtungen) dürfen nur auf Grundlage eines schriftlichen Vertrages erbracht werden, aus dem sich Leistung und Gegenleistung eindeutig ergeben.

(2) Bei der durch den jeweiligen Arzt zu erbringenden vertraglichen Leistung muss es sich um eine wissenschaftliche oder fachliche Tätigkeit für das Unternehmen handeln (Verbot von „Scheinverträgen").

(3) Die Vergütung darf nur in Geld bestehen und muss zu der erbrachten Leistung in einem angemessen Verhältnis stehen. Bei der Beurteilung der Angemessenheit kann unter anderem die Gebührenordnung für Ärzte einen Anhaltspunkt bieten. Dabei können auch angemessene Stundensätze vereinbart werden, um den Zeitaufwand zu berücksichtigen.

(4) Den Ärzten können zudem die in Erfüllung der ihnen obliegenden vertraglichen Leistungen entstehenden angemessenen Auslagen und Spesen erstattet werden.

(5) Den Ärzten oder Dritten darf kein Entgelt dafür gewährt werden, dass die Ärzte bereit sind, Pharmaberater zu empfangen oder von anderen Unternehmensangehörigen Informationen entgegen zu nehmen.

(6) Es ist unzulässig, Ärzten oder Dritten für die Verordnung und die Anwendung eines Arzneimittels oder die Empfehlung eines Arzneimittels gegenüber dem Patienten ein Entgelt oder einen sonstigen geldwerten Vorteil anzubieten, zu gewähren oder zu versprechen.

§ 5 Anwendungsbeobachtungen

(1) Anwendungsbeobachtungen sind wissenschaftliche Untersuchungen nach der Zulassung oder Registrierung eines Arzneimittels, die der Gewinnung neuer Erkenntnisse über die

Anwendung eines Arzneimittels und dessen Wirksamkeit und Verträglichkeit in der Praxis dienen.

(2) Bei Anwendungsbeobachtungen gilt im Hinblick auf die therapeutischen und diagnostischen Maßnahmen der Grundsatz der Nichtintervention.

(3) Bei der Planung, Gestaltung und Durchführung von Anwendungsbeobachtungen sind die durch das Bundesinstitut für Arzneimittel und Medizinprodukte (BfArM) veröffentlichten Empfehlungen und Leitlinien zu beachten. Dabei sind insbesondere die ausgefüllten Beobachtungsbögen fachlich auszuwerten und die Durchführung der Anwendungsbeobachtungen einer geeigneten Qualitätssicherung zu unterziehen.

(4) Das Unternehmen hat auch die geplante Zahl der Patienten sowie die Höhe der Vergütung pro Beobachtungsbogen in Unterlagen zu begründen und zu dokumentieren.

(5) Hinsichtlich der Höhe der Vergütung für die Durchführung einer Anwendungsbeobachtung gilt § 4 Abs. 3 mit der Maßgabe, dass die Vergütung so zu bemessen ist, dass dadurch kein Anreiz zur Verordnung eines Arzneimittels entsteht.

§ 6 Einladung zu berufsbezogenen wissenschaftlichen Fortbildungsveranstaltungen

(1) Die Mitgliedsunternehmen dürfen Ärzte zu eigenen berufsbezogenen Fortbildungsveranstaltungen einladen, die sich insbesondere mit ihren Forschungsgebieten, Arzneimitteln und deren Indikationen befassen (interne Fortbildungsveranstaltungen).

(2) Für die Eingeladenen dürfen angemessene Reise- und notwendige Übernachtungskosten nur dann übernommen werden, sofern der berufsbezogene wissenschaftliche Charakter der internen Fortbildungsveranstaltung eindeutig im Vordergrund steht. Im Rahmen solcher Fortbildungsveranstaltungen ist auch eine angemessene Bewirtung der Teilnehmer möglich. Kosten für die Unterhaltung (z. B. Theater, Konzert, Sportveranstaltungen) der Teilnehmer dürfen nicht übernommen werden. Die Anwesenheit der Teilnehmer sowie das durchgeführte Programm der Veranstaltung sind zu dokumentieren.

(3) Unterbringung und Bewirtung dürfen einen vertretbaren Rahmen nicht überschreiten und müssen insbesondere in Bezug auf den berufsbezogenen wissenschaftlichen Zweck der internen Veranstaltung von untergeordneter Bedeutung sein. Die Auswahl des Tagungsortes und der Tagungsstätte für interne Fortbildungsveranstaltungen hat allein nach sachlichen Gesichtspunkten zu erfolgen. Ein solcher Grund ist beispielsweise nicht der Freizeitwert des Tagungsortes.

(4) Die Einladung von Ärzten zu berufsbezogenen Fortbildungsveranstaltungen Dritter (externe Fortbildungsveranstaltungen) darf sich nur auf angemessene Reisekosten, notwendige Übernachtungskosten sowie die durch den Dritten erhobenen Teilnahmegebühren erstrecken, wenn bei diesen Veranstaltungen der wissenschaftliche Charakter eindeutig im Vordergrund steht und ein sachliches Interesse des Unternehmens an der Teilnahme besteht. Eine Übernahme von Kosten darf nur erfolgen, wenn bei der Veranstaltung sowohl ein Bezug zum Tätigkeitsgebiet des Mitgliedsunternehmens als auch zum Fachgebiet des Veranstaltungsteilnehmers vorliegt.

(5) Die finanzielle Unterstützung von externen Fortbildungsveranstaltungen gegenüber den Veranstaltern ist in einem angemessenen Umfang zulässig. Unterhaltungsprogramme dürfen dabei nicht finanziell oder durch Spenden unterstützt werden. Die Mitgliedsunternehmen, die externe Fortbildungsveranstaltungen finanziell unterstützen, müssen darauf hinwirken, dass die Unterstützung sowohl bei der Ankündigung als auch bei der Durchführung der Veranstaltung von dem Veranstalter offengelegt wird.

(6) Sofern es sich um einen ärztlichen Veranstalter handelt, müssen Art, Inhalt und Präsentation der Fortbildungsveranstaltung allein von dem ärztlichen Veranstalter bestimmt werden.

(7) Die Einladung und die Übernahme von Kosten dürfen sich bei internen und externen Fortbildungsveranstaltungen nicht auf Begleitpersonen erstrecken.

(8) Sofern von Ärzten bei internen oder externen Fortbildungsveranstaltungen im Auftrag von Mitgliedsunternehmen Vorträge gehalten oder andere Leistungen erbracht werden, ist § 4 anwendbar.

§ 7 Geschenke

(1) Bei Werbegaben sind die Grenzen von § 7 HWG zu beachten.

(2) Darüber hinaus dürfen Geschenke ausnahmsweise zu besonderen Anlässen (z. B. Praxis-Eröffnung, Jubiläen) gewährt werden, wenn sie sich in einem sozialadäquaten Rahmen halten.

§ 8 Bewirtung

Eine Bewirtung ist nur im Rahmen von wissenschaftlichen Fortbildungsveranstaltungen/Kongressen sowie Arbeitsessen und in einem angemessenen und sozialadäquaten Umfang zulässig. Der Anlass eines Arbeitsessens ist zu dokumentieren.

§ 9 Gewinnspiele für Ärzte

(1) Die Werbung mit Gewinnspielen, bei denen der Gewinn allein vom Zufall abhängt, ist auch gegenüber Ärzten unzulässig.

(2) Preisausschreiben, bei denen die Teilnahme von einer wissenschaftlichen oder fachlichen Leistung der teilnehmenden Ärzte abhängt und bei denen der in Aussicht gestellte Preis in einem angemessenen Verhältnis zu der durch die Teilnehmer zu erbringenden wissenschaftlichen oder fachlichen Leistung steht, sind zulässig.

§ 10 Zusammenarbeit mit Ärzten als Amtsträger

und/oder Mitarbeitern medizinischer Einrichtungen Bei der Zusammenarbeit mit Ärzten, die Amtsträger und/oder Mitarbeitern medizinischer Einrichtungen sind, sind zusätzlich die Hinweise und Empfehlungen des „Gemeinsamen Standpunktes" der Verbände zu beachten.

3. Abschnitt: Arzneimittelsicherheit

§ 11 Rote Hand

(1) Für Mitteilungen von neuerkannten schwerwiegenden Nebenwirkungen, Rückrufen fehlerhafter Chargen oder andere Informationen, die den Arzt und/oder Apotheker unmittelbar erreichen sollen, um eine Gefährdung des Patienten nach Möglichkeit auszuschließen, ist sowohl auf den Briefumschlägen als auch auf den Briefen das Symbol einer roten Hand mit der Aufschrift „Wichtige Mitteilung über ein Arzneimittel" zu benutzen. In besonders eilbedürftigen Fällen kann es erforderlich sein, diese Mitteilungen auch mündlich, per Telefax oder durch öffentliche Aufrufe, z.B. über Presse, Rundfunk und Fernsehen, zu verbreiten.

(2) Andere wissenschaftliche Informationen, Anzeigen oder Werbeaussendungen dürfen weder mit dem Symbol der roten Hand noch als Eilbrief, Einschreiben, Telegramm oder Telefax versandt oder als „Wichtige Mitteilung" gekennzeichnet werden.

4. Abschnitt: Verpflichtung und Schulung von Mitarbeitern und beauftragten Dritten

§ 12 Verpflichtung und Schulung von Mitarbeitern und beauftragten Dritten

(1) Die Mitgliedsunternehmen haben ihre Mitarbeiter und beauftragte Dritte, die mit Ärzten zusammenarbeiten, auf die Einhaltung des „FS Arzneimittelindustrie"-Kodex zu verpflichten und durch geeignete organisatorische Vorkehrungen deren Einhaltung zu sichern.

(2) Die Mitarbeiter sind ferner über die wesentlichen Grundsätze der Berufsordnungen und der Berufspflichten der Ärzte zu informieren. Sie sind ferner über den Inhalt des „FS Arzneimittelindustrie"-Kodex zu schulen.

5. Abschnitt: Inkrafttreten

§ 13 Inkrafttreten

Der Kodex der Mitglieder des Vereins „Freiwillige Selbstkontrolle für die Arzneimittelindustrie e.V." in der von der Mitgliederversammlung am 16.02.2004 verabschiedeten Fassung tritt mit der Anerkennung als Wettbewerbsregeln durch das Bundeskartellamt gemäß § 26 Abs. 1 des Gesetzes gegen Wettbewerbsbeschränkungen (GWB) in Kraft.

[Das Bundeskartellamt hat den FS Arzneimittelindustrie-Kodex mit Beschluss vom 05.04.2004, zugegangen am 08.04.2004, als Wettbewerbsregeln anerkannt.]

H 8 Drittmittelforschung und strafrechtlich relevantes Verhalten

Hinweise zum strafrechtlichen Risiko

(Beschluss der Kultusministerkonferenz vom 17.09.1999)

1. Problembeschreibung

1.1 Die Neuregelung des Gesetzes zur Bekämpfung der Korruption

Das Gesetz zur Bekämpfung der Korruption vom 13.08.1997 hat u. a. eine wesentliche Erweiterung und Verschärfung der Bestechungstatbestände – Korruptionsdelikte – Vorteilsannahme und Vorteilsgewährung (§§ 331, 333 StGB) einerseits, Bestechlichkeit und Bestechung (§§ 332, 334, 335 StGB) andererseits – mit sich gebracht.

Kern der beiden Tatbestände – Vorteilsannahme und Bestechlichkeit – in der durch das Gesetz zur Bekämpfung der Korruption modifizierten Form ist, dass ein „Amtsträger", also etwa ein Hochschullehrer, für die pflichtgemäße Dienstausübung (Vorteilsannahme) bzw. eine pflichtwidrige Diensthandlung (Bestechlichkeit) für sich oder einen Dritten einen Vorteil fordert, sich versprechen lässt oder annimmt.

Die Neufassung der genannten Tatbestände führte zu einer Ausdehnung strafrechtlich verbotenen Verhaltens. Die frühere Fassung erforderte nach ständiger Rechtsprechung übereinstimmend eine – ausdrückliche oder konkludent getroffene – Unrechtsvereinbarung, bei der eine bestimmte Diensthandlung für die Vorteilsannahme bzw. Vorteilsgewährung als Äquivalent erbracht wird oder werden soll. Die Zuwendung von Vorteilen zur Erlangung allgemeinen Wohlwollens („Klimapflege") reichte danach nicht aus. Die Neufassung hat den engen Bezug zu bestimmten Diensthandlungen gelockert und lässt es nunmehr ausreichen, dass der Vorteil „für die Dienstausübung" im Allgemeinen angenommen, gefordert bzw. gewährt oder versprochen (usw.) wird. Von besonderer Relevanz ist die ausdrückliche Einbeziehung von Zuwendungen Dritter, mit der auch Vorgaben aus internationalen Rechtsinstrumenten umgesetzt werden.

1.2 Hochschulpolitische Relevanz der Drittmittelforschung

Drittmittelforschung an den Hochschulen findet insbesondere in zwei Fallgestaltungen statt:

- Durchführung von Forschungsaufträgen (Verhältnis Leistung/Gegenleistung)
- Zuwendungen zur Forschung (hier wird keine Gegenleistung erwartet).

Die rechtliche Ausgestaltung der Drittmittelforschung ist bislang in § 25 HRG geregelt; entsprechende Regelungen finden sich in den Hochschulgesetzen der Länder. Bei Durchführung von Forschungsvorhaben mit Mitteln Dritter besteht die Wahlmöglichkeit, ob das Vorhaben als Dienstaufgabe oder als Nebentätigkeit durchgeführt werden soll. Die nachfolgenden Ausführungen betreffen nur die Dienstaufgabe.

Das Spannungsverhältnis von strafrechtlich relevanter Vorteilsnahme und der Erfüllung von Dienstaufgaben durch die hochschulpolitisch besonders gewollte Einwerbung von Drittmitteln erhält dadurch zusätzliche Relevanz, dass künftig die staatliche Finanzierung der Hochschulen, die Verteilung der Mittel von der zentralen Hochschulebene auf die Fachbereiche und die weitere Verteilung auf die Institute leistungsorientiert erfolgen soll. Dabei wird u. a. auf den Erfolg bei der Einwerbung der Drittmittel abgestellt werden. Noch weiter verschärft wird die Problematik dadurch, dass auch die persönliche Besoldung der Professoren in Zukunft teilweise leistungsabhängig erfolgen soll und auch hier wiederum auf die Einwerbung von Drittmitteln als Leistungsindikator abgestellt werden dürfte. Schließlich wird erwogen, Anreize für Drittmitteleinwerbung zu schaffen, indem über die normale Besoldung hinaus einem Drittmittel einwerbenden Hochschulmitglied Zuschüsse zum Grundgehalt gezahlt werden können, wenn der (private) Drittmittelgeber auch hierfür entsprechende Mittel zur Verfügung stellt (Parallelität zur persönlichen Vergütung bei Nebentätigkeit.).

2. Beschreibung der Sachverhalte, die den Verzicht strafbaren Verhaltens nahe legen und die daher in jedem Fall zu vermeiden sind, in den Drittmittelrichtlinien der Länder

Der Schutzzweck der §§ 331, 332 StGB kann auch für den Hochschulbereich nicht in Frage gestellt werden. Um die Rechtssicherheit bei den Hochschullehrern zu erhöhen, kommt es daher darauf an, in den Drittmittelrichtlinien der Länder die eindeutig strafrechtlich relevanten Fälle zu identifizieren und klar zu beschreiben. In den Richtlinien muss deutlich gemacht werden, dass es in jedem Fall verboten ist, die Dienstausübung, insbesondere Beschaffungsentscheidungen, von der Gewährung von Drittmitteln abhängig zu machen; auch ein entsprechender Anschein ist zu vermeiden. Die nachfolgend aufgeführten Verhaltensweisen bilden Indizien für eine solche „Unrechtsvereinbarung":

- umsatzabhängige Zuwendungen seitens der Lieferfirmen
- Finanzierung von Urlaubsreisen (auch für Angehörige), von Betriebsfeiern u. Ä. oder Zuschüsse hierzu seitens der Lieferfirmen
- Finanzierung von Fortbildungsveranstaltungen mit erheblichem Freizeitwert durch Lieferfirmen
- Einrichtung von sog. Bonuskonten bei den Lieferfirmen.

Solche Fallgestaltungen müssen in den zu treffenden Detailregelungen (Drittmittelrichtlinien) eindeutig ausgeschlossen werden.

3. Hinweise für die Ausgestaltung der Verfahren bei der Drittmittelannahme, die die Gefahr von Verstößen gegen das Strafrecht mindern

Die Nähe zu strafrechtlicher Relevanz bei der Drittmitteleinwerbung kann dadurch eingeschränkt werden, dass die Drittmittelrichtlinien klare Vorgaben für die Einwerbung von Drittmitteln, für Vertragsgestaltung und Durchführung der Beschaffung enthalten. Dazu zählen:

- Beschaffungsentscheidung – wie auch die übrige Dienstausübung – dürfen nicht von Drittmittelzuwendungen abhängig gemacht oder sonst dazu in Beziehung gesetzt werden.
- Bei Zuwendungen zur Forschung (Sponsoring) ist eine Einwilligung (vorherige Genehmigung) der Hochschule einzuholen.
- Bei Abschluss von Verträgen über die Durchführung von Drittmittel-Forschungsvorhaben muss die Vertragsgestaltung klar die Hochschule, nicht den einzelnen Professor als Vertragspartner ausweisen.
- Das Verfahren bei Beschaffungen muss eine klare personelle Trennung von Bedarfsbeschreibung und Auftragsvergabe gemäß VOL andererseits treffen; Hochschullehrer, für die eine Teilnahme an Drittmittelvorhaben in Frage kommt, dürfen nur in die Bedarfsbeschreibung einbezogen sein. Enthält die Bedarfsbeschreibung Anforderungen, die zu einer Freihändigen Vergabe (§ 3 NR. 4 VOL/A) führen, muss ein objektivierbares Verfahren stattfinden, d. h. von der Vergabestelle sind zusätzliche Fachgutachter/Experten am Beschaffungsvorgang zu beteiligen.

Die vorstehenden Grundsätze sind auch bei Allgemeingenehmigungen gem. § 331 Abs. 3 StGB zu berücksichtigen.

4. Neue rechtliche Regelungen

Durch neue landesrechtliche Regelungen kann verdeutlicht werden, dass Drittmittelforschung und damit die Einwerbung und Entgegennahme von Drittmitteln zu den Aufgaben der Hochschullehrer zählen und dass dies hochschulpolitisch in besonderer Weise gewollt ist. Ziel einer solchen hochschulrechtlichen Regelung wäre es, die Drittmittelannahme noch klarer als bisher als eine Aufgabe der Hochschullehrer zu definieren, um

- für die Strafverfolgungsbehörden zu verdeutlichen, wo hochschulrechtlich die Grenzen zwischen zulässiger Annahme und Zuwendung von Drittmitteln für Forschung und strafbarer Vorteilsannahme bzw. -gewährung liegen;
- für die Hochschule und die ihr angehörenden Forscher (und auch für die Zuwendenden) klarzustellen, dass bei rechtlich gestatteter Drittmittelannahme bzw. -zuwendung kein strafbares Verhalten vorliegt (was rechtlich gestattet ist, kann nicht strafbar sein).

5. Beschluss vom 15. Dezember 1999 Drittmittelforschung und strafrechtlich relevantes Verhalten Hinweise zum strafrechtlichen Risiko –

Beschluss der Kultusministerkonferenz vom 17. September 1999

Die Justizministerinnen und -minister nehmen den Beschluss der Ständigen Konferenz der Kultusminister der Länder, namentlich zur Bedeutung der Einwerbung von Drittmitteln als Bestandteil der Finanzierung der Hochschulen, zur Kenntnis. Sie wenden sich gegen den in der Öffentlichkeit erweckten Eindruck, die Einwerbung von Drittmitteln werde von Strafverfolgungsbehörden grundsätzlich als strafwürdiges Unrecht angesehen und deshalb verfolgt. Sie teilen die Auffassung der Kultusministerkonferenz, dass die rechtliche Sicherheit für diejenigen Personen, die Drittmittel einwerben, erhöht werden kann, wenn die Drittmittelwerbung noch deutlicher als bisher als ihre Dienstaufgabe beschrieben wird und in Richtlinien klare Vorgaben für die Einwerbung, Verwaltung und Verwendung von Drittmitteln gemacht werden.

H9 Allgemeine Versicherungsbedingungen für klinische Prüfungen von Arzneimitteln

(Probandenversicherung/Arzneimittel)

Musterbedingungen des GDV

Unverbindliche Empfehlungen des Gesamtverbandes der Deutschen Versicherungswirtschaft e.V. (GDV) – Abweichende Vereinbarungen sind möglich.

A Versicherte Gefahr

1. Gegenstand der Versicherung, Versicherungsfall

Der Versicherer gewährt Versicherungsschutz für den Fall, dass bei einer vom Versicherungsnehmer durchgeführten oder veranlassten klinischen Prüfung eines Arzneimittels eine Person, bei der die klinische Prüfung durchgeführt wurde (Versicherter), getötet oder ihr Körper oder ihre Gesundheit verletzt wird (Gesundheitsschädigung).

2. Versicherungsumfang

Soweit nicht etwas anderes vereinbart wurde, gilt:

(1) Versicherungsschutz besteht für Gesundheitsschädigungen, die Folge von den bei der klinischen Prüfung angewandten Arzneimitteln und/oder Stoffen sind.

(2) Unter den Versicherungsschutz fallen auch Gesundheitsschädigungen durch Maßnahmen, die an dem Körper des Versicherten im Zusammenhang mit der klinischen Prüfung des Arzneimittels durchgeführt werden.

(3) Soweit unabhängig von der klinischen Prüfung bestehende Krankheiten oder andere Ursachen bei der Gesundheitsschädigung mitgewirkt haben, besteht Versicherungsschutz nur für den entsprechenden ursächlichen Anteil der klinischen Prüfung an der Gesundheitsschädigung.

3. Ausschlüsse

Soweit nicht etwas anderes vereinbart wurde, gilt:

Ausgeschlossen von der Versicherung sind:

(1) Gesundheitsschädigungen eines Versicherten, wenn er an einer Krankheit leidet, zu deren Behebung das zu prüfende Arzneimittel angewendet werden soll, und soweit diese Gesundheitsschädigungen

a) durch mit Sicherheit eintretende und dem Versicherten bekannt gemachte Wirkungen/Ereignisse verursacht worden sind und

b) über ein nach den Erkenntnissen der medizinischen Wissenschaft vertretbares Maß nicht hinausgehen.

(2) Gesundheitsschädigungen und Verschlimmerungen bereits bestehender Gesundheitsschädigungen, die auch dann eingetreten wären oder fortbestünden, wenn der Versicherte nicht an der klinischen Prüfung teilgenommen hätte;

(3) genetische Schädigungen;

(4) Gesundheitsschoädigungen, soweit sie eingetreten sind. weil der Versicherte vorsätzlich den ausdrücklichen Anweisungen der Personen, die mit der Durchführung der klinischen Prüfung beauftragt sind, zuwidergehandelt hat.

4. Örtliche und zeitliche Geltung

Soweit nicht etwas anderes vereinbart wurde, gilt:

(1) Die Versicherung umfasst klinische Prüfungen, die innerhalb der Bundesrepublik Deutschland durchgeführt werden.

(2) Vom Versicherungsschutz sind Gesundheitsschädigungen aus solchen klinischen Prüfungen erfasst, die während der Wirksamkeit des Vertrages begonnen wurden, unabhängig davon, ob der Vertrag vor Eintritt des Versicherungsfalles beendet wird.

(3) Versicherungsschutz besteht für Gesundheitsschädigungen, die spätestens fünf Jahre nach Abschluss der beim Versicherten durchgeführten klinischen Prüfung eingetreten sind und nicht später als zehn Jahre nach Beendigung der klinischen Prüfung dem Versicherer gemeldet werden.

Die Gesundheitsschädigung gilt als in dem Zeitpunkt eingetreten, in dem der Geschädigte erstmals einen Arzt wegen Symptomen konsultiert hat, die sich bei diesem Anlass oder später als Symptome der betreffenden Gesundheitsschädigung erweisen.

5. Beginn der Leistungspflicht, Vertragsdauer

(1) *Soweit nicht etwas anderes vereinbart wurde, gilt:*

Die Leistungspflicht des Versicherers beginnt, wenn nicht ein späterer Zeitpunkt im Versicherungsschein selbst bestimmt oder ein früherer Zeitpunkt von dem Versicherer schriftlich zugesagt ist, mit der Einlösung des Versicherungsscheines. Wird der erste Beitrag erst nach dem als Beginn der Versicherung festgesetzten Zeitpunkt auf Anforderung ohne Verzug gezahlt, so beginnt der Versicherungsschutz mit dem vereinbarten Zeitpunkt.

(2) Der Vertrag ist zunächst für die in dem Versicherungsschein festgesetzte Zeit abgeschlossen. Beträgt die Dauer des Vertrages mindestens ein Jahr, so kann er schriftlich gekündigt werden. Die Kündigung muss spätestens drei Monate vor dem jeweiligen Ablauf des Vertrages der anderen Partei zugegangen sein. Sie soll durch eingeschriebenen Brief erfolgen. Wird die rechtzeitige Kündigung unterlassen, so verlängert sich der Vertrag jeweils um ein Jahr.

(3) Ein Versicherungsverhältnis, das für eine Dauer von mehr als fünf Jahren eingegangen ist, kann zum Ende des fünften Jahres oder jedes darauffolgenden Jahres unter Einhaltung einer Frist von drei Monaten gekündigt werden.

B Leistungen des Versicherers

6. Versicherungsleistung, Höchstleistung

I. *Soweit nicht etwas anderes vereinbart wurde, gilt:*

(1) Der Versicherer leistet den Geldbetrag, der zum Ausgleich des durch die Gesundheitsschädigung eingetretenen materiellen Schadens des Versicherten erforderlich ist.

(2) Schaden ist der Unterschiedsbetrag zwischen der tatsächlichen Vermögenslage des Versicherten und der Vermögenslage, die bestehen würde, wenn die Gesundheitsschädigung nicht eingetreten wäre.

(3) Im Falle der Verletzung des Körpers oder der Gesundheit leistet der Versicherer

a) Heilbehandlungskosten im Rahmen des Angemessenen,

b) eine Geldrente, wenn infolge der Gesundheitsschädigung die Erwerbsfähigkeit des Versicherten aufgehoben oder gemindert wird, oder eine Vermehrung seiner Bedürfnisse eintritt.

Im Einvernehmen von Versicherer und Versichertem kann anstelle einer Rentenleistung eine Kapitalabfindung gewährt werden.

(4) Im Falle des Todes des Versicherten ersetzt der Versicherer demjenigen die Kosten der Beerdigung, welchem die Verpflichtung obliegt, die Kosten zu tragen. Stand der Versicherte zu diesem Zeitpunkt zu einem Dritten in einem Verhältnis, aufgrund dessen er diesem gegenüber kraft Gesetzes unterhaltspflichtig war oder unterhaltspflichtig werden konnte, und ist dem Dritten infolge der Tötung das Recht auf den Unterhalt entzogen, so erbringt der Versicherer Unterhaltsleistungen insoweit, als der Versicherte während der mutmaßlichen Dauer seines Lebens zur Gewährung des Unterhalts verpflichtet gewesen sein würde. Der Versicherer erbringt die Leistungen auch dann, wenn der Dritte zur Zeit des Todes des Versicherten erzeugt, aber noch nicht geboren war.

Im Einvernehmen von Versicherer und Versichertem kann anstelle einer Rentenleistung eine Kapitalabfindung gewährt werden.

II. Die Höchstleistung beträgt für alle Versicherungsfälle aus der klinischen Prüfung eines Arzneimittels

EUR ......, wenn bis zu 1000 Personen,*

EUR ......, wenn mehr als 1000 bis zu 3000 Personen,*

EUR ......, wenn mehr als 3.000 Personen*

an der klinischen Prüfung teilnehmen. Die Versicherungsleistungen für die einzelnen versicherten Personen ermäßigen sich – soweit nicht etwas anderes vereinbart wurde – im entsprechenden Verhältnis, wenn die Summe der einzelnen Versicherungsleistungen diesen Höchstbetrag überschreiten würde.

III. Je versicherte Person bilden EUR ...... die Höchstgrenze für die Leistung des Versicherers.*

IV. Die Höchstleistung für alle Versicherungsfälle aus den im Versicherungsjahr begonnenen klinischen Prüfungen beträgt EUR ......*

7. Nebenleistungen

Der Versicherer übernimmt auch die auf seine Anweisung oder mit seinem Einverständnis erwachsenden notwendigen Kosten einer medizinischen Begutachtung.

8. Erklärung über die Leistungspflicht

(1) Der Versicherer ist verpflichtet, sich innerhalb von zwei Monaten darüber zu erklären, ob und inwieweit eine Entschädigungspflicht anerkannt wird. Die Frist beginnt mit dem Eingang der Unterlagen, die zur Feststellung des Schadens dem Grunde und der Höhe nach beizubringen sind.

(2) Hat der Versicherer die Entschädigungspflicht anerkannt, so ist die Entschädigung binnen zwei Wochen zu leisten.

9. Verfahren bei Meinungsverschiedenheiten

I. (1) Im Falle von Meinungsverschiedenheiten über Art und Umfang der Gesundheitsschädigung oder darüber, ob und in welchem Umfang die Gesundheitsschädigung auf die klinische Prüfung im Sinne der Ziff. 2 zurückzuführen ist, entscheidet ein Ärzteausschuss; für alle sonstigen Streitpunkte sind die ordentlichen Gerichte zuständig.

(2) Die Entscheidung des Ärzteausschusses ist von dem Versicherten bis zum Ablauf von sechs Monaten, nachdem ihm die Erklärung des Versicherers nach Ziff. 8 zugegangen ist, zu beantragen. Versicherer und Versicherter können jedoch bis zum Ablauf dieser Frist verlangen, dass anstelle des Ärzteausschusses die ordentlichen Gerichte entscheiden. wird dieses Verlangen gestellt, so kann der Versicherte nur Klage erheben.

(3) Lässt der Anspruchserhebende die unter (2) genannte Frist verstreichen, ohne dass er entweder die Entscheidung des Ärzteausschusses verlangt oder Klage erhebt, so sind weitergehende Ansprüche, als sie vom Versicherer anerkannt sind, ausgeschlossen. Auf diese Rechtsfolge hat der Versicherer in seiner Erklärung hinzuweisen.

II. Für den Ärzteausschuss gelten folgende Bestimmungen:

(1) Zusammensetzung:

a) Der Ärzteausschuss setzt sich zusammen aus zwei Ärzten, von denen jede Partei einen benennt, und einem Obmann. Dieser wird von den beiden von den Parteien benannten Ärzten gewählt und muss ein auf dem medizinischen Fachgebiet, in das die klinische Prüfung fällt, erfahrener Arzt sein, der nicht in einem Abhängigkeitsverhältnis zu einer der Parteien steht. Einigen sich die von den Parteien gewählten Ärzte nicht binnen eines Monats über den Obmann, so wird dieser auf Antrag einer Partei von dem Vorsitzenden der für den letzten inländischen Wohnsitz des Versicherten zuständigen Ärztekammer benannt. Hat der Versicherte keinen inländischen Wohnsitz, so ist die für den Sitz des Versicherers zuständige Ärztekammer maßgebend. Der Obmann kann einen auf dem betroffenen Fachgebiet besonders erfahrenen medizinischen oder pharmakologischen Sachverständigen als Gutachter zuziehen.

* Anmerkung des Autors: Höchstgrenzen lagen zum Zeitpunkt der Drucklegung noch nicht fest.

b) Benennt eine Partei ihr Ausschussmitglied nicht binnen eines Monats, nachdem sie von der anderen Partei hierzu aufgefordert ist, so wird dieses Ausschussmitglied gleichfalls durch den Vorsitzenden der Ärztekammer ernannt.

(2) Verfahren:

a) Sobald der Ausschuss zusammengesetzt ist, hat der Versicherer unter Einsendung der erforderlichen Unterlagen den Obmann um die Durchführung des Verfahrens zu ersuchen.

b) Der Obmann bestimmt im Benehmen mit den beiden Ausschussmitgliedern Ort und Zeit des Zusammentritts und gibt hiervon den Parteien mindestens eine Woche vor dem Termin Nachricht. Es bleibt ihm unbenommen, sich wegen weiterer Aufklärung des Sachverhalts an die Parteien zu wenden.

Im Rahmen der Sitzung ist der Versicherte, soweit möglich, zu hören und erforderlichenfalls zu untersuchen. Erscheint der Versicherte unentschuldigt nicht, so kann der Ausschuss aufgrund der Unterlagen entscheiden.

c) Die Entscheidung ist schriftlich zu begründen und vom Obmann zu unterzeichnen.

(3) Kosten:

Ist die Entscheidung des Ärzteausschusses für den Versicherten günstiger als es dem vor seinem Zusammentritt abgegebenen Angebot des Versicherers entspricht, so sind die Kosten voll von diesem zu tragen. Anderenfalls werden sie zu ...% der geforderten Entschädigung, höchstens bis zu EUR ...... dem Versicherten auferlegt.*

* Anmerkung des Autors: Höchstgrenzen lagen zum Zeitpunkt der Drucklegung noch nicht fest.

C Pflichten des Versicherungsnehmers

10. Vorvertragliche Anzeigepflichten des Versicherungsnehmers

Soweit nicht etwas anderes vereinbart wurde, gilt:

I. (1) Der Versicherungsnehmer hat bei der Schließung des Vertrages alle ihm bekannten Umstände, die für die Übernahme der Gefahr erheblich sind, dem Versicherer anzuzeigen. Erheblich sind die Gefahrumstände, die geeignet sind, auf den Entschluss des Versicherers, den Vertrag überhaupt oder zu dem vereinbarten Inhalt abzuschließen, einen Einfluss auszuüben. Ein Umstand, nach welchem der Versicherer ausdrücklich und schriftlich gefragt hat, gilt im Zweifel als erheblich.

(2) Ist die Anzeige eines erheblichen Umstandes unterblieben, so kann der Versicherer von dem Vertrag zurücktreten. Das gleiche gilt, wenn die Anzeige eines erheblichen Umstandes deshalb unterblieben ist, weil sich der Versicherungsnehmer der Kenntnis des Umstandes arglistig entzogen hat.

(3) Der Rücktritt ist ausgeschlossen, wenn der Versicherer den nicht angezeigten Umstand kannte oder wenn die Anzeige ohne Verschulden des Versicherungsnehmers unterblieben ist.

II. (1) Der Versicherer kann von dem Vertrag auch dann zurücktreten, wenn über einen erheblichen Umstand eine unrichtige Anzeige gemacht worden ist.

(2) Der Rücktritt ist ausgeschlossen, wenn die Unrichtigkeit dem Versicherer bekannt war oder die Anzeige ohne Verschulden des Versicherungsnehmers unrichtig gemacht ist.

III. Hatte der Versicherungsnehmer die Gefahrumstände anhand schriftlicher, von dem Versicherer gestellter Fragen anzuzeigen, kann der Versicherer wegen unterbliebener Anzeige eines Umstandes, nach welchem nicht ausdrücklich gefragt worden ist, nur im Fall arglistiger Verschweigung zurücktreten.

IV. Wird der Vertrag von einem Bevollmächtigten oder von einem Vertreter ohne Vertretungsmacht geschlossen, so kommt für das Rücktrittsrecht des Versicherers nicht nur die Kenntnis und die Arglist des Vertreters, sondern auch die Kenntnis und die Arglist des Versicherungsnehmers in Betracht. Der Versicherungsnehmer kann sich darauf, dass die Anzeige eines erheblichen Umstandes ohne Verschulden unterblieben oder unrichtig gemacht ist, nur berufen, wenn weder dem Vertreter noch ihm selbst ein Verschulden zur Last fällt.

V. (1) Der Rücktritt kann nur innerhalb eines Monats erfolgen. Die Frist beginnt mit dem Zeitpunkt, in welchem der Versicherer von der Verletzung der Anzeigepflicht Kenntnis erlangt.

(2) Der Rücktritt erfolgt durch Erklärung gegenüber dem Versicherungsnehmer. Im Fall des Rücktritts sind, soweit das Versicherungsvertragsgesetz nicht in Ansehung der Prämie ein anderes bestimmt, beide Teile verpflichtet, einander die empfangenen Leistungen zurückzugewähren; eine Geldsumme ist von dem Zeitpunkt des Empfangs an zu verzinsen.

VI. Tritt der Versicherer zurück, nachdem der Versicherungsfall eingetreten ist, so bleibt die Verpflichtung zur Leistung gleichwohl bestehen, wenn der Umstand, in Ansehung dessen die Anzeigepflicht verletzt ist, keinen Einfluss auf den Eintritt des Versicherungsfalls und auf den Umfang der Leistung des Versicherers gehabt hat.

VII. Das Recht des Versicherers, den Vertrag wegen arglistiger Täuschung über Gefahrumstände anzufechten, bleibt unberührt.

11. Gefahrerhöhung

Der Versicherungsnehmer ist verpflichtet, dem Versicherer unverzüglich alle nach Vertragsschluss eintretenden, die übernommene Gefahr erhöhenden Umstände mitzuteilen. Dies gilt sowohl für vom Versicherungsnehmer als auch von Dritten mit Duldung des Versicherungsnehmers verursachten Gefahrerhöhungen.

Die Anzeigepflicht besteht auch für Gefahrerhöhungen, die nach Antragstellung und vor Annahme des Antrages eintreten. Unrichtige Angaben zu den Gefahrumständen oder das arglistige Verschweigen sonstiger Gefahrumstände können den Versicherer berechtigen, den Versicherungsschutz zu versagen.

12. Prämienzahlung

I. (1) Die erste oder einmalige Prämie wird, wenn nichts anderes bestimmt ist, sofort nach Abschluss des Versicherungsvertrages fällig. Zu der Prämie gehören auch die aus dem Versicherungsschein oder der Prämienrechnung ersichtlichen Kosten (Ausfertigungsgebühr) und etwaige öffentliche Abgaben (Versicherungssteuer).

(2) Wird die erste oder einmalige Prämie nicht rechtzeitig gezahlt, so ist der Versicherer, solange die Zahlung nicht bewirkt ist, berechtigt, vom Vertrage zurückzutreten. Es gilt als Rücktritt, wenn der Anspruch auf die Prämie nicht innerhalb von drei Monaten vom Fälligkeitstage an gerichtlich geltend gemacht wird.

(3) Ist die Prämie zur Zeit des Eintritts des Versicherungsfalles noch nicht gezahlt, so ist der Versicherer von der Verpflichtung zur Leistung frei. Wird die erste Prämie erst nach dem als Beginn der Versicherung festgesetzten Zeitpunkt eingefordert, alsdann aber ohne Verzug gezahlt, so beginnt der Versicherungsschutz mit dem vereinbarten Zeitpunkt.

II. (1) Die nach Beginn des Versicherungsschutzes zahlbaren regelmäßigen Folgeprämien sind, soweit nichts anderes vereinbart wurde, am Monatsersten des jeweiligen Prämienzeitraumes, sonstige Prämien bei Bekanntgabe an den Versicherungsnehmer einschließlich etwaiger öffentlicher Abgaben (Versicherungssteuer) und einer Hebegebühr zu entrichten.

(2) Unterbleibt die Zahlung, so ist der Versicherungsnehmer auf seine Kosten unter Hinweis auf die Folgen fortdauernden Verzugs schriftlich zur Zahlung innerhalb einer Frist von zwei Wochen aufzufordern.

(3) Ist der Versicherungsnehmer nach Ablauf dieser Frist mit der Zahlung der Prämie oder der Kosten im Verzug, gilt – *soweit nicht etwas anderes vereinbart wurde* – folgendes:

Bei Versicherungsfällen, die nach Ablauf dieser Frist eintreten, ist der Versicherer von der Verpflichtung zur Leistung frei, wenn der Versicherungsnehmer in der Fristbestimmung auf diese Rechtsfolge hingewiesen wurde.

Der Versicherer ist berechtigt, das Vertragsverhältnis ohne Einhaltung einer Kündigungsfrist zu kündigen. Die Kündigung kann bereits bei der Bestimmung der Zahlungsfrist ausgesprochen werden. In diesem Fall wird die Kündigung zum Fristablauf wirksam, wenn in dem Kündigungsschreiben darauf hingewiesen wurde. Die Wirkungen der Kündigung fallen fort, wenn der Versicherungsnehmer innerhalb eines Monats nach der Kündigung oder, falls die Kündigung mit der Fristbestimmung verbunden worden ist, innerhalb eines Monats nach dem Ablauf der Zahlungsfrist die Zahlung nachholt, sofern nicht der Versicherungsfall bereits eingetreten ist.

Kündigt der Versicherer nicht, ist er für die gerichtliche Geltendmachung der rückständigen Prämien nebst Kosten an eine Ausschlussfrist von sechs Monaten seit Ablauf der zweiwöchigen Frist gebunden.

(4) Bei Teilzahlung der Jahresprämie werden die noch ausstehenden Raten der Jahresprämie sofort fällig, wenn der Versicherungsnehmer mit der Zahlung einer Rate in Verzug gerät.

13. Ergänzende Bestimmungen zur Prämienberechnung

(1) Der Versicherungsnehmer meldet dem Versicherer zum Zweck der vorläufigen Prämienberechnung vor Beginn eines jeden Versicherungsjahres, welche klinischen Prüfungen im Laufe des Versicherungsjahres voraussichtlich von ihm durchgeführt oder veranlasst werden, und nach Ablauf eines Versicherungsjahres, welche klinischen Prüfungen darüber hinaus noch begonnen wurden. Mit diesen Meldungen teilt der Versicherungsnehmer auch die voraussichtliche Zahl der von den Prüfungen betroffenen Personen (Versicherte) mit.

(2) Innerhalb eines Monats nach Ablauf eines Versicherungsjahres teilt der Versicherungsnehmer dem Versicherer zur Berechnung der endgültigen Prämie mit:

a) welche klinischen Prüfungen welcher Arzneimittel im abgelaufenen Versicherungsjahr beendet wurden,

b) in welchem Versicherungsjahr diese klinischen Prüfungen jeweils begonnen haben und

c) wie viele Personen (Versicherte) an diesen Prüfungen teilgenommen haben.

(3) Der Versicherungsnehmer ist verpflichtet, dafür zu sorgen, dass geordnete Aufzeichnungen über die Versicherten geführt werden.

Die Aufzeichnungen müssen insbesondere so geführt werden, dass bei Eintritt einer versicherten Gesundheitsschädigung ein Zweifel über die Zugehörigkeit einzelner Personen zum versicherten Personenkreis nicht entstehen kann und dass der Ablauf und die Ergebnisse der klinischen Prüfung im Einzelfall rekonstruierbar sind.

14. Obliegenheiten

I. des Versicherungsnehmers

(1) Soweit der Versicherungsnehmer die klinische Prüfung selbst durchführt, ist er verpflichtet,

a) die Vorschriften der § 40 und 41 des Arzneimittelgesetzes (AMG) einzuhalten und die Arzneimittelprüfrichtlinien (§ 26 AMG) in ihrer jeweils gültigen Fassung zu beachten;

b) die Versicherten über das Bestehen des Vertrages und die Obliegenheiten gem. Abs. II. (1) und (2) zu unterrichten, soweit nicht § 41 Ziff. 7 AMG eingreift.

(2) Soweit der Versicherungsnehmer die klinische Prüfung durch von ihm beauftragte Dritte durchführen lässt, hat er diese zur Wahrung der Pflichten gem. Ziff. (1) anzuhalten.

(3) Im Schadenfall ist der Versicherungsnehmer im Rahmen seiner Möglichkeiten verpflichtet, den Versicherer bei der Aufklärung des Sachverhaltes und der Minderung des Schadens zu unterstützen.

II. des Versicherten

(1) Während der Dauer der klinischen Prüfung darf sich die versicherte Person einer anderen medizinischen Behandlung nur im Einvernehmen mit dem klinischen Prüfer unterziehen. Dies gilt nicht in einem medizinischen Notfall; der klinische Prüfer ist von einer Notfallbehandlung unverzüglich zu unterrichten.

(2) Eine Gesundheitsschädigung, die als Folge der klinischen Prüfung eingetreten sein könnte, ist dem Versicherer unverzüglich anzuzeigen.

(3) Der Versicherte hat alle zweckmäßigen Maßnahmen zu treffen, die der Aufklärung der Ursache und des Umfangs des eingetretenen Schadens und der Minderung dieses Schadens dienen.

(4) Auf Verlangen des Versicherers ist der behandelnde Arzt – als solcher gilt auch ein Konsiliararzt oder ein gutachterlich tätiger Arzt – zu veranlassen, einen Bericht über die Gesundheitsschädigung und, nach Abschluss der ärztlichen Behandlung, einen Schlussbericht zu erstatten; außerdem ist dafür Sorge zu tragen, dass alle etwa weiter noch von dem Versicherer geforderten Berichte des behandelnden Arztes geliefert werden. Alternativ kann der Versicherte den behandelnden Arzt von der ärztlichen Schweigepflicht entbinden, damit der Versicherer die vorab genannten Berichte direkt beim Arzt anfordern kann.

(5) Die behandelnden Ärzte, auch diejenigen, von denen der Versicherte aus anderen Anlässen behandelt oder untersucht worden ist, und die Sozialversicherungsträger sowie andere Versicherer, wenn dort die Gesundheitsschädigung gemeldet ist, sind zu ermächtigen, dem Versicherer auf Verlangen Auskunft zu erteilen.

(6) Hat der Versicherungsfall den Tod zur Folge, so ist dies unverzüglich anzuzeigen (Ziff. 17), und zwar auch dann, wenn eine Meldung nach Abs. (2) bereits erfolgt ist. Dem Versicherer ist das Recht zu verschaffen, eine Obduktion durch einen von ihm beauftragten Arzt vornehmen zu lassen.

15. Rechtsverhältnis Dritter

(1) Die Ausübung der Rechte aus dem Versicherungsvertrag steht dem Versicherungsnehmer zu. Den Anspruch auf die Versicherungsleistung kann auch der Versicherte unmittelbar geltend machen.

(2) Alle für den Versicherungsnehmer bzw. Versicherten geltenden Vorschriften finden auf dessen Rechtsnachfolger Anwendung.

(3) Die Versicherungsansprüche können vor ihrer endgültigen Feststellung ohne ausdrückliche Zustimmung des Versicherers weder übertragen noch verpfändet werden.

16. Folgen von Obliegenheitsverletzungen

I. des Versicherungsnehmers

Soweit nicht etwas anderes vereinbart wurde, gilt:

(1) Verletzen der Versicherungsnehmer oder dessen mit der Leitung der klinischen Prüfung verantwortlich Beauftragte (soweit sie betriebsangehörig sind) vorsätzlich eine Obliegenheit, die nach dem Eintritt des Versicherungsfalles zu erfüllen ist, so kann der Versicherer beim Versicherungsnehmer Rückgriff nehmen. Das Recht zum Rückgriff besteht nicht, wenn die Verletzung weder Einfluss auf den Eintritt oder die Feststellung des Versicherungsfalles noch auf die Feststellung oder den Umfang der dem Versicherer obliegenden Leistung gehabt hat. Unter denselben Voraussetzungen besteht ein Recht zum Rückgriff, wenn eine Obliegenheit verletzt ist, die vor dem Eintritt des Versicherungsfalles zu erfüllen war, und der Vertrag nach Abs. (2) gekündigt wurde.

(2) Verletzen der Versicherungsnehmer oder dessen mit der Leitung der klinischen Prüfung verantwortlich Beauftragte (soweit sie betriebsangehörig sind) eine Obliegenheit, die vor dem Eintritt des Versicherungsfalles dem Versicherer gegenüber zu erfüllen ist, so kann der Versicherer innerhalb eines Monats nachdem er von der Verletzung Kenntnis erlangt hat, ohne Einhaltung einer Kündigungsfrist kündigen, es sei denn, dass die Verletzung als eine unverschuldete anzusehen ist.

II. des Versicherten

Soweit nicht etwas anderes vereinbart wurde, gilt:

Verletzt der Versicherte vorsätzlich oder grob fahrlässig eine Obliegenheit, die nach dem Eintritt des Versicherungsfalls zu erfüllen ist, so ist der Versicherer von der Verpflichtung zur Leistung frei. Bei grob fahrlässiger Verletzung bleibt der Versicherer zur Leistung insoweit verpflichtet, als die Verletzung Einfluss weder auf die Feststellung des Versicherungsfalles noch auf die Feststellung oder den Umfang der dem Versicherer obliegenden Leistung gehabt hat.

D. Sonstige Bestimmungen

17. Anzeigen und Willenserklärungen

(1) Alle für den Versicherer bestimmten Anzeigen und Erklärungen sind schriftlich abzugeben und sollen an die Hauptverwaltung des Versicherers oder an die im Versicherungsschein oder in dessen Nachträgen als zuständig bezeichnete Geschäftsstelle gerichtet werden. Die Vertreter sind zu deren Entgegennahme nicht bevollmächtigt.

(2) Hat der Versicherungsnehmer seine Anschrift geändert, die Änderung aber dem Versicherer nicht mitgeteilt, so genügt für eine Willenserklärung, die dem Versicherungsnehmer gegenüber abzugeben ist, die Absendung eines eingeschriebenen Briefes nach der letzten dem Versicherer bekannten Anschrift. Die Erklärung wird in dem Zeitpunkt wirksam, in welchem sie ohne die Anschriftenänderung bei regelmäßiger Beförderung dem Versicherungsnehmer zugegangen sein würde.

18. Widerspruchsrecht des Versicherungsnehmers

Werden die für den Vertrag geltenden Versicherungsbedingungen oder die weitere für den Vertragsinhalt maßgebliche Verbraucherinformation erst zusammen mit dem Versicherungsschein übersandt, hat der Versicherungsnehmer ein gesetzliches Widerspruchsrecht, über das er belehrt werden muss.

Fehlt diese Belehrung oder liegen dem Versicherungsnehmer der Versicherungsschein, die Versicherungsbedingungen oder die Verbraucherinformation nicht vollständig vor, kann dieser noch innerhalb eines Jahres nach Zahlung der ersten Prämie widersprechen.

19. Gerichtsstände

(1) Für Klagen, die aus dem Versicherungsvertrag gegen den Versicherer erhoben werden, bestimmt sich die gerichtliche Zuständigkeit nach dem Sitz des Versicherers oder seiner für den Versicherungsvertrag zuständigen Niederlassung. Hat ein Versicherungsagent am Zustandekommen des Vertrages mitgewirkt, ist auch das Gericht des Ortes zuständig, an dem der Versicherungsagent zur Zeit der Vermittlung oder des Abschlusses seine gewerbliche Niederlassung oder – bei Fehlen einer gewerblichen Niederlassung – seinen Wohnsitz hatte.

(2) Klagen des Versicherers gegen den Versicherungsnehmer können bei dem für den Wohnsitz des Versicherungsnehmers zuständigen Gericht erhoben werden. Soweit es sich bei dem Vertrag um eine betriebliche Versicherung handelt, kann der Versicherer seine Ansprüche auch bei dem für den Sitz oder die Niederlassung des Versicherungsnehmers zuständigen Gericht geltend machen.

20. Verjährung, Klagefrist

Soweit nicht etwas anderes vereinbart wurde, gilt:

(1) Die Ansprüche aus diesem Versicherungsvertrag verjähren in zwei Jahren. Die Verjährung beginnt mit dem Schluss des Jahres, in welchem die Leistung verlangt werden kann.

Ist ein Anspruch des Versicherungsnehmers bei dem Versicherer angemeldet worden, so ist die Verjährung bis zum Eingang der schriftlichen Entscheidung des Versicherers gehemmt.

(2) Hat der Versicherer den Versicherungsanspruch abgelehnt, so ist der bestrittene Versicherungsanspruch bei Meidung des Verlustes durch Erhebung der Klage binnen einer Frist von sechs Monaten geltend zu machen. Die Frist beginnt mit dem Tage, an dem der Anspruchsberechtigte durch eingeschriebenen Brief unter Hinweis auf die Rechtsfolgen der Fristversäumung davon in Kenntnis gesetzt worden ist, inwieweit sein Anspruch auf Versicherungsschutz bestritten wird.

H 10 Arzneimittel, für die bei der Beantragung bei der Ethik-Kommission und bei der Bundesoberbehörde (BfArM/PEI) besondere Fristen gelten

(in D.2.2 und D.2.3 „Biotec“ genannt)

Arzneimittel

- die unter Teil A des Anhangs der Verordnung (EWG) Nr.2309/93 fallen*,
- die somatische Zelltherapeutika, xenogene Zelltherapeutika, Gentransfer-Arzneimittel sind,
- die genetisch veränderte Organismen enthalten oder
- deren Wirkstoff ein biologisches Produkt menschlichen oder tierischen Ursprungs ist oder biologische Bestandteile menschlichen oder tierischen Ursprungs enthält oder zu seiner Herstellung derartige Bestandteile erfordert

* ANHANG TEIL A:

Arzneimittel, die mit Hilfe eines der folgenden biotechnologischen Verfahren hergestellt werden:
- Technologie der rekombinierten DNS;
- kontrollierte Expression in Prokaryonten und Eukaryonten, einschließlich transformierter Säugetierzellen, von Genen, die für biologisch aktive Proteine kodieren;
- Verfahren auf der Basis von Hybridomen und monoklonalen Antikörpern.

Tierarzneimittel, einschließlich solcher, die nicht aus der Biotechnologie stammen, die vorwiegend zur Anwendung als Leistungssteigerungsmittel zur Förderung des Wachstums behandelter Tiere oder zur Erhöhung der Ertragsleistungen von behandelten Tieren vorgesehen sind.

H 11 Auszug aus der Betriebsverordnung für pharmazeutische Unternehmer (PharmBetrV)

§ 11a Kennzeichnung von Prüfpräparaten

(1) Bei Prüfpräparaten muss die Kennzeichnung den Schutz der Prüfungsteilnehmer und die Rückverfolgbarkeit sicherstellen, die Identifizierung des Arzneimittels und der Prüfung ermöglichen und eine ordnungsgemäße Verwendung des Arzneimittels erleichtern.

(2) Prüfpräparate, die Arzneimittel im Sinne des § 2 Abs. 1 oder Abs. 2 Nr. 1 des Arzneimittelgesetzes sind, dürfen außer in den Fällen nach Absatz 3 bis 5 nur in den Verkehr gebracht werden, wenn auf den Behältnissen oder deren fest versiegelten Umhüllungen und, soweit verwendet, auf den äußeren Umhüllungen in gut lesbarer Schrift, allgemein verständlich in deutscher Sprache und auf dauerhafte Weise angegeben sind.

1. Name oder Firma des Sponsors,
2. Anschrift und Telefonnummer des Sponsors, sofern nicht in einer Packungsbeilage oder einem anderen Begleitdokument enthalten und diese mit dem ausdrücklichen Hinweis „nicht vom Prüfpräparat zu trennen" versehen sind,
3. Bezeichnung oder Kennzeichnung und Stärke oder Konzentration des Prüfpräparats,
4. Chargenbezeichnung mit der Abkürzung Ch.-B., oder Code-Nummer,
5. Darreichungsform,
6. Inhalt nach Gewicht, Volumen oder Stückzahl,
7. Art der Anwendung,
8. Dosierungsanleitung mit Einzel- oder Tagesgaben, oder diesbezüglicher Hinweis auf die Packungsbeilage oder auf ein Begleitdokument,
9. Dauer der Verwendbarkeit (Verfalldatum mit dem Hinweis „verwendbar bis" oder Datum der Nachtestung) unter Angabe von Monat und Jahr,
10. Name des Prüfers, sofern nicht in dem Prüfplancode enthalten,
11. von der europäischen Datenbank erteilte EUDRACT Nummer, sofern nicht in der Packungsbeilage oder einem Begleitdokument enthalten,
12. Identifizierungscode der betroffenen Person, und sofern erforderlich, eine Nummer zur Kennzeichnung der Einnahmesequenz,
13. Hinweis, dass das Arzneimittel zur klinischen Prüfung bestimmt ist,
14. Aufbewahrungs- oder Lagerungshinweise, sofern dies in der Genehmigung für die klinische Prüfung vorgesehen ist,
15. Hinweis, dass das Prüfpräparat unzugänglich für Kinder aufbewahrt werden soll,
16. soweit erforderlich, besondere Vorsichtsmaßnahmen für die Beseitigung von nicht verwendeten Prüfpräparaten oder sonstige besondere Vorsichtsmaßnahmen, um Gefahren für die Umwelt zu vermeiden oder Angaben für die Rückgabe. Die Angabe nach Satz 1 Nr. 3 kann in Falle einer Verblindung der Prüfpräparate entfallen.

(3) Sofern Behältnis und äußere Umhüllung des Prüfpräparats dauernd zusammen gehalten werden sollen und die äußere Umhüllung die unter Absatz 2 Satz 1 aufgeführten Angaben aufweist, muss das Behältnis oder dessen fest versiegelte Umhüllung mindestens die Angaben nach Absatz 2 Satz 1 Nr. 1, 3, 4, 5, 6, 7, 11 und 12 aufweisen, die Angabe nach Absatz 2 Satz 1 Nr. 7 kann bei festen oralen Darreichungsformen entfallen. Absatz 2 Satz 2 gilt entsprechend.

(4) Durchdrückpackungen sind mit den Angaben nach Absatz 2 Nr. 1, 3, 4, 7, 11 und 12 zu versehen, die Angabe nach Absatz 2 Satz 1 Nr. 7 kann bei festen oralen Darreichungsformen entfallen. Absatz 2 Satz 2 gilt entsprechend.

(5) Bei Behältnissen von nicht mehr als zehn Milliliter Volumen und bei Ampullen brauchen

die Angaben nach Absatz 2 nur auf den äußeren Umhüllungen gemacht zu werden, jedoch müssen sich auf den Behältnissen und den Ampullen mindestens die Angaben nach Ansatz 2 Nr. 1, 3, 4, 7, 11 und 12 befinden. Absatz 2 Satz 2 gilt entsprechend.

(6) Sofern die Angaben nach Absatz 2 in einer anderen Sprache wiedergegeben werden, müssen in dieser Sprache die gleichen Angaben gemacht werden. Weitere Angaben sind zulässig, sofern sie mit der Verwendung des Prüfpräparates in Zusammenhang stehen, für die gesundheitliche Aufklärung wichtig sind und den Angaben nach Absatz 2 nicht widersprechen."

(7) Wenn die Dauer der Verwendbarkeit nachträglich verlängert werden soll, ist ein zusätzliches Etikett auf dem Behältnis und soweit verwendet auf der äußeren Umhüllung anzubringen, das das neue Verfalldatum oder das Datum der Nachtestung sowie die Chargenbezeichnung aufweist. Mit dem Etikett kann das frühere Datum, nicht aber die bereits vorhandene Chargenbezeichnung überdeckt werden."

(8) Bei Prüfpräparaten, die durch die zuständige Bundesoberbehörde zugelassene Arzneimittel sind oder für die die Kommission der Europäischen Gemeinschaften oder der Rat der Europäischen Union eine Genehmigung für das Inverkehrbringen gemäß Artikel 3 Abs. 1 oder 2 der Verordnung (EWG) Nr. 2309/93 vom 22. Juli 1993 zur Festlegung von Gemeinschaftsverfahren zur Überwachung von Human- und Tierarzneimitteln (ABl. EG Nr. L 214 S. 1) erteilt hat, und die ohne zusätzliche Herstellungsmaßnahmen zur Verwendung in der klinischen Prüfung bestimmt sind, kann auf besondere Kennzeichnungen nach den Absätzen 2 bis 7 verzichtet werden, soweit es das Konzept der klinischen Prüfung erlaubt.

H 12 Verordnung über die Anwendung der Guten Klinischen Praxis bei der Durchführung von klinischen Prüfungen mit Arzneimitteln zur Anwendung am Menschen (GCP-Verordnung - GCP-V)*

(Bundesgesetzblatt Jahrgang 2004 Teil I Nr. 42, ausgegeben zu Bonn am 12. August 2004)

Auf Grund des § 12 Abs. 1b Nr. 2 und des § 42 Abs. 3 des Arzneimittelgesetzes in der Fassung der Bekanntmachung vom 11. Dezember 1998 (BGBl. I S. 3586), von denen § 12 Abs. 1b Nr. 2 durch Artikel 1 Nr. 10 Buchstabe a des Gesetzes vom 30. Juli 2004 (BGBl. I S. 2031) eingefügt und § 42 Abs. 3 durch Artikel 1 Nr. 28 des Gesetzes vom 30. Juli 2004 (BGBl. I S. 2031) neu gefasst worden sind, verordnet das Bundesministerium für Gesundheit und Soziale Sicherung im Einvernehmen mit dem Bundesministerium für Wirtschaft und Arbeit:

Abschnitt 1
Allgemeine Vorschriften

§ 1 Zweck der Verordnung

(1) Zweck dieser Verordnung ist, die Einhaltung der Guten Klinischen Praxis bei der Planung, Durchführung und Dokumentation klinischer Prüfungen am Menschen und der Berichterstattung darüber sicherzustellen. Damit wird gewährleistet, dass die Rechte, die Sicherheit und das Wohlergehen der betroffenen Person geschützt werden und die Ergebnisse der klinischen Prüfung glaubwürdig sind.

(2) Bei klinischen Prüfungen mit Arzneimitteln, die aus einem gentechnisch veränderten Organismus oder einer Kombination von gentechnisch veränderten Organismen bestehen oder solche enthalten, bezweckt diese Verordnung darüber hinaus den Schutz der Gesundheit nicht betroffener Personen und der Umwelt in ihrem Wirkungsgefüge.

§ 2 Anwendungsbereich

Die Verordnung regelt die Aufgaben, Verantwortungsbereiche und Verfahren hinsichtlich der Planung, Genehmigung, Durchführung und Überwachung von klinischen Prüfungen am Menschen nach § 4 Abs. 23 des Arzneimittelgesetzes einschließlich Bioverfügbarkeits-und Bioäquivalenzstudien sowie hinsichtlich ihrer Dokumentation und der Berichterstattung über diese klinischen Prüfungen. Sie regelt außerdem den Schutz der Gesundheit nicht betroffener Personen und umweltbezogene Anforderungen bei klinischen Prüfungen mit Arzneimitteln, die aus einem gentechnisch veränderten Organismus oder einer Kombination von gentechnisch veränderten Organismen bestehen oder solche enthalten.

§ 3 Begriffsbestimmungen

(1) Multizentrische klinische Prüfung ist eine nach einem einzigen Prüfplan durchgeführte klinische Prüfung, die in mehr als einer Prüfstelle erfolgt und daher von mehr als einem Prüfer vorgenommen wird, wobei sich die weiteren Prüfstellen auch in anderen Mitgliedstaaten der Europäischen Union oder in Ländern befinden

---

* Diese Verordnung dient der Umsetzung
- der Richtlinie 2001/20/EG des Europäischen Parlaments und des Rates vom 4. April 2001 zur Angleichung der Rechts-und Verwaltungsvorschriften der Mitgliedstaaten über die Anwendung der guten klinischen Praxis bei der Durchführung von klinischen Prüfungen mit Humanarzneimitteln (ABl. EG Nr. L 121 S. 34),
- der Richtlinie 2003/94/EG der Kommission vom 8. Oktober 2003 zur Festlegung der Grundsätze und Leitlinien der Guten Herstellungspraxis für Humanarzneimittel und für zur Anwendung beim Menschen bestimmte Prüfpräparate (ABl. EU Nr. L 262 S. 22) und
- der Richtlinie 2001/18/EG des Europäischen Parlaments und des Rates vom 12. März 2001 über die absichtliche Freisetzung genetisch veränderter Organismen in die Umwelt und zur Aufhebung der Richtlinie 90/220/EWG des Rates (ABl. EG Nr. L 106 S. 1).

können, die nicht Mitgliedstaaten der Europäischen Union sind.

(2) Prüfplan ist die Beschreibung der Zielsetzung, Planung, Methodik, statistischen Erwägungen und Organisation einer klinischen Prüfung. Der Begriff schließt nachfolgende Fassungen und Änderungen des Prüfplans ein.

(2a) Betroffene Person ist ein Prüfungsteilnehmer oder eine Prüfungsteilnehmerin, die entweder als Empfänger des Prüfpräparates oder als Mitglied einer Kontrollgruppe an einer klinischen Prüfung teilnimmt.

(2b) Einwilligung nach Aufklärung ist die Entscheidung über die Teilnahme an einer klinischen Prüfung, die in Schriftform abgefasst, datiert und unterschrieben werden muss und nach ordnungsgemäßer Unterrichtung über Wesen, Bedeutung, Tragweite und Risiken der Prüfung und nach Erhalt einer entsprechenden Dokumentation freiwillig von einer Person, die ihre Einwilligung geben kann oder aber, wenn die Person hierzu nicht in der Lage ist, von ihrem gesetzlichen Vertreter getroffen wird. Kann die betreffende Person nicht schreiben, so kann in Ausnahmefällen eine mündliche Einwilligung in Anwesenheit von mindestens einem Zeugen erteilt werden.

(2c) Ethik-Kommission ist ein unabhängiges Gremium aus im Gesundheitswesen und in nichtmedizinischen Bereichen tätigen Personen, dessen Aufgabe es ist, den Schutz der Rechte, die Sicherheit und das Wohlergehen von betroffenen Personen im Sinne des Absatzes 2a zu sichern und diesbezüglich Vertrauen der Öffentlichkeit zu schaffen, indem es unter anderem zu dem Prüfplan, der Eignung der Prüfer und der Angemessenheit der Einrichtungen sowie zu den Methoden, die zur Unterrichtung der betroffenen Personen und zur Erlangung ihrer Einwilligung nach Aufklärung benutzt werden und zu dem dabei verwendeten Informationsmaterial Stellung nimmt.

(3) Prüfpräparate sind Darreichungsformen von Wirkstoffen oder Placebos, die in einer klinischen Prüfung am Menschen getestet oder als Vergleichspräparate verwendet oder zum Erzeugen bestimmter Reaktionen am Menschen eingesetzt werden. Hierzu gehören Arzneimittel, die nicht zugelassen sind, und zugelassene Arzneimittel, wenn diese im Rahmen einer klinischen Prüfung am Menschen in einer anderen als der zugelassenen Darreichungsform oder für ein nicht zugelassenes Anwendungsgebiet oder zum Erhalt zusätzlicher Informationen über das zugelassene Arzneimittel eingesetzt werden.

(4) Prüferinformation ist die Zusammenstellung der für die klinische Prüfung am Menschen relevanten klinischen und nichtklinischen Daten über die in der klinischen Prüfung verwendeten Prüfpräparate.

(5) Inspektion ist die von der zuständigen Behörde oder Bundesoberbehörde durchgeführte Überprüfung von Räumlichkeiten, Ausrüstungen, Unterlagen, Aufzeichnungen, Qualitätssicherungssystemen und sonstigen nach Beurteilung der Behörde relevanten Ressourcen, die sich in der Prüfstelle, den Einrichtungen des Sponsors oder des Auftragsforschungsinstituts, den Laboratorien, den Herstellungsstätten von Prüfpräparaten oder in sonstigen Einrichtungen befinden. Sie dient dem Ziel, die Einhaltung der Regeln der Guten Klinischen Praxis (GCP), der Guten Herstellungspraxis (GMP) oder die Übereinstimmung mit den Angaben der Antragsunterlagen zu überprüfen.

(6) Unerwünschtes Ereignis ist jedes nachteilige Vorkommnis, das einer betroffenen Person widerfährt, der ein Prüfpräparat verabreicht wurde, und das nicht notwendigerweise in ursächlichem Zusammenhang mit dieser Behandlung steht.

(7) Nebenwirkung ist jede nachteilige und unbeabsichtigte Reaktion auf ein Prüfpräparat, unabhängig von dessen Dosierung.

(8) Schwerwiegendes unerwünschtes Ereignis oder schwerwiegende Nebenwirkung ist jedes unerwünschte Ereignis oder jede Nebenwirkung, das oder die tödlich oder lebensbedrohend ist, eine stationäre Behandlung oder deren Verlängerung erforderlich macht oder zu bleibender oder schwerwiegender Behinderung oder Invalidität führt oder eine kongenitale Anomalie oder einen Geburtsfehler zur Folge hat.

(9) Unerwartete Nebenwirkung ist eine Nebenwirkung, die nach Art oder Schweregrad nicht mit der vorliegenden Information über das Prüfpräparat übereinstimmt.

(10) Verblindung ist das bewusste Vorenthalten der Information über die Identität eines Prüfpräparates in Übereinstimmung mit den Angaben des Prüfplanes.

(11) Entblindung ist die Offenlegung der Identität eines verblindeten Prüfpräparates.

Abschnitt 2
Anforderungen an Prüfpräparate

§ 4 Herstellung und Einfuhr

(1) Die Herstellung, die Freigabe sowie die Einfuhr von Prüfpräparaten regelt die Betriebsverordnung für Pharmazeutische Unternehmer vom 8. März 1985 (BGBl. I S. 546) in der jeweils geltenden Fassung. Für die Kennzeichnung von Prüfpräparaten gilt § 5.

(2) Der Sponsor muss sicherstellen, dass die Herstellung und Prüfung des Prüfpräparates den Angaben des bei der zuständigen Bundesoberbehörde nach § 7 Abs. 4 Nr. 1 eingereichten Dossiers zum Prüfpräparat entspricht und die Herstellungsbetriebe und Prüflaboratorien für diese Tätigkeiten geeignet sowie zu deren Ausübung berechtigt sind. Bei Verwendung zugelassener Arzneimittel im Sinne des § 5 Abs. 8 gelten die Anforderungen als erfüllt, soweit der Sponsor bis auf die Kennzeichnung keine weiteren Herstellungsvorgänge unternimmt.

§ 5 Kennzeichnung von Prüfpräparaten

(1) Bei Prüfpräparaten muss die Kennzeichnung den Schutz der betroffenen Personen und die Rückverfolgbarkeit sicherstellen, die Identifizierung des Arzneimittels und der Prüfung ermöglichen und eine ordnungsgemäße Verwendung des Arzneimittels gewährleisten.

(2) Prüfpräparate dürfen außer in den Fällen nach den Absätzen 3 bis 5 oder in sonstigen begründeten Fällen nur in den Verkehr gebracht werden, wenn auf den Behältnissen und, soweit verwendet, auf den äußeren Umhüllungen in gut lesbarer Schrift, allgemein verständlich in deutscher Sprache und auf dauerhafte Weise angegeben sind:

1. Name oder Firma und Anschrift des Sponsors und die seines Auftragnehmers (CRO), soweit er nicht selbst Sponsor ist,
2. Telefonnummer des Sponsors und die seines Auftragnehmers (CRO), soweit er nicht selbst Sponsor ist, sofern die Telefonnummern nicht in einem Begleitdokument aufgeführt sind, das der betroffenen Person auszuhändigen ist,
3. Bezeichnung und Stärke des Prüfpräparates,
4. Chargenbezeichnung mit der Abkürzung „Ch.-B." oder Code-Nummer der Prüfung,
5. Darreichungsform, 6. Inhalt nach Gewicht, Volumen oder Stückzahl, 7. Art der Anwendung,
6. Inhalt nach Gewicht, Volumen oder Stückzahl,
7. Art der Anwendung,
8. Dosierungsanleitung mit Einzel-oder Tagesgaben oder diesbezüglicher Verweis auf ein Begleitdokument oder die Anweisung eines Prüfarztes,
9. Dauer der Verwendbarkeit (Verfalldatum mit dem Hinweis „verwendbar bis" oder soweit die Art des Prüfpräparates dies erlaubt, Datum der Nachtestung) unter Angabe von Monat und Jahr,
10. Prüfplancode, der die Identifizierung der klinischen Prüfung, der Prüfstelle, des Prüfers und des Sponsors ermöglicht, sofern nicht in einem Begleitdokument enthalten, das der betroffenen Person ausgehändigt werden kann,
11. von der europäischen Datenbank vergebene EudraCT-Nummer, sofern diese nicht in einem Begleitdokument enthalten ist,
12. Identifizierungscode der betroffenen Person, und, sofern erforderlich, Kennzeichnung der Einnahmesequenz, sofern nicht in einem Begleitdokument enthalten, das der betroffenen Person ausgehändigt werden kann,
13. Hinweis, dass das Arzneimittel zur klinischen Prüfung bestimmt ist,
14. Aufbewahrungs- oder Lagerungshinweise, sofern dies in der Genehmigung für die klinische Prüfung vorgesehen ist,
15. Hinweis, dass das Prüfpräparat unzugänglich für Kinder aufbewahrt werden soll, sofern das Prüfpräparat dazu bestimmt ist, der betroffenen Person ausgehändigt zu werden,
16. besondere Vorsichtsmaßnahmen für die

Beseitigung von nicht verwendeten Prüfpräparaten oder sonstige besondere Vorsichtsmaßnahmen, um Gefahren für die Gesundheit nicht betroffener Personen und die Umwelt zu vermeiden, oder Angaben für die Rückgabe.

Wenn Behältnis und äußere Umhüllung fest verbunden sind, ist die Kennzeichnung auf der äußeren Umhüllung ausreichend. Die Angabe nach Satz 1 Nr. 3 kann im Fall einer Verblindung der Prüfpräparate entfallen oder auf geeignete Weise verschlüsselt werden.

(3) Sofern Behältnis und äußere Umhüllung des Prüfpräparates dauernd zusammengehalten werden sollen und die äußere Umhüllung die unter Absatz 2 Satz 1 aufgeführten Angaben aufweist, muss das Behältnis mindestens die Angaben nach Absatz 2 Satz 1 Nr. 1, 3, 4, 5, 6, 7, 10 und 12 aufweisen, die Angabe nach Absatz 2 Satz 1 Nr. 7 kann bei festen oralen Darreichungsformen entfallen. Absatz 2 Satz 3 gilt entsprechend.

(4) Durchdrückpackungen sind mit den Angaben nach Absatz 2 Nr. 1, 3, 4, 7, 10 und 12 zu versehen, die Angabe nach Absatz 2 Satz 1 Nr. 7 kann bei festen oralen Darreichungsformen entfallen. Absatz 2 Satz 3 gilt entsprechend.

(5) Bei Behältnissen von nicht mehr als zehn Milliliter Volumen und bei Ampullen brauchen die Angaben nach Absatz 2 nur auf den äußeren Umhüllungen gemacht zu werden, jedoch müssen sich auf den Behältnissen und den Ampullen mindestens die Angaben nach Absatz 2 Satz 1 Nr. 1, 3, 4, 7, 10 und 12 befinden. Absatz 2 Satz 3 gilt entsprechend.

(6) Angaben nach Absatz 2, die zusätzlich in einer anderen Sprache wiedergegeben werden, müssen in beiden Sprachversionen inhaltsgleich sein. Weitere Angaben sind zulässig, sofern sie mit der Verwendung des Prüfpräparates in Zusammenhang stehen, für die gesundheitliche Aufklärung wichtig sind und den Angaben nach Absatz 2 nicht widersprechen.

(7) Wenn die Dauer der Verwendbarkeit nachträglich verlängert werden soll, ist ein zusätzliches Etikett auf dem Behältnis und, soweit verwendet, auf der äußeren Umhüllung anzubringen, das das neue Verfalldatum oder das Datum der Nachtestung sowie die Chargenbezeichnung aufweist. Mit dem Etikett kann das frühere Datum, nicht aber die bereits vorhandene Chargenbezeichnung überdeckt werden.

(8) Bei Prüfpräparaten, die durch die zuständige Bundesoberbehörde zugelassene Arzneimittel sind oder für die die Kommission der Europäischen Gemeinschaften oder der Rat der Europäischen Union eine Genehmigung für das Inverkehrbringen gemäß Artikel 3 Abs. 1 oder 2 der Verordnung (EG) Nr. 726/2004 des Europäischen Parlaments und des Rates vom 31. März 2004 zur Festlegung von Gemeinschaftsverfahren für die Genehmigung und Überwachung von Human-und Tierarzneimitteln und zur Errichtung einer Europäischen Arzneimittel-Agentur (ABl. EU Nr. L 136 S. 1) erteilt hat, und die ohne zusätzliche Herstellungsmaßnahmen zur Verwendung in der klinischen Prüfung bestimmt sind, kann auf besondere Kennzeichnungen auf den Behältnissen und den äußeren Umhüllungen nach den Absätzen 2 bis 7 verzichtet werden, soweit es das Konzept der klinischen Prüfung erlaubt. Angaben nach Absatz 1 können auch in einem Begleitdokument aufgeführt werden.

§ 6 Entblindung in Notfallsituationen und Rücknahme

Bei verblindeten Prüfpräparaten muss der Sponsor ein Verfahren zur unverzüglichen Entblindung etablieren, das eine sofortige Identifizierung und, sofern erforderlich, eine unverzügliche Rücknahme der Prüfpräparate ermöglicht. Dabei ist sicherzustellen, dass die Identität eines verblindeten Prüfpräparates nur so weit offen gelegt wird, wie dies erforderlich ist.

Abschnitt 3
Genehmigung durch die Bundesoberbehörde und Bewertung durch die Ethik-Kommission

§ 7 Antragstellung

(1) Der Sponsor reicht in schriftlicher Form bei der für das zu testende Prüfpräparat zuständigen Bundesoberbehörde einen Antrag auf Genehmigung der klinischen Prüfung und bei der zuständigen Ethik-Kommission einen Antrag auf zustimmende Bewertung der klinischen Prü-

fung ein. Die dem Antrag beizufügenden Unterlagen können in deutscher oder in englischer Sprache abgefasst sein, soweit im Folgenden nichts anderes bestimmt ist. Antrag und Unterlagen sind zusätzlich auf einem elektronischen Datenträger einzureichen. Bei multizentrischen klinischen Prüfungen, die im Geltungsbereich des Arzneimittelgesetzes in mehr als einer Prüfstelle erfolgen, erhält jede weitere nach Landesrecht für einen Prüfer zuständige Ethik-Kommission (beteiligte Ethik-Kommission) zeitgleich eine Kopie des Antrags und der Unterlagen. Die nach § 42 Abs. 1 Satz 2 des Arzneimittelgesetzes zuständige Ethik-Kommission ist federführend für die Bearbeitung.

(2) Dem Antrag an die zuständige Ethik-Kommission und dem Antrag an die zuständige Bundesoberbehörde müssen vom Antragsteller die folgenden Angaben und Unterlagen beigefügt werden:

1. Kopie des Bestätigungsschreibens für die von der Europäischen Datenbank vergebene EudraCT-Nummer des Prüfplans,
2. vom Sponsor oder seinem Vertreter unterzeichnetes Begleitschreiben in deutscher Sprache, das die EudraCT-Nummer, den Prüfplancode des Sponsors und den Titel der klinischen Prüfung angibt, Besonderheiten der klinischen Prüfung hervorhebt und auf die Fundstellen der diesbezüglichen Informationen in den weiteren Unterlagen verweist,
3. vom Hauptprüfer oder vom Leiter der klinischen Prüfung sowie vom Sponsor oder seinem Vertreter unterzeichneter Prüfplan unter Angabe des vollständigen Titels und des Arbeitstitels der klinischen Prüfung, der EudraCT-Nummer, des Prüfplancodes des Sponsors, der Fassung und des Datums,
4. Name oder Firma und Anschrift des Sponsors und, sofern vorhanden, seines in der Europäischen Union oder in einem Vertragsstaat des Abkommens über den Europäischen Wirtschaftsraum niedergelassenen Vertreters,
5. Namen und Anschriften der Einrichtungen, die als Prüfstelle oder Prüflabor in die klinische Prüfung eingebunden sind, sowie der Hauptprüfer und des Leiters der klinischen Prüfung,
6. Angabe der Berufe von Prüfern, die nicht Arzt sind, der wissenschaftlichen Anforderungen des jeweiligen Berufs und der seine Ausübung voraussetzenden Erfahrungen in der Patientenbetreuung sowie Darlegung, dass der jeweilige Beruf für die Durchführung von Forschungen am Menschen qualifiziert und Darlegung der besonderen Gegebenheiten der klinischen Prüfung, die die Prüfertätigkeit eines Angehörigen des jeweiligen Berufs rechtfertigen,
7. Prüferinformation,
8. Bezeichnung und Charakterisierung der Prüfpräparate und ihrer Wirkstoffe,
9. Gegenstand der klinischen Prüfung und ihre Ziele,
10. Anzahl, Alter und Geschlecht der betroffenen Personen,
11. Erläuterung der Kriterien für die Auswahl der betroffenen Personen sowie der hierzu zu Grunde gelegten statistischen Erwägungen,
12. Begründung dafür, dass die gewählte Geschlechterverteilung in der Gruppe der betroffenen Personen zur Feststellung möglicher geschlechtsspezifischer Unterschiede bei der Wirksamkeit oder Unbedenklichkeit des geprüften Arzneimittels angemessen ist,
13. Plan für eine Weiterbehandlung und medizinische Betreuung der betroffenen Personen nach dem Ende der klinischen Prüfung,
14. mit Gründen versehene Angaben ablehnender Bewertungen der zuständigen Ethik-Kommissionen anderer Mitgliedstaaten der Europäischen Union oder anderer Vertragsstaaten des Abkommens über den Europäischen Wirtschaftsraum sowie Versagungen beantragter Genehmigungen durch die zuständigen Behörden anderer Mitgliedstaaten der Europäischen Union oder anderer Vertragsstaaten des Abkommens über den Europäischen Wirtschaftsraum; sollten zustimmende Bewertungen einer Ethik-Kommission oder eine Genehmigung durch eine zuständige Behörde mit Auflagen versehen worden sein, sind diese anzugeben,
15. die Bestätigung, dass betroffene Personen über die Weitergabe ihrer pseudonymisierten Daten im Rahmen der Dokumentations- und Mitteilungspflichten nach § 12 und § 13 an die dort genannten Empfänger aufgeklärt

werden; diese muss eine Erklärung enthalten, dass betroffene Personen, die der Weitergabe nicht zustimmen, nicht in die klinische Prüfung eingeschlossen werden.

(3) Der zuständigen Ethik-Kommission ist ferner vorzulegen:

1. Erläuterung der Bedeutung der klinischen Prüfung,
2. Bewertung und Abwägung der vorhersehbaren Risiken und Nachteile der klinischen Prüfung gegenüber dem erwarteten Nutzen für die betroffenen Personen und zukünftig erkrankte Personen,
3. Rechtfertigung für die Einbeziehung von Personen nach § 40 Abs. 4 und § 41 Abs. 2 und 3 des Arzneimittelgesetzes in die klinische Prüfung,
4. Erklärung zur Einbeziehung möglicherweise vom Sponsor oder Prüfer abhängiger Personen,
5. Angaben zur Finanzierung der klinischen Prüfung,
6. Lebensläufe oder andere geeignete Qualifikationsnachweise der Prüfer,
7. Angaben zu möglichen wirtschaftlichen und anderen Interessen der Prüfer im Zusammenhang mit den Prüfpräparaten,
8. Angaben zur Eignung der Prüfstelle, insbesondere zur Angemessenheit der dort vorhandenen Mittel und Einrichtungen sowie des zur Durchführung der klinischen Prüfung zur Verfügung stehenden Personals und zu Erfahrungen in der Durchführung ähnlicher klinischer Prüfungen,
9. Informationen und Unterlagen, die die betroffenen Personen erhalten, in deutscher Sprache sowie eine Darstellung des Verfahrens der Einwilligung nach Aufklärung,
10. Beschreibung der vorgesehenen Untersuchungsmethoden und eventuelle Abweichungen von den in der medizinischen Praxis üblichen Untersuchungen,
11. Beschreibung der vorgesehenen Verfahrensweise, mit der verhindert werden soll, dass betroffene Personen gleichzeitig an anderen klinischen Prüfungen oder Forschungsprojekten teilnehmen oder vor Ablauf einer erforderlichen Karenzzeit an der klinischen Prüfung teilnehmen,
12. August 2004 2085 12. Beschreibung, wie der Gesundheitszustand gesunder betroffener Personen dokumentiert werden soll,
13. Nachweis einer Versicherung nach § 40 Abs. 1 Satz 3 Nr. 8 und Abs. 3 des Arzneimittelgesetzes,
14. hinsichtlich der Vergütung der Prüfer und der Entschädigung der betroffenen Personen getroffene Vereinbarungen,
15. Erklärung zur Einhaltung des Datenschutzes,
16. alle wesentlichen Elemente der zwischen dem Sponsor und der Prüfstelle vorgesehenen Verträge,
17. Kriterien für das Aussetzen oder die vorzeitige Beendigung der klinischen Prüfung,
18. bei multizentrischen klinischen Prüfungen, die im Geltungsbereich des Arzneimittelgesetzes in mehr als einer Prüfstelle erfolgen, eine Liste der Bezeichnungen und Anschriften der beteiligten Ethik-Kommissionen,
19. eine Zusammenfassung der wesentlichen Inhalte des Prüfplans in deutscher Sprache, wenn der Prüfplan nach Absatz 2 Nr. 3 in englischer Sprache vorgelegt wird.

(4) Der zuständigen Bundesoberbehörde ist ferner vorzulegen:

1. das Dossier zum Prüfpräparat mit folgendem Inhalt:
   a) Unterlagen über Qualität und Herstellung,
   b) Unterlagen über die pharmakologisch-toxikologischen Prüfungen,
   c) vorgesehene Kennzeichnung,
   d) Herstellungserlaubnis,
   e) Einfuhrerlaubnis,
   f) Unterlagen über Ergebnisse von bisher durchgeführten klinischen Prüfungen sowie weitere bekannt gewordene klinische Erkenntnisse,
   g) zusammenfassende Nutzen-Risiko-Bewertung;
2. der Nachweis einer Versicherung nach § 40 Abs. 1 Satz 3 Nr. 8 und Abs. 3 des Arzneimittelgesetzes, wenn es sich bei dem Prüfpräparat um ein xenogenes Zelltherapeutikum handelt;
3. bei Prüfpräparaten, die aus einem gentechnisch veränderten Organismus oder einer Kombination von gentechnisch veränderten Organismen bestehen oder solche enthalten,

gemäß Anhang II der Richtlinie 2001/18/EG des Europäischen Parlaments und des Rates vom 12. März 2001 über die absichtliche Freisetzung genetisch veränderter Organismen in die Umwelt und zur Aufhebung der Richtlinie 90/220/ EWG des Rates (ABl. EG Nr. L 106 S. 1) eine Darlegung und Bewertung der Risiken für die Gesundheit nicht betroffener Personen und die Umwelt sowie eine Darlegung der vorgesehenen Vorkehrungen und gemäß Anhang III dieser Richtlinie Informationen über den gentechnisch veränderten Organismus, Informationen über die Bedingungen der klinischen Prüfung und über die den gentechnisch veränderten Organismus möglicherweise aufnehmende Umwelt, Informationen über die Wechselwirkungen zwischen dem gentechnisch veränderten Organismus und der Umwelt, ein Beobachtungsplan zur Ermittlung der Auswirkungen auf die Gesundheit nicht betroffener Personen und die Umwelt, eine Beschreibung der geplanten Überwachungsmaßnahmen und Angaben über entstehende Reststoffe und ihre Behandlung sowie über Notfallpläne. Der Sponsor kann insoweit auch auf Unterlagen Bezug nehmen, die ein Dritter in einem vorangegangenen Verfahren vorgelegt hat, sofern es sich nicht um vertrauliche Angaben handelt;

4. Bezeichnung und Anschrift der nach § 42 Abs. 1 Satz 1 und 2 des Arzneimittelgesetzes zuständigen Ethik-Kommission und Bezeichnung und Anschrift der zuständigen Behörden anderer Mitgliedstaaten der Europäischen Union und anderer Vertragsstaaten des Abkommens über den Europäischen Wirtschaftsraum, in denen die klinische Prüfung durchgeführt wird.

(5) Abweichend von Absatz 4 Nr. 1 kann anstelle des Dossiers die Zusammenfassung der Merkmale des Arzneimittels (SmPC) vorgelegt werden, wenn es sich bei dem Prüfpräparat um ein Arzneimittel handelt, das in einem Mitgliedstaat der Europäischen Union zugelassen ist oder für das die Kommission der Europäischen Gemeinschaften oder der Rat der Europäischen Union eine Genehmigung für das Inverkehrbringen gemäß Artikel 3 Abs. 1 oder 2 der Verordnung (EG) Nr. 726/2004 des Europäischen Parlaments und des Rates vom 31. März 2004 zur Festlegung von Gemeinschaftsverfahren für die Genehmigung und Überwachung von Human- und Tierarzneimitteln und zur Errichtung einer Europäischen Arzneimittel-Agentur (ABl. EU Nr. L 136 S. 1) erteilt hat und das in der klinischen Prüfung gemäß der Zusammenfassung der Merkmale des Arzneimittels (SmPC) angewendet werden soll. Soll das zugelassene Arzneimittel abweichend von der Zusammenfassung der Merkmale des Arzneimittels (SmPC) angewendet werden, und handelt es sich dabei ausschließlich um eine Abweichung von dem zugelassenen Anwendungsgebiet, so sind in der Regel keine zusätzlichen Daten zu Qualität, zu den Ergebnissen der pharmakologisch-toxikologischen Prüfung und zu klinischen Ergebnissen vorzulegen; bei anderen Abweichungen sind in Abhängigkeit von der Art der Abweichung zusätzliche Daten zu Qualität, zu den Ergebnissen der pharmakologisch-toxikologischen Prüfung und zu klinischen Ergebnissen nur dann vorzulegen, wenn die in der Zusammenfassung der Merkmale des Arzneimittels (SmPC) enthaltenen Angaben für die im Prüfplan vorgesehenen Anwendungsbedingungen nicht ausreichend sind. Wird das zugelassene Arzneimittel oder sein Wirkstoff von einem anderen als dem in der Zusammenfassung der Merkmale des Arzneimittels (SmPC) bezeichneten Hersteller oder nach einem anderen Verfahren hergestellt, so sind in Abhängigkeit von der Art der Änderungen zusätzliche Daten zur Qualität vorzulegen. Soweit erforderlich, sind darüber hinaus weitere Ergebnisse zu pharmakologisch-toxikologischen Prüfungen und zusätzliche klinische Ergebnisse vorzulegen. Wird das zugelassene Arzneimittel verblindet, so sind in Abhängigkeit von den durchgeführten Maßnahmen zur Verblindung zusätzliche Angaben zur Qualität vorzulegen.

(6) Ist das Prüfpräparat Gegenstand einer dem Sponsor durch die zuständige Bundesoberbehörde bereits genehmigten klinischen Prüfung, so kann der Sponsor auf die im Rahmen des vorhergehenden Genehmigungsverfahrens vorgelegten Unterlagen zum Prüfpräparat Bezug nehmen. Liegen dem Sponsor weitere Ergebnisse zu Qualität und Herstellung, zu pharmakologisch-toxikologischen Prüfungen

oder klinische Ergebnisse vor, die nicht Bestandteil der in Bezug genommenen Unterlagen zum Prüfpräparat sind, so sind diese vorzulegen.

(7) Sofern das Prüfpräparat ein Placebo ist, beschränkt sich der Inhalt des Dossiers zum Prüfpräparat auf die Angaben nach Absatz 4 Nr. 1 Buchstabe a.

§ 8 Bewertung durch die Ethik-Kommission

(1) Die nach § 42 Abs. 1 Satz 1 oder 2 des Arzneimittelgesetzes zuständige Ethik-Kommission bestätigt dem Sponsor innerhalb von zehn Tagen den Eingang des ordnungsgemäßen Antrags unter Angabe des Eingangsdatums oder fordert ihn auf, die von ihr benannten Formmängel innerhalb einer Frist von 14 Tagen zu beheben, wenn Unterlagen zum Antrag ohne Begründung hierfür fehlen oder der Antrag aus sonstigen Gründen nicht ordnungsgemäß ist.

(2) Innerhalb der nach § 42 Abs. 1 Satz 9 des Arzneimittelgesetzes geltenden Frist von höchstens 60 Tagen nach Eingang des ordnungsgemäßen Antrags übermittelt die zuständige Ethik-Kommission dem Sponsor und der zuständigen Bundesoberbehörde ihre mit Gründen versehene Bewertung. Während der Prüfung des Antrags auf zustimmende Bewertung kann die zuständige Ethik-Kommission nur ein einziges Mal zusätzliche Informationen vom Sponsor anfordern. Die Frist wird bis zum Eingang der zusätzlichen Informationen gehemmt. Die Hemmung beginnt mit Ablauf des Tages, an dem die Anforderung von der zuständigen Ethik-Kommission abgesendet wurde.

(3) Betrifft der Antrag eine klinische Prüfung, die im Geltungsbereich des Arzneimittelgesetzes nur in einer einzigen Prüfstelle durchgeführt wird, verkürzt sich die in Absatz 2 genannte Frist auf höchstens 30 Tage. Ist diese klinische Prüfung eine klinische Prüfung der Phase I, die als Teil eines mehrere klinische Prüfungen umfassenden Entwicklungsprogramms auf einer von dieser Ethik-Kommission zustimmend bewerteten klinischen Prüfung desselben Entwicklungsprogramms aufbaut, verkürzt sich die Frist auf 14 Tage. Diese Fristverkürzungen gelten nicht bei klinischen Prüfungen der in Absatz 4 genannten Arzneimittel.

(4) Bei klinischen Prüfungen von somatischen Zelltherapeutika und Arzneimitteln, die gentechnisch veränderte Organismen enthalten, verlängert sich die in Absatz 2 genannte Frist auf 90 Tage; eine weitere Verlängerung der Frist auf insgesamt 180 Tage tritt ein, wenn die zuständige Ethik-Kommission zur Vorbereitung ihrer Bewertung Sachverständige beizieht oder Gutachten anfordert. Für die klinische Prüfung von Gentransfer-Arzneimitteln beträgt die Frist höchstens 180 Tage. Für die Prüfung xenogener Zelltherapeutika gibt es keine zeitliche Begrenzung für den Bewertungszeitraum.

(5) Multizentrische klinische Prüfungen, die im Geltungsbereich des Arzneimittelgesetzes in mehr als einer Prüfstelle durchgeführt werden, bewertet die federführende Ethik-Kommission im Benehmen mit den beteiligten Ethik-Kommissionen. Die beteiligten Ethik-Kommissionen prüfen die Qualifikation der Prüfer und die Geeignetheit der Prüfstellen in ihrem Zuständigkeitsbereich. Ihre diesbezügliche Bewertung muss der federführenden Ethik-Kommission innerhalb von 30 Tagen nach Eingang des ordnungsgemäßen Antrags vorliegen.

§ 9 Genehmigung durch die zuständige Bundesoberbehörde

(1) Die zuständige Bundesoberbehörde bestätigt dem Sponsor innerhalb von zehn Tagen den Eingang des ordnungsgemäßen Antrags unter Angabe des Eingangsdatums oder fordert ihn auf, die von ihr benannten Formmängel innerhalb einer Frist von 14 Tagen zu beheben, wenn Unterlagen zum Antrag ohne Begründung hierfür fehlen oder der Antrag aus sonstigen Gründen nicht ordnungsgemäß ist.

(2) Die Prüfung des ordnungsgemäßen Antrags muss innerhalb der nach § 42 Abs. 2 des Arzneimittelgesetzes jeweils geltenden Frist abgeschlossen werden. Übermittelt die zuständige Bundesoberbehörde dem Sponsor mit Gründen versehene Einwände, kann dieser ein einziges Mal den Antrag innerhalb einer Frist von höchstens 90 Tagen nach Zugang entsprechend ändern. Nach Eingang der Änderung übermittelt die zuständige Bundesoberbehörde dem Sponsor innerhalb von 15 Tagen schriftlich die Genehmigung des Antrags oder, unter Angabe von Gründen, dessen endgültige Ablehnung.

Die zuständige Ethik-Kommission erhält davon eine Kopie. Bei den in § 42 Abs. 2 Satz 7 Nr. 2 bis 4 des Arzneimittelgesetzes genannten Arzneimitteln beträgt die in Satz 3 genannte Frist 30 Tage. Für die Prüfung xenogener Zelltherapeutika gibt es keine zeitliche Begrenzung für den Genehmigungszeitraum.

(3) Betrifft der Antrag eine klinische Prüfung der Phase I, die als Teil eines mehrere klinische Prüfungen umfassenden Entwicklungsprogramms auf einer durch die zuständige Bundesoberbehörde genehmigten klinischen Prüfung desselben Entwicklungsprogramms aufbaut, verkürzt sich die jeweils geltende Frist auf 14 Tage, sofern dem Antrag die Angaben nach § 7 Abs. 4 Nr. 1 Buchstabe a und b des bereits genehmigten Antrags unverändert zu Grunde liegen. Diese Fristverkürzung gilt nicht bei klinischen Prüfungen der in Absatz 4 genannten Arzneimittel.

(4) Bei klinischen Prüfungen von Gentransfer-Arzneimitteln, somatischen Zelltherapeutika oder Arzneimitteln, die aus einem gentechnisch veränderten Organismus oder einer Kombination von gentechnisch veränderten Organismen bestehen oder solche enthalten, verlängert sich die Frist des § 42 Abs. 2 Satz 8 Halbsatz 1 des Arzneimittelgesetzes auf höchstens 90 Tage; eine weitere Verlängerung der Frist auf insgesamt höchstens 180 Tage tritt ein, wenn die zuständige Bundesoberbehörde zur Vorbereitung ihrer Entscheidung Sachverständige beizieht oder Gutachten anfordert. Für die Prüfung xenogener Zelltherapeutika gibt es keine zeitliche Begrenzung für den Genehmigungszeitraum. Bei Prüfpräparaten, die aus einem gentechnisch veränderten Organismus oder einer Kombination von gentechnisch veränderten Organismen bestehen oder solche enthalten, entscheidet die zuständige Bundesoberbehörde im Benehmen mit dem Bundesamt für gesundheitlichen Verbraucherschutz und Lebensmittelsicherheit; die Genehmigung der klinischen Prüfung durch die zuständige Bundesoberbehörde umfasst die Genehmigung der Freisetzung dieser gentechnisch veränderten Organismen im Rahmen der klinischen Prüfung.

(5) Zur Vorbereitung ihrer Entscheidung kann die zuständige Bundesoberbehörde die im Antrag nach § 42 Abs. 2 Satz 1 und 2 des Arzneimittelgesetzes enthaltenen oder nach § 10 Abs. 1 geänderten Angaben in der Prüfstelle, der Herstellungseinrichtung des Prüfpräparates, den an der Prüfung beteiligten Laboratorien, den Einrichtungen des Sponsors oder in sonstigen Einrichtungen überprüfen. Zu diesem Zweck können Beauftragte der zuständigen Bundesoberbehörde im Benehmen mit der zuständigen Behörde Betriebs-und Geschäftsräume zu den üblichen Geschäftszeiten betreten, Unterlagen einsehen und, soweit es sich nicht um personenbezogene Daten handelt, hieraus Abschriften oder Ablichtungen anfertigen sowie Auskünfte verlangen.

§ 10 Nachträgliche Änderungen

(1) Änderungen einer von der zuständigen Bundesoberbehörde genehmigten oder von der zuständigen Ethik-Kommission zustimmend bewerteten klinischen Prüfung, die geeignet sind,

1. sich auf die Sicherheit der betroffenen Personen auszuwirken,
2. die Auslegung der wissenschaftlichen Dokumente, auf die die Prüfung gestützt wird, oder die wissenschaftliche Aussagekraft der Studienergebnisse zu beeinflussen,
3. die Art der Leitung oder Durchführung der Studie wesentlich zu verändern,
4. die Qualität oder Unbedenklichkeit der Prüfpräparate zu beeinträchtigen oder
5. bei klinischen Prüfungen mit Arzneimitteln, die aus gentechnisch veränderten Organismen bestehen oder diese enthalten, die Risikobewertung für die Gesundheit nicht betroffener Personen und die Umwelt zu verändern,

darf der Sponsor nur vornehmen, wenn diese Änderungen von der zuständigen Ethik-Kommission zustimmend bewertet wurden, soweit sie die Angaben und Unterlagen nach § 7 Abs. 2 oder 3 betreffen, und wenn sie von der zuständigen Bundesoberbehörde genehmigt wurden, soweit sie die Angaben und Unterlagen nach § 7 Abs. 2 oder 4 betreffen. Die zustimmende Bewertung ist bei der zuständigen Ethik-Kommission, die Genehmigung ist bei der zuständigen Bundesoberbehörde zu beantragen. Der Antrag ist zu begründen.

(2) Die zuständige Ethik-Kommission hat eine Entscheidung über den ordnungsgemäßen Antrag auf zustimmende Bewertung der Änderungen innerhalb von 20 Tagen nach Eingang dem Sponsor und der zuständigen Bundesoberbehörde zu übermitteln. Bei multizentrischen klinischen Prüfungen, die im Geltungsbereich des Arzneimittelgesetzes in mehr als einer Prüfstelle durchgeführt werden, bewertet die federführende Ethik-Kommission die Änderungen im Benehmen mit den beteiligten Ethik-Kommissionen. Die beteiligten Ethik-Kommissionen prüfen die Qualifikation der Prüfer und die Geeignetheit der Prüfstellen in ihrem Zuständigkeitsbereich. Bei Arzneimitteln, die somatische Zelltherapeutika oder Gentransfer-Arzneimittel oder Arzneimittel sind, die gentechnisch veränderte Organismen enthalten oder deren Wirkstoff ein biologisches Produkt menschlichen oder tierischen Ursprungs ist oder biologische Bestandteile menschlichen oder tierischen Ursprungs enthält oder zu seiner Herstellung derartige Bestandteile erfordert, beträgt die Frist 35 Tage. Bei xenogenen Zelltherapeutika gibt es keine zeitliche Begrenzung für den Bewertungszeitraum.

(3) Übermittelt die zuständige Bundesoberbehörde dem Sponsor innerhalb von höchstens 20 Tagen nach Eingang des ordnungsgemäßen Änderungsantrags keine mit Gründen versehenen Einwände gegen die Änderungen, so gelten sie als genehmigt. Die zuständige Bundesoberbehörde kann den Sponsor auffordern, die von ihm vorgeschlagenen Änderungen nach ihren Maßgaben abzuändern. Bei Arzneimitteln, die somatische Zelltherapeutika oder Gentransfer-Arzneimittel sind, die gentechnisch veränderte Organismen enthalten oder deren Wirkstoff ein biologisches Produkt menschlichen oder tierischen Ursprungs ist oder biologische Bestandteile menschlichen oder tierischen Ursprungs enthält oder zu seiner Herstellung derartige Bestandteile erfordert, beträgt die Frist 35 Tage. Bei xenogenen Zelltherapeutika gibt es keine zeitliche Begrenzung für den Genehmigungszeitraum.

(4) Zusätzliche Prüfstellen im Geltungsbereich des Arzneimittelgesetzes darf der Sponsor nur dann in die klinische Prüfung einbeziehen, wenn die zuständige Ethik-Kommission, die die klinische Prüfung zustimmend bewertet hat, die Einbeziehung der jeweiligen zusätzlichen Prüfstelle zustimmend bewertet. Dem Antrag auf Erteilung der zustimmenden Bewertung sind die auf die zusätzlichen Prüfstellen bezogenen Angaben nach § 7 Abs. 2 Nr. 5 und 8, Abs. 3 Nr. 4, 6 bis 8, 13, 14, 16 und 18 beizufügen. Jede Ethik-Kommission, die nach Landesrecht für einen Prüfer zuständig ist, der in einer zusätzlichen Prüfstelle für die Durchführung der klinischen Prüfung verantwortlich ist, erhält eine Kopie des ursprünglichen Antrags und der Unterlagen auf zustimmende Bewertung der klinischen Prüfung, der zustimmenden Bewertung der in Satz 1 genannten Ethik-Kommission und des Antrags auf zustimmende Bewertung der Einbeziehung der zusätzlichen Prüfstelle. Die federführende Ethik-Kommission setzt sich mit ihr ins Benehmen. Die zustimmende Bewertung gilt als erteilt, wenn die federführende Ethik-Kommission dem Sponsor nicht innerhalb von 30 Tagen nach Eingang des ordnungsgemäßen Antrags begründete Bedenken übermittelt. Die federführende Ethik-Kommission unterrichtet die zuständige Bundesoberbehörde über die Bewertung.

§ 11 Maßnahmen zum Schutz vor unmittelbarer Gefahr

(1) Unbeschadet des § 10 treffen der Sponsor und der Prüfer unverzüglich alle gebotenen Maßnahmen zum Schutz der betroffenen Personen vor unmittelbarer Gefahr, wenn neue Umstände die Sicherheit der betroffenen Personen beeinträchtigen können.

(2) Bei klinischen Prüfungen mit Arzneimitteln, die aus einem gentechnisch veränderten Organismus oder einer Kombination von gentechnisch veränderten Organismen bestehen oder solche enthalten, treffen der Sponsor und der Prüfer unbeschadet des § 10 alle gebotenen Maßnahmen zum Schutz der Gesundheit nicht betroffener Personen und der Umwelt.

Abschnitt 4
Dokumentations- und Mitteilungspflichten, Datenbanken, Inspektionen

§ 12 Anzeige-, Dokumentations und Mitteilungspflichten des Prüfers

(1) Der Prüfer fügt seiner Anzeige nach § 67 des Arzneimittelgesetzes bei der zuständigen Behörde für jede von ihm durchgeführte klinische Prüfung die folgenden Angaben bei:

1. Name, Anschrift und Berufsbezeichnung des zur Anzeige verpflichteten Prüfers,
2. Bezeichnung der zuständigen Bundesoberbehörde sowie Datum der erteilten Genehmigung und, sofern zutreffend, Daten von Genehmigungen nachträglicher Änderungen nach § 10 Abs. 1,
3. Bezeichnung und Anschrift der nach § 42 Abs. 1 Satz 1 oder 2 des Arzneimittelgesetzes zuständigen Ethik-Kommission sowie Datum ihrer zustimmenden Bewertung und, sofern zutreffend, Daten von Genehmigungen nachträglicher Änderungen nach § 10 Abs. 1,
4. Bezeichnung und Anschrift der für den Prüfer und die Prüfstelle zuständigen beteiligten Ethik-Kommission sowie Datum ihrer diesbezüglichen Bewertung,
5. EudraCT-Nummer des Prüfplans,
6. Name oder Firma und Anschrift des Sponsors und, sofern zutreffend, seines in der Europäischen Union oder in einem Vertragsstaat des Abkommens über den Europäischen Wirtschaftsraum niedergelassenen Vertreters,
7. Name und Anschrift des Leiters der klinischen Prüfung sowie des Hauptprüfers,
8. Name und Anschrift der Prüflaboratorien und anderer Einrichtungen, die vom Prüfer eingebunden worden sind,
9. vollständiger Titel des Prüfplans einschließlich Prüfplancode und Zielsetzung,
10. zu prüfendes Anwendungsgebiet,
11. Art der klinischen Prüfung und ihrer Durchführung, einschließlich Angaben zu den besonderen Merkmalen betroffener Personen, auf die die besonderen Voraussetzungen nach § 41 des Arzneimittelgesetzes Anwendung finden,
12. geplanter Beginn und voraussichtliche Dauer,
13. Bezeichnung, Stärke, Darreichungsform, arzneilich wirksame Bestandteile und Art der Anwendung des Prüfpräparates,
14. Information, ob Regelungen des Betäubungsmittelrechts, des Gentechnikrechts oder des Strahlenschutzrechts zu beachten sind oder es sich um ein somatisches Gentherapeutikum oder Gendiagnostikum handelt,
15. Anzahl und Art der mitgeführten Vergleichspräparate.

(2) Der Prüfer unterrichtet die zuständige Behörde innerhalb von 90 Tagen über die Beendigung der klinischen Prüfung. Wurde die klinische Prüfung durch den Sponsor abgebrochen oder unterbrochen, erfolgt die Unterrichtung innerhalb von 15 Tagen unter Angabe der Gründe für den Abbruch oder die Unterbrechung.

(3) Der Prüfer kann dem Sponsor die Durchführung der Anzeige bei der zuständigen Behörde übertragen und hat dies zu dokumentieren.

(4) Der Prüfer hat den Sponsor unverzüglich über das Auftreten eines schwerwiegenden unerwünschten Ereignisses, ausgenommen Ereignisse, über die laut Prüfplan oder Prüferinformation nicht unverzüglich berichtet werden muss, zu unterrichten und ihm anschließend einen ausführlichen schriftlichen Bericht zu übermitteln. Personenbezogene Daten sind vor ihrer Übermittlung unter Verwendung des Identifizierungscodes der betroffenen Person zu pseudonymisieren.

(5) Über unerwünschte Ereignisse und unerwartete klinisch-diagnostische Befunde, die im Prüfplan für die Bewertung der klinischen Prüfung als entscheidend bezeichnet sind, unterrichtet der Prüfer den Sponsor innerhalb der im Prüfplan angegebenen Fristen. Absatz 1 Satz 2 gilt entsprechend.

(6) Im Fall des Todes einer betroffenen Person übermittelt der Prüfer der zuständigen Ethik-Kommission, bei multizentrischen Studien auch der beteiligten Ethik-Kommission, der zuständigen Bundesoberbehörde sowie dem Sponsor alle für die Erfüllung ihrer Aufgaben erforderlichen zusätzlichen Auskünfte. Personenbezoge-

ne Daten sind vor ihrer Übermittlung unter Verwendung des Identifizierungscodes der betroffenen Person zu pseudonymisieren.

(7) Bei klinischen Prüfungen mit Arzneimitteln, die aus einem gentechnisch veränderten Organismus oder einer Kombination von gentechnisch veränderten Organismen bestehen oder solche enthalten, hat der Prüfer den Sponsor unverzüglich über Beobachtungen von in der Risikobewertung nicht vorgesehenen etwaigen schädlichen Auswirkungen auf die Gesundheit nicht betroffener Personen und die Umwelt zu unterrichten.

§ 13 Dokumentations-und Mitteilungspflichten des Sponsors

(1) Der Sponsor hat alle ihm von den Prüfern mitgeteilten unerwünschten Ereignisse ausführlich zu dokumentieren. Diese Aufzeichnungen werden der zuständigen Bundesoberbehörde und den zuständigen Behörden anderer Mitgliedstaaten der Europäischen Union und anderer Vertragsstaaten des Abkommens über den Europäischen Wirtschaftsraum, in deren Hoheitsgebiet die klinische Prüfung durchgeführt wird, auf Anforderung übermittelt. Personenbezogene Daten sind vor ihrer Übermittlung unter Verwendung des Identifizierungscodes der betroffenen Person zu pseudonymisieren.

(2) Der Sponsor hat über jeden ihm bekannt gewordenen Verdachtsfall einer unerwarteten schwerwiegenden Nebenwirkung unverzüglich, spätestens aber innerhalb von 15 Tagen nach Bekanntwerden, die zuständige Ethik-Kommission, die zuständige Bundesoberbehörde und die zuständigen Behörden anderer Mitgliedstaaten der Europäischen Union und anderer Vertragsstaaten des Abkommens über den Europäischen Wirtschaftsraum, in deren Hoheitsgebiet die klinische Prüfung durchgeführt wird, sowie die an der klinischen Prüfung beteiligten Prüfer zu unterrichten. Personenbezogene Daten sind vor ihrer Übermittlung unter Verwendung des Identifizierungscodes der betroffenen Person zu pseudonymisieren.

(3) Der Sponsor hat bei jedem ihm bekannt gewordenen Verdachtsfall einer unerwarteten schwerwiegenden Nebenwirkung, die zu einem Todesfall geführt hat oder lebensbedrohlich ist, unverzüglich, spätestens aber innerhalb von sieben Tagen nach Bekanntwerden, der zuständigen Ethik-Kommission, der zuständigen Bundesoberbehörde und den zuständigen Behörden anderer Mitgliedstaaten der Europäischen Union und anderer Vertragsstaaten des Abkommens über den Europäischen Wirtschaftsraum, in deren Hoheitsgebiet die klinische Prüfung durchgeführt wird, sowie den an der Prüfung beteiligten Prüfern alle für die Bewertung wichtigen Informationen und innerhalb von höchstens acht weiteren Tagen die weiteren relevanten Informationen zu übermitteln. Personenbezogene Daten sind vor ihrer Übermittlung unter Verwendung des Identifizierungscodes der betroffenen Person zu pseudonymisieren.

(4) Der Sponsor unterrichtet unverzüglich, spätestens aber innerhalb von 15 Tagen nach Bekanntwerden, die zuständige Bundesoberbehörde, die zuständige Ethik-Kommission und die zuständigen Behörden anderer Mitgliedstaaten der Europäischen Union und anderer Vertragstaaten des Abkommens über den Europäischen Wirtschaftsraum, in deren Hoheitsgebiet die klinische Prüfung durchgeführt wird, über jeden Sachverhalt, der eine erneute Überprüfung der Nutzen-Risiko-Bewertung des Prüfpräparates erfordert. Hierzu gehören insbesondere

1. Einzelfallberichte von erwarteten schwerwiegenden Nebenwirkungen mit einem unerwarteten Ausgang,
2. eine Erhöhung der Häufigkeit erwarteter schwerwiegender Nebenwirkungen, die als klinisch relevant bewertet wird,
3. Verdachtsfälle schwerwiegender unerwarteter Nebenwirkungen, die sich ereigneten, nachdem die betroffene Person die klinische Prüfung bereits beendet hat,
4. Ereignisse im Zusammenhang mit der Studiendurchführung oder der Entwicklung des Prüfpräparates, die möglicherweise die Sicherheit der betroffenen Personen beeinträchtigen können.

(5) Sofern Maßnahmen nach § 11 ergriffen werden, unterrichtet der Sponsor unverzüglich die zuständige Bundesoberbehörde, die zuständige Behörde, die zuständige Ethik-Kommission und die zuständigen Behörden anderer Mitgliedstaaten der Europäischen Union und anderer Ver-

tragsstaaten des Abkommens über den Europäischen Wirtschaftsraum, in deren Hoheitsgebiet die klinische Prüfung durchgeführt wird, über diese sowie die sie auslösenden Umstände.

(6) Der Sponsor hat der zuständigen Ethik-Kommission, der zuständigen Bundesoberbehörde und den zuständigen Behörden anderer Mitgliedstaaten der Europäischen Union und anderer Vertragsstaaten des Abkommens über den Europäischen Wirtschaftsraum, in deren Hoheitsgebiet die klinische Prüfung durchgeführt wird, während der Dauer der Prüfung einmal jährlich oder auf Verlangen eine Liste aller während der Prüfung aufgetretenen Verdachtsfälle schwerwiegender Nebenwirkungen sowie einen Bericht über die Sicherheit der betroffenen Personen vorzulegen.

(7) Erhält der Sponsor bei klinischen Prüfungen mit Arzneimitteln, die aus einem gentechnisch veränderten Organismus oder einer Kombination von gentechnisch veränderten Organismen bestehen oder solche enthalten, neue Informationen über Gefahren für die Gesundheit nicht betroffener Personen und die Umwelt, hat er diese der zuständigen Bundesoberbehörde unverzüglich mitzuteilen.

(8) Der Sponsor unterrichtet die zuständige Behörde, die zuständige Bundesoberbehörde, die zuständige Ethik-Kommission und die zuständigen Behörden anderer Mitgliedstaaten der Europäischen Union und anderer Vertragsstaaten des Abkommens über den Europäischen Wirtschaftsraum, in deren Hoheitsgebiet die klinische Prüfung durchgeführt wird, innerhalb von 90 Tagen über die Beendigung der klinischen Prüfung. Wurde die klinische Prüfung durch den Sponsor abgebrochen oder unterbrochen, erfolgt die Unterrichtung innerhalb von 15 Tagen unter Angabe der Gründe für den Abbruch oder die Unterbrechung.

(9) Der Sponsor übermittelt der zuständigen Bundesoberbehörde und der zuständigen Ethik-Kommission innerhalb eines Jahres nach Beendigung der klinischen Prüfung eine Zusammenfassung des Berichts über die klinische Prüfung, der alle wesentlichen Ergebnisse der klinischen Prüfung abdeckt.

(10) Der Sponsor stellt sicher, dass die wesentlichen Unterlagen der klinischen Prüfung einschließlich der Prüfbögen nach der Beendigung oder dem Abbruch der Prüfung mindestens zehn Jahre aufbewahrt werden. Andere Vorschriften zur Aufbewahrung von medizinischen Unterlagen bleiben unberührt.

§ 14 Mitteilungspflichten der zuständigen Bundesoberbehörde

(1) Die zuständige Bundesoberbehörde unterrichtet die für die Überwachung zuständigen Behörden, die zuständige Ethik-Kommission sowie die Kommission der Europäischen Gemeinschaften unverzüglich und unter Angabe von Gründen über die Anordnung von Abhilfemaßnahmen nach § 42a Abs. 5 des Arzneimittelgesetzes. (2) Die zuständige Bundesoberbehörde übermittelt der für die Überwachung jeweils zuständigen Behörde auf Ersuchen alle hierfür benötigten Unterlagen.

(3) Die zuständige Bundesoberbehörde übermittelt Angaben an die bei der Europäischen Arzneimittel-Agentur eingerichtete Europäische Datenbank für klinische Prüfungen (EudraCT-Datenbank), insbesondere

1. Angaben zum Antrag auf Genehmigung der klinischen Prüfung durch die zuständige Bundesoberbehörde,
2. Angaben zum Antrag auf zustimmende Bewertung der klinischen Prüfung durch die zuständige Ethik-Kommission,
3. Änderungen des Antrags auf Genehmigung der klinischen Prüfung nach § 9 Abs. 2 Satz 2,
4. nachträgliche Änderungen nach § 10,
5. Beendigung der klinischen Prüfung,
6. Angaben über durchgeführte Inspektionen zur Überprüfung der Übereinstimmung mit der Guten Klinischen Praxis. Personenbezogene Daten werden nicht übermittelt.

(4) Auf Anfrage der zuständigen Behörden anderer Mitgliedstaaten der Europäischen Union und anderer Vertragsstaaten des Abkommens über den Europäischen Wirtschaftsraum, der Europäischen Arzneimittel-Agentur oder der Europäischen Kommission übermittelt die zuständige Bundesoberbehörde die Informationen nach Absatz 3, die noch nicht in die EudraCT-Datenbank eingegeben wurden. Personenbezogene Daten werden nicht übermittelt.

(5) Die zuständige Bundesoberbehörde übermittelt Angaben zu allen Verdachtsfällen unerwarteter schwerwiegender Nebenwirkungen eines Prüfpräparates unverzüglich an die bei der Europäischen Arzneimittel-Agentur eingerichtete Eudravigilanz-Datenbank.

§ 15 Inspektionen

(1) Inspektionen im Rahmen der Überwachung laufender oder bereits abgeschlossener klinischer Prüfungen werden nach § 64 Abs. 1 des Arzneimittelgesetzes durch die zuständige Behörde durchgeführt. Inspektionen zur Überprüfung der Übereinstimmung mit den Angaben aus den Unterlagen nach § 7 oder § 10 oder mit den Unterlagen nach § 22 Abs. 2 Nr. 3 des Arzneimittelgesetzes werden durch die zuständige Bundesoberbehörde durchgeführt.

(2) Die Inspektionen erfolgen im Namen der Europäischen Gemeinschaft. Ihre Ergebnisse werden von den anderen Mitgliedstaaten der Europäischen Union anerkannt. Die zuständige Behörde oder Bundesoberbehörde kann die zuständigen Behörden anderer Mitgliedstaaten um Unterstützung bei der Durchführung von Inspektionen bitten und ihrerseits bei von diesen Behörden initiierten Inspektionen Unterstützung leisten. Absatz 1 gilt entsprechend.

(3) Vorbehaltlich der zwischen der Europäischen Union und Drittländern getroffenen Vereinbarungen kann die zuständige Bundesoberbehörde einen mit Gründen versehenen Antrag an die Europäische Kommission richten, mit dem in einem Drittland um eine Inspektion der Prüfstelle, der Einrichtungen des Sponsors oder der Einrichtungen des Herstellers gebeten wird. Betrifft die Inspektion ein Arzneimittel, für das ein Antrag auf Zulassung bei der zuständigen Bundesoberbehörde gestellt wurde, kann diese die Inspektion in dem Drittland in eigener Zuständigkeit durchführen.

(4) Betrifft die Inspektion ein Arzneimittel, für das ein Antrag auf Zulassung nach den Verfahren der Verordnung (EG) Nr. 726/2004 des Europäischen Parlaments und des Rates vom 31. März 2004 zur Festlegung von Gemeinschaftsverfahren für die Genehmigung und Überwachung von Human-und Tierarzneimitteln und zur Errichtung einer Europäischen Arzneimittel-Agentur (ABl. EU Nr. L 136 S. 1) gestellt wurde, so unterliegt sie der Koordinierung durch die Europäische Arzneimittel-Agentur; sie wird durch die zuständige Bundesoberbehörde unter Berücksichtigung der von der Europäischen Arzneimittel-Agentur festgelegten Verfahren durchgeführt.

(5) Eine erneute Inspektion ist durchzuführen, wenn sie von der Europäischen Kommission auf Ersuchen eines anderen von der klinischen Prüfung betroffenen Mitgliedstaats oder der Europäischen Arzneimittel-Agentur aus dem Grund gefordert wird, dass sich bei der Überprüfung der Einhaltung der Guten Klinischen Praxis Unterschiede zwischen den einzelnen Mitgliedstaaten der Europäischen Union gezeigt haben.

(6) Die von der zuständigen Behörde durchgeführte Inspektion ist nach schriftlich festgelegtem Verfahren und nach einem im Voraus festgelegten Plan durchzuführen.

(7) Über das Ergebnis der Inspektion ist zeitnah ein Inspektionsbericht anzufertigen, in dem alle wesentlichen Feststellungen der Inspektion, insbesondere Mängel und Beanstandungen aufzunehmen sind. Im Fall einer Inspektion nach § 64 Abs. 1 des Arzneimittelgesetzes sind im Inspektionsbericht zusätzlich Anordnungen zur Abstellung der festgestellten Mängel und Beanstandungen aufzunehmen. Der von der zuständigen Behörde erstellte Inspektionsbericht wird der inspizierten Einrichtung und dem Sponsor mit der Aufforderung zur Abstellung der Mängel und Beanstandungen übermittelt, wobei der Schutz vertraulicher Angaben sicherzustellen ist. Die zuständige Behörde übermittelt der zuständigen Bundesoberbehörde die nach § 14 Abs. 3 Nr. 6 für die Übermittlung an die EudraCT-Datenbank notwendigen Angaben über durchgeführte Inspektionen. Ergibt die Inspektion, dass die Eignung des für die Durchführung der klinischen Prüfung in einer Prüfstelle verantwortlichen Prüfers oder die Eignung der Prüfstelle nicht gegeben sind, wird der Inspektionsbericht der für diesen Prüfer zuständigen Ethik-Kommission, bei multizentrischen klinischen Prüfungen auch der federführenden Ethik-Kommission, zur Verfügung gestellt. Auf begründetes Ersuchen wird der Inspektionsbe-

richt auch der Europäischen Arzneimittel-Agentur und den zuständigen Behörden anderer Mitgliedstaaten der Europäischen Union zur Verfügung gestellt. Die Bewertung der vom Sponsor übermittelten Antwort zur Abstellung der Mängel und Beanstandungen obliegt der zuständigen Behörde nach einem festgelegten Verfahren.

(8) Bei Gefahr im Verzug ordnet die zuständige Behörde die sofortige Unterbrechung der Prüfung an und übermittelt diese Anordnung unverzüglich dem Sponsor und der zuständigen Bundesoberbehörde. Die zuständige Bundesoberbehörde prüft die Einleitung von Maßnahmen nach § 42a des Arzneimittelgesetzes und informiert die zuständigen Behörden über die von ihr ergriffenen Maßnahmen. Die zuständige Behörde kann, soweit erforderlich, weitere Maßnahmen nach § 69 des Arzneimittelgesetzes in eigener Zuständigkeit ergreifen.

(9) Die zuständige Behörde sowie die zuständige Bundesoberbehörde müssen über ein umfassend geplantes und korrekt geführtes Qualitätssicherungssystem verfügen, das zumindest die Organisationsstrukturen, Verantwortlichkeiten und Verfahren beinhaltet. Das Qualitätssicherungssystem ist vollständig zu dokumentieren und seine Funktionstüchtigkeit zu überwachen. Das für die Durchführung der Inspektionen verantwortliche Personal muss in ausreichender Zahl zur Verfügung stehen und für seine Aufgaben qualifiziert sowie unabhängig und frei von kommerziellen, finanziellen oder anderen Zwängen sein, die seine Entscheidung beeinflussen können. Den mit der Überwachung beauftragten Personen soll Gelegenheit gegeben werden, regelmäßig an fachlichen Fortbildungsveranstaltungen teilzunehmen. Die Qualifikation des Personals ist zu überprüfen.

Abschnitt 5
Übergangs- und Schlussbestimmungen

§ 16 Ordnungswidrigkeiten

Ordnungswidrig im Sinne des § 97 Abs. 2 Nr. 31 des Arzneimittelgesetzes handelt, wer vorsätzlich oder fahrlässig

1. entgegen § 12 Abs. 4 Satz 1 oder Abs. 7 oder § 13 Abs. 2 Satz 1 eine Unterrichtung nicht, nicht richtig, nicht vollständig oder nicht rechtzeitig vornimmt,
2. entgegen § 13 Abs. 3 Satz 1 eine Information nicht, nicht richtig, nicht vollständig oder nicht rechtzeitig übermittelt,
3. entgegen § 13 Abs. 6 eine Liste oder einen Bericht nicht, nicht richtig, nicht vollständig oder nicht rechtzeitig vorlegt oder
4. entgegen § 13 Abs. 7 eine Mitteilung nicht, nicht richtig, nicht vollständig oder nicht rechtzeitig macht.

§ 17 Übergangsbestimmungen

Für klinische Prüfungen von Arzneimitteln, für die vor dem 6. August 2004 die nach § 40 Abs. 1 Satz 2 des Arzneimittelgesetzes in der bis zum 6. August 2004 geltenden Fassung erforderlichen Unterlagen der für den Leiter der klinischen Prüfung zuständigen Ethik-Kommission vorgelegt worden sind, finden die Vorschriften dieser Verordnung keine Anwendung.

§ 18 Inkrafttreten

Die Verordnung tritt am zweiten Tage nach der Verkündung in Kraft.

Der Bundesrat hat zugestimmt.

Bonn, den 9. August 2004

Die Bundesministerin für Gesundheit und Soziale Sicherung
In Vertretung K. T. Schröder

13 Literatur

1. Klinische Arzneimittelforschung in der Praxis des niedergelassenen Arztes. Bundesärztekammer, Köln 1997
2. Bläser GC (1997): Klinische Forschung in Deutschland. Internist: 1253-1256
3. Klinische Forschung rückständig. Frankfurter Allgemeine Zeitung, 9. 10. 1996, Nr. 235, S. N3
4. Klinische Forschung: Denkschrift / DFG. Wiley-VCH, Weinheim 1999
5. Arzneimittelgesetz § 2
6. Jones JK (1995): Discontinuation of and changes in treatment after start of new courses of antihypertensive drugs. Brit Med J 311: 293 ff
7. ICH Topic M 3 Non-clinical safety studies for the conduct of human clinical trials for pharmaceuticals (CPMP/ICH/286/95)
8. Tinnefeld M, Ehmann E (1992): Einführung in das Datenschutzrecht. Oldenburg München Wien, S. 42 f, ISBN 3-486-21677-5
9. Anforderungsprofil des Leiters der klinischen Prüfung. Arzneimittelkommission der deutschen Ärzteschaft. Dtsch Ärztebl 94: A 2680
10. Gugler R (1997): Leiter der klinischen Prüfung – eine überflüssige Einrichtung? Dtsch Ärztebl 94: A 2620 f
11. 2. Bekanntmachung zur klinischen Prüfung von Arzneimitteln am Menschen. Bundesanzeiger 14. 8. 1997
12. Burmester G-R (2000): Wissenschaftliche Fortbildung, Sponsoring und Forschungskooperationen im Spannungsfeld des Antikorruptionsgesetzes. Z Rheumatol 59: 162–171
13. Krämer W (1991): So lügt man mit Statistik. Campus, Frankfurt/Main, New York
14. CPMP Note for Guidance III/3630/92: Biostatistical Methodology
15. Minimisation: the platinum standard for clinical trials? Br Med J 317 (1998): 362–363
16. Vickers et al (2000): Why use placebos in clinical trials? J Clin Epidemiol 53: 157–161
17. Hansson et al (1992): PROBE Study. A novel design for intervention trials. Blood Pressure: 113-119
18. Andreas M (1995): Wann darf der Arzt an einer klinischen Arzneimittelstudie teilnehmen? Münchner Ärztliche Anzeigen März 1995: 15-17
19. Anforderungen an wirksames Einverständnis zur Weitergabe von Behandlungsunterlagen. NJW 1998, Heft 6 12: 831
20. Klinische Arzneimittelprüfung bei Frauen. Dtsch Ärztebl 94 (1997): C 744 f
21. Stellungnahme der Zentralen Ethik-Kommission bei der Bundesärztekammer. Dtsch Ärztebl 94 (1997): C-759
22. Archiv zu klein – wohin mit den Papierbergen? Münch Med Wschr 139 (1997) 14: 49
23. Pharmakotherapie, klinische Pharmakologie. Fülgraff G, Palm, D (Hrsg.) 10., neubearb. Aufl., G. Fischer Stuttgart, Jena, Lübeck, Ulm (1997), ISBN 3-437-21220-6
24. Beyond what is written: A Researcher's Guide to GCP. A. Raven, Cambridge Healthcare Res 1998
25. Hundt F, Reinken S. Schmidt JH, Schrag-Floss D, Stapff M, Stolzenburg K (2004): Klinische Prüfungen: Die neue Rolle des Sponsors, Dtsch Ärztebl: A 91-A93
26. Ausschuss für Gesundheit und soziale Sicherung: Beschlussempfehlung und Bericht zum Entwurf eines zwölften Gesetzes zur Änderung des Arzneimittelgesetzes. Deutscher Bundestag, Drucksache 15/2849, 31. 3. 2004
27. Chatellier G, Zapletal E, Lemaitre E, Menard J, DeGoulet P (1996): The number needed to treat: a clinically useful nomogram in its proper context. BMJ: 312:426-9
28. Neye H (2004): Wie groß ist der wirkliche Nutzen für Patienten? Pharm Ztg 149: 32-34

29. Möller JJ (2004): Sind plazebokontrollierte Studien zum Wirksamkeitsbeweis von Antidepressiva notwendig? Nervenarzt: 421-424
30. Wegscheider K (2004): Medizinische Register, Bundesgesundheitsbl: 416-421
31. Valpiani G et al (2001): Persistence with treatment in patients started on antihypertensive therapy prescribing five different classes of drugs: A pharmacoutilization and pharmaco-economic analysis. ISPOR 4th Ann Eur Conference, Cannes, December 2001: 10-13
32. Caro JJ (1999): Effect of initial drug choice on persistence with antihypertensive therapy: the importance of actual practice data. CMAJ: 41-46
33. Marentette MA, Gerth WC, Billings DK, Zarnke KB (2002): Antihypertensive therapy persistence and drug class. Can J Card: 649-656
34. Pittrow D et al (2004): Patterns of antihypertensive drug utilization in primary care. Eur J Clin Pharmacol 60: 135-142
35. Schnurrer JU, Frölich JC (2003): Zur Häufigkeit und Vermeidbarkeit von tödlichen unerwünschten Arzneimittelwirkungen. Internist 44: 889-895
36. Berliner Ärztekammer verklagt den Senat. ÄrzteZeitung, 10.9.2004

Index